内科疾病治疗与检验学诊断

主编　刘文婷 刘洋 张会玲 种敏敏 陈玲 任思伟

天津出版传媒集团

天津科学技术出版社

图书在版编目（CIP）数据

内科疾病治疗与检验学诊断 / 刘文婷等主编. -- 天津：天津科学技术出版社，2023.6

ISBN 978-7-5742-1384-5

Ⅰ．①内… Ⅱ．①刘… Ⅲ．①内科－疾病－诊疗

Ⅳ．①R5

中国国家版本馆CIP数据核字(2023)第121258号

内科疾病治疗与检验学诊断

NEIKE JIBING ZHILIAO YU JIANYANXUE ZHENDUAN

责任编辑：梁　旭

出　　版：	天津出版传媒集团
	天津科学技术出版社
地　　址：	天津市和平区西康路35号
邮　　编：	300051
电　　话：	（022）23332369（编辑部）
网　　址：	www.tjkjcbs.com.cn
发　　行：	新华书店经销
印　　刷：	天津印艺通制版印刷股份有限公司

开本 787×1092　1/16　印张 19.5　字数 395 000

2023年6月第1版第1次印刷

定价：70.00元

编委会名单

主　编

刘文婷　枣庄市立医院
刘　洋　枣庄市立医院
张会玲　枣庄市台儿庄区中医院
种敏敏　枣庄市薛城区陶庄镇中心卫生院
陈　玲　枣庄市薛城区陶庄镇中心卫生院
任思伟　山东省枣庄市峄城区古邵镇中心卫生院

副主编

杨树芹　滕州市中心人民医院
王　静　滕州市中心人民医院
王宜海　枣庄市立医院
付　娟　枣庄市立医院
杨宗江　枣庄市精神卫生中心
李芬芬　山东国欣颐养集团枣庄中心医院
王　玲　山东国欣颐养集团枣庄中心医院
张晓霞　山东国欣颐养集团枣庄中心医院
吴　琦　山东国欣颐养集团枣庄中心医院
刘星汝　山东国欣颐养集团枣庄中心医院
孔祥慧　山东国欣颐养集团枣庄中心医院
宗　赞　山东国欣颐养集团枣庄中心医院
高　峰　山东国欣颐养集团枣庄中心医院
蒋凯阳　山东国欣颐养集团枣庄中心医院
魏雨田　山东国欣颐养集团枣庄中心医院
贾昊川　山东国欣颐养集团枣庄中心医院

目 录

第一章　呼吸系统疾病

第一节　急性上呼吸道感染

【概述】

急性上呼吸道感染 acute upper respiratory tract infection) （呼吸内科）系指自鼻腔至喉部之间的急性炎症的总称，是最常见的感染性疾病。90%左右由病毒引起，细菌感染常继发于病毒感染之后。本病四季、任何年龄均可发病，通过含有病毒的飞沫、雾滴，或经污染的用具进行传播。常于机体抵抗力降低时，如受寒、劳累、淋雨等情况，原已存在或由外界侵入的病毒或/和细菌，迅速生长繁殖，导致感染。本病预后良好，有自限性，一般5~7天痊愈。常继发支气管炎、肺炎、副鼻窦炎，少数人可并发急性心肌炎、肾炎、风湿热等。

【诊断要点】

（一）症状

急性起病，疾病早期表现为咽部不适、咽喉干燥或咽痛，继之出现喷嚏、流涕、鼻塞、咳嗽、声嘶或流泪等症状，可伴有头痛或头昏、恶寒、发热、全身不适、乏力、肢体酸痛、食欲减退等症状。

（二）体征

多有不同程度的发热，鼻部、咽喉部多可见充血、水肿，颌下淋巴结可有肿大、压痛。

（三）辅助检查

1.血常规：病毒性感染患者白细胞计数正常或偏低，淋巴细胞比例可见升高。细菌感染患者白细胞计数、中性粒细胞增多，细胞核左移现象。

2.病毒和病毒抗原的测定：视需要可用免疫荧光法、酶联免疫吸附检测法、血清学诊断法和病毒分离与鉴定，以判断病毒的类型，并区分病毒和细菌感染。

3.细菌培养：细菌培养可用于判断细菌类型和药敏试验以指导临床用药。

（四）分型

根据病因和临床表现不同，可分为以下五种类型。

1.普通感冒：多为鼻病毒感染引起，其次为副流感病毒、呼吸道合胞病毒、埃可病毒、柯萨奇病毒等，以鼻咽部的卡他症状为主要表现，故又称急性鼻炎或上呼吸道卡他。起病较急，初期有咽干、咽痒或烧灼感，发病同时或数小时后，可出现喷嚏、鼻塞、流清水样鼻涕，鼻涕2~3天后变稠，可伴有咽痛。因咽鼓管炎使听力减退，也可出现流泪、味觉迟钝、呼吸不畅、声嘶、咳嗽等症状。患者一般无发热及全身症状，或仅有低热、不适、轻度畏寒和头痛。检查可见鼻黏膜充血、水肿、有分泌物，咽部轻度充血。

2.病毒性咽炎和喉炎：急性病毒性咽炎由鼻病毒、腺病毒、流感病毒、副流感病毒、肠病毒、呼吸道合胞病毒等感染引起，临床特征为咽部发痒和烧灼感，咽痛不明显，合并吞咽疼痛常提示有链球菌感染。

急性喉炎多为流感病毒、副流感病毒、腺病毒等感染引起，临床特征为声嘶、讲话困难、咳嗽时疼痛，常表现有发热、咽炎或咳嗽。体检可见喉部水肿、充血；局部淋巴结轻度肿大和触痛，可闻及喉部喘息声。

3.疱疹性咽峡炎：常由柯萨奇病毒A感染引起，表现明显咽痛、发热。检查可见咽充血，软腭、悬雍垂、咽及扁桃体表面有灰白色疱疹、浅表溃疡，周围红晕。多见于儿童，常发于夏季。

4.咽结膜热：主要由腺病毒、柯萨奇病毒等感染引起，临床表现有发热、咽痛、畏光、流泪、咽及结膜明显充血。常发生于夏季，儿童多见。

5.细菌性咽—扁桃体炎：多由溶血性链球菌感染引起，其次为流感嗜血杆菌、肺炎链球菌和葡萄球菌等感染引起。起病急，表现明显咽痛、畏寒、发热，体温可达39℃以上。检查可见咽部明显充血，扁桃体肿大、充血，表面见有黄色点状渗出物，颌下淋巴结肿大、压痛，肺部无异常体征。

【鉴别诊断】

（一）急性传染病

如麻疹、脊髓灰质炎、脑炎、猩红热等疾病早期，常表现有上呼吸道感染症状，但数天后均有特征性皮疹或特殊临床表现出现。在急性传染病的流行季节或流行区，应密切观察初诊为急性上呼吸道感染的病情变化，必要时进行特异性实验室检查，以资区别。

（二）过敏性鼻炎

临床表现与急性上呼吸道感染相似，本病起病急骤，表现为鼻腔发痒，频繁喷嚏，流清水样鼻涕，症状发作与环境或气温突变有关，有时遇有异常气味亦可发作，症状经过数分钟至1~2小时痊愈。鼻部检查可见鼻黏膜苍白、水肿，鼻分泌物涂片可见嗜酸粒细胞增多。患者常有过敏史、荨麻疹病史，多有症状反复发作过程。

（三）流行性感冒

简称"流感"，为流感病毒感染所致，常有明显的区域性流行。本病起病急，全身症状较重，高热、全身酸痛、眼结膜炎症状明显，鼻咽部症状较轻。患者鼻洗液中黏膜上皮细胞的涂片标本，以荧光标记的流感病毒免疫血清染色，置荧光显微镜下检查，有助于早期诊断，而病毒分离或血清学诊断可供鉴别。

（四）其他疾病

多种疾病的早期临床表现均有上呼吸道感染症状，如急性白血病、紫癜性肾炎等均应注意鉴别。

【治疗】

（一）西医治疗

1.一般治疗：病情较重或发热者或年老体弱者应卧床休息，忌烟，多饮水，室内保持空气流通。如有发热、头痛，可选用解热止痛片如复方阿司匹林、美息伪麻片、索米痛片等口服；咽痛可用消炎喉片含服，局部雾化治疗；鼻塞、流鼻涕可用1%麻黄素滴鼻，减少鼻咽充血和分泌物（如氯苯那敏、伪麻黄碱）的抗感冒复合剂。

2.抗病毒治疗：化学药物治疗病毒感染尚不成熟。吗啉胍（ABOB）对流感病毒和呼吸道病毒有一定疗效，阿糖腺苷对腺病毒感染有一定效果，利福平能选择性抑制病毒RNA聚合酶，对流感病毒和腺病毒有一定的疗效。近年发现一种人工合成的、强有力的干扰素诱导剂—聚肌胞可使人体产生干扰素，能抑制病毒的繁殖。患病早期应用干扰素，可快速产生细胞抗病毒作用，使临床情况好转。

早期应用抗病毒药有一定效果，可选用利巴韦林、金刚烷胺、吗啉呱等，也可选用抗病毒中成药。常用药物如下：

利巴韦林 0.1~0.3g/次，3次/日，口服。

板蓝根冲剂 1~2包/次，3次/日，口服。

大青叶合剂 10~20ml/次，3次/日，口服。

抗病毒口服液 10~20ml/次，3次/日，口服。

有中度发热的病人可肌肉注射利巴韦林或双黄连注射液。

3.抗菌药物治疗

如有细菌感染，可选用适合的抗生素：如青霉素、红霉素、螺旋霉素、氧氟沙星。

阿莫西林 0.5g/次，3次/日，口服。

头孢氨苄 0.5g/次，3次/日，口服。

罗红霉素 150mg/次，2次/日，口服。

环丙沙星 0.25~0.5g/次，2次/日，口服。

（二）中医辨证论治

邪气（风、寒、暑、湿、燥、火）犯于皮毛、卫表、上焦或肺经所致，总的治疗原则是散风解表，主要治则有疏风解表、辛温解表、辛凉解表、清暑解表，挟痰则清肺化痰，挟滞则消食导滞，挟惊则清热定惊。临床根据患者的个人体质不同、病症表现的不同分型论治。

1.风寒证

主症：恶寒无汗，头身疼痛，骨节酸痛，鼻塞，喷嚏，清涕，咽痒，咳嗽，痰液清稀，体温不高或低烧，舌红苔薄白，脉浮紧。

治法：辛温解表。

方药：荆防汤、葛根汤、桂枝汤等化裁。

荆芥 10g 防风 10g 羌活 10g 独活 10g 白芷 10g 川芎 10g 柴胡 10g 前胡 10g 桔梗 10g 枳壳 10g 茯苓 10g 甘草 10g

2.风热证

主症：发热明显而恶寒轻，面红，肤热，头胀痛，咽肿痛甚，口干饮水多，咳嗽，痰黄，涕黄，舌红苔薄白少津或黄，脉浮数。

治法：辛凉解表。

方药：银翘散、桑菊饮化裁。

银花 3 魄连翘 15g 牛蒡子 10g 薄荷 10g 黄芩 10g 竹叶 10g 桔梗 10g 甘草 10g

3.表湿证

主症：全身酸痛疲惫，头胀，胸闷，恶心，口淡，饮食无味，大便溏泻、苔腻、脉浮濡。

治法：化湿解表。

方药：六一散、香薷汤化裁。

银花 30g 连翘 20g 香薷 10g 扁豆 15g 厚朴 10g 滑石包 30g 甘草 10g

4.表寒里热证

主症：发热，恶寒无汗，口渴、咽痛、鼻塞、声重，咳嗽气急，痰黄质稠，尿赤，便秘，舌苔黄白相兼，脉浮数。

治疗：解表清里，宣肺疏风。

方药：双解汤化裁。

麻黄 10g 荆芥 10g 防风 10g 薄荷 10g 石膏 50g 黄芩 10g 连翘 20g 栀子 10g 桔梗 10g 杏仁 10g 瓜蒌 20g 桑白皮 10g 枇杷叶 10g 甘草 l0g

另外，可以使用中成药治疗，轻症患者可口服板蓝根冲剂、复方感冒灵治疗，银翘片、双黄连、抗病毒颗粒等具有辛凉解表、清热解毒之功效，可随证选用。

第二节　急性气管—支气管炎

【概述】

急性气管—支气管炎（acute tracheobronchitis）是由生物、物理、化学刺激或过敏等因素引起的急性气管—支气管黏膜炎症。多为散发，无流行倾向，年老体弱者易感。临床症状主要为咳嗽和咳痰。常发生于寒冷季节或气候突变时。也可由急性上呼吸道感染迁延不愈所致。。

【诊断要点】

（一）症状

急性感染性支气管炎的全身症状一般较轻，起病前表现上呼吸道感染的症状如鼻塞、喷嚏、声音嘶哑、全身不适等，部分病人表现畏寒、发热、全身肌肉酸痛、咳嗽、咳痰、痰量逐渐增多。剧烈咳嗽通常是支气管炎出现的信号，痰液为黏液样或黏液脓性痰，偶有痰中带血，随后可转为黏液脓性或脓性，痰量增多，咳嗽加剧，明显的脓痰提示多重细菌感染。部分患者有烧灼样胸骨后痛，咳嗽时加重。无并发症的严重病例，体温升高，可达38.3℃~38.8℃，持续3~5天，随后急性症状消失，咳嗽、咳痰可迁延2~3周才消失。如迁延不愈，日久可演变为慢性支气管炎。如支气管出现痉挛，表现程度不等的气促，伴胸骨后发紧感。持续发热提示合并肺炎，可发生继发于气道阻塞的呼吸困难。

（二）体征

本病一般不发热，也可有低热或中等度发热。查体多无明显肺部体征，双肺听诊呼吸音粗糙，偶有散在的高音调或低音调干啰音，或肺底部闻及捻发音或湿啰音，咳嗽后常可闻及哮鸣音。持续存在的肺部局部体征提示支气管肺炎的发生。

（三）辅助检查

周围血白细胞计数可正常。由细菌感染引起者，可伴白细胞总数和中性粒细胞百分比升高，血沉加快。痰培养可发现致病菌。X线胸片检查大多为肺纹理增强。少数无异常发现。。

【鉴别诊断】

支气管炎主要依据咳嗽、痰鸣，肺部听诊有不固定的干湿啰音等做出诊断。哮喘性支气管炎主要依据反复发作史、明显的呼气性喘鸣、肺部广泛的哮鸣音、呼气延长等诊断。需与下列疾病鉴别。

（一）流行性感冒

急性支气管炎的症状与流行性感冒颇相似，但根据流行性，急骤起病，全身明显的中毒症状、高热、全身肌肉酸痛、上呼吸道感染症状为主等特点可加以鉴别，病毒分离和补体结合试验可以确诊。

（二）支气管肺炎

重症支气管炎与支气管肺炎早期有时难于区别。支气管肺炎表现气促、呼吸困难，两肺可闻及固定的细小湿啰音，尤以肺底、脊柱旁、腋下为明显，可供鉴别。

（三）支气管哮喘

多见于中青年，有反复发生的哮喘病史，症状发作可与感染无关，也可由感染诱发。患者一般不发热，常在清晨或夜间突然发作，以喘憋、呼吸困难为主要临床表现，肺部听诊可闻及满布哮鸣音，应用支气管扩张剂、皮质激素治疗多能迅速缓解。以上特点可与急性支气管炎鉴别。

（四）毛细支气管炎

主要由呼吸道合胞病毒感染所致，多见于6个月以内婴儿，常突然起病，病初时呼吸道症状明显较中毒症状严重，表现为发作性喘憋，呼气性呼吸困难，明显三凹征，发绀，一般体温不升高，双肺可闻及明显哮鸣音，肺底部可闻有细湿啰音。以上特点可与急性支气管炎鉴别。

（五）反复发作的支气管炎症

应注意与支气管异物、先天性上呼吸道畸形、右肺中叶综合征等疾病鉴别。

【治疗】

(一) 西医治疗

1.一般治疗：病人应休息至体温正常，发热期间应鼓励病人喝水 (3~4L/d)，可予解热镇痛药治疗 (成人阿司匹林 650mg 或对乙酰氨基酚 650mg，每 4~6 小时 1 次，儿童予对乙酰氨基酚 10~15mg/kg，每 4~6 小时 1 次) 可缓解不适和降低体温。

2.抗生素治疗：急性支气管炎如为细菌感染，可选用抗菌药物；若考虑病原为肺炎支原体时，可采用红霉素、乙酰螺旋霉素、麦迪霉素、红霉素等药物。多数患者用口服抗菌药物即可，症状较重者可用肌肉注射或静脉滴注。常用抗生素剂量如下：

阿莫西林 0.5g/次，3 次/日，口服。

头孢氨苄 0.5g/次，3 次/日，口服。

罗红霉素 150mg/次，2 次/日，口服。

环丙沙星 0.25~0.5g/次，2 次/日，口服。

青霉素 80 万 u/次，2~4 次/日，肌肉注射。

阿米卡星 0.2g/次，2 次/日，肌肉注射。

如无明确细菌感染情况或混合病毒感染可用或加用病毒唑 (每日 10~15mg/kg，分 2 次肌注，或每日 5mg/kg 分 2 次作雾化吸入)，亦可试用 α-干扰素 20 万 u/日肌注。

3.止咳祛痰：若痰黏稠不易吸出，可用雾化吸入，也可选用氯化铵合剂、溴己新平、小儿强力痰灵 (2~4 岁 1~2 片，5~8 岁 2~3 片)。频繁干咳影响睡眠及休息，可服少量镇咳药物，如异丙嗪及氯丙嗪 (每次 0.5~1mg/kg，每日 2~3 次)，还可选用镇咳药，如喷托维林、右美沙芬、可待因、苯丙哌林等，其镇咳作用依次增强。应注意避免用药过量、时间过长，影响纤毛的生理性活动，使分泌物不易排出。

4.解痉平喘：使用氨茶碱 (2~4mg/kg·d，分 3~4 次/日口服)、沙丁胺醇 (6 岁以下 1~2mg/d，分 3~4 次口服或每次 0.1mg/kg)、溴己新气雾剂 (1~2 揿/次，每日 2~3 次，0.5 揿=0.1mg) 治疗。喘鸣严重时可加用泼尼松 (1mg/kg·d，分 3 次口服，4~7 天为一疗程)，亦可用丙酸倍氯米松气雾剂局部用药 (成人每次 1~2 揿，50μg~100μg/次，每日 3~4 次，儿童酌减，日极量 400μg)。

5.其他：如伴有 COPD，出现脓痰或持续高热和病情较重时，应使用抗生素。对多数成年病人，口服四环素或氨苄西林 (250mg/6h) 是有效的首选药物。儿童<8 岁者忌用四环素，可予阿莫西林 (40mg/kg·d，分 3 次口服)。当症状持续或复发，或病情异常严重时，应作痰涂片和培养，然后根据优势病原菌及其药物敏感试验选择抗生素。如致病原为肺炎支原体或肺炎衣原体，可予红霉素 (250~500mg/次，4 次/日)。

(二) 中医辨证论治

1.风寒袭肺证

主症：咽痒，咳嗽，声重气急，咳痰稀薄色白，常伴有鼻塞，流清涕，头痛，恶寒无汗等表寒证症状，舌苔薄白，脉浮或浮紧。

治法：祛风散寒，宣肺化痰。

方药：三拗汤加减。

麻黄 4.5g 杏仁 9g 甘草 3g 荆芥 9g 前胡 9g 象贝母 9g 半夏 9g 桔梗 3g

加减：体温高者，加羌活 10g、川桂枝 6g；恶寒怕冷者，加苏叶 10g；痰多色白者，加白芥子 10g；舌苔白腻者，加苍术 10g、厚朴 10g。

2.风热犯肺证

主症：咳嗽频剧，气粗或咳声嘎哑，喉燥咽痛，咳痰不爽，痰黏稠或稠黄，咳时汗出，常伴鼻流浊涕，头痛，恶风，发热等表热证症状，舌尖红，舌苔薄黄，脉浮数或浮滑。

治法：祛风清热，宣肺化痰。

方药：麻杏石甘汤加减。

麻黄 4.5g 石膏先煎 30g 杏仁 9g 甘草 3g 黄芩 9g 连翘 9g 芦根 30g 桔梗 30g

加减：咽部红痛，加板蓝根 15g，蒲公英 15g；痰黄量多，加象贝母 10g，葶苈子 10g；大便干结，加麻仁 10g，全瓜蒌 10g。

3.温燥伤肺证

主症：干咳无痰，或痰少而黏不易咳出，或痰中带血，口干咽痛，唇鼻干燥，微寒身热，舌尖红，舌苔薄黄而干，脉浮数。

治法：清宣温燥，润肺止咳。

方药：桑杏汤加减。

桑叶 10g 沙参 12g 雪梨皮 12g 杏仁 9g 瓜蒌仁 15g 玄参 12g 马勃 8g 麦冬 10g 玉竹 15g 丹皮 8g 知母 10g

4.痰热蕴肺证

主症：咳嗽，咳声重浊，咳痰量多，痰色黄黏或白黏，不易咳出，口干口苦，烦渴不解，大便干燥，舌红苔黄或腻，脉滑数。

治法：清肺止咳化痰。

方药：泻白散加减。

桑白皮 10g 杏仁 10g 葶苈子 10g 赤茯苓 10g 车前子包 10g 黄芩 10g 象贝 10g 鱼腥草 15g 桔梗 3g 甘草 6g

加减：痰黄而稠者，加陈胆星 10g，黛蛤散包 10g；咳嗽发热者，加知母 10g，生石膏 30g；大便秘结者，加全瓜蒌 10g，竹沥冲 1 支。

第三节　慢性阻塞性肺疾病

【概述】

慢性阻塞性肺疾病（Chronnic Obstrlactive Pulmonary Disease，COPD）是以不完全可逆的气流受限为特征的肺部慢性疾病，气流受限不完全可逆，呈进行性发展，与肺部对有害气体或有害颗粒的异常炎症反应有关。当慢性支气管炎、肺气肿患者肺功能检查出现气流受限，并且不能完全可逆时，则明确诊断COPD，可将慢性支气管炎视为COPD的高危期。COPD的危害性在于COPD的患病率和死亡率均高，而且致残率高，给患者和家庭带来巨大的痛苦，造成巨大的社会和经济负担。

【诊断要点】

（一）症状

1.慢性咳嗽：通常为首发症状。初起咳嗽呈间歇性，早晨较重，以后早晚或整日均有咳嗽，夜间咳嗽并不显著。少数病例咳嗽不伴咳痰，也有部分病例虽有明显气流受限但无咳嗽症状。

2.咳痰：咳嗽后通常咳少量黏液性痰，部分患者在清晨较多；合并感染时痰量增多，常有脓性痰。

3.气短或呼吸困难：是COPD的标志性症状，是使患者焦虑不安的主要原因，早期仅于劳力时出现，后逐渐加重，导致日常活动甚至休息时也感气短。

4.喘息和胸闷：并非COPD的特异性症状。部分患者特别是重度患者可有喘息，而胸部紧闷感通常于劳力后发生，与呼吸费力、肋间肌等容性收缩有关。

5.全身性症状：疾病临床过程中，特别在较重患者，可能会发生全身性症状，包括全身炎症表现和骨骼肌功能不良表现。全身炎症表现为全身氧化负荷异常增高、循环血液中细胞因子浓度异常增高、炎症细胞异常活化等。骨骼肌功能不良表现为骨骼肌重量逐渐减轻等。其他如体重下降、食欲减退、外周肌肉萎缩和功能障碍、精神抑郁和（或）焦虑等。合并感染时可咳血痰或咯血。

（二）体征

COPD早期体征可不明显。随疾病进展，常有以下体征：

1.视触诊：胸廓形态异常，包括胸部过度膨胀、前后径增大、剑突下胸骨下角（腹上角）增宽、腹部膨凸等。常见呼吸变浅，频率增快，辅助呼吸肌参加呼吸运动，重症可见胸腹矛盾运动，患者不时采用缩唇呼吸以增加呼出气量；呼吸困难加重时常采取前倾坐位，低氧血症者可出现黏膜、皮肤发绀，伴右心衰竭者可见下肢水肿、肝脏增大。

2.叩诊：心浊音界缩小，肺肝界降低，肺叩诊可呈过清音。

3.听诊：两肺呼吸音可减低，呼气相延长，平静呼吸时可闻及干性啰音，两肺底或其他肺野可闻及湿啰音，心音遥远，剑突部心音较清晰响亮。

（三）辅助检查

1.肺功能检查：是判断气流受限的客观指标，其重复性好，对COPD的诊断、严重程度评价、疾病进展、预后及治疗反应等均有重要意义。气流受限是以FEV_1和FEV_1/FVC降低来确定的。FEV_1/FVC是COPD的一项敏感指标，可检出轻度气流受限。FEV_1占预计值的百分比是中、重度气流受限的良好指标，它变异性小，易于操作，应作为COPD肺功能检查的基本项目。吸入支气管舒张剂后$FEV_1/FVC<70\%$者，可确定为不能完全可逆的气流受限。

呼气峰流速（PEF）、最大呼气流量—容积曲线（MEFV）也可作为气流受限的参考指标。深吸气量（IC）是潮气量与补吸气量之和，IC/TLC（肺总量）是反映肺过度膨胀的指标，它在反映 COPD 呼吸困难程度甚至反映 COPD 生存率上具有意义。

2.胸部 X 线检查：COPD 早期 X 线胸片可无明显变化，随后出现肺纹理增多、紊乱等非特征性改变。主要 X 线征为肺过度充气（肺容积增大，胸腔前后径增长，肋骨走向变平，肺野透亮度增高，横膈位置低平，心脏悬垂狭长，肺门血管纹理呈残根状，肺野外周血管纹理纤细稀少等），有时可见肺大泡形成。并发肺动脉高压和肺源性心脏病时，除右心增大的 X 线征外，还可见肺动脉圆锥膨隆，肺门血管影扩大及右下肺动脉增宽等。

3.胸部 CT 检查：一般不作为常规检查，在鉴别诊断时 CT 检查有益，高分辨率 CT（HRCT）对辨别小叶中心型或全小叶型肺气肿、确定肺大泡的大小和数量，具有较高的敏感性和特异性，对预估肺大泡切除或外科减容手术等疗效有一定价值。

4.血气检查：当 FEV1<40%预计值时、具有呼吸衰竭或右心衰竭的 COPD 患者均应做血气检查。血气异常首先表现为轻、中度低氧血症，随着疾病进展低氧血症逐渐加重，出现高碳酸血症。呼吸衰竭的血气诊断标准为静息状态下海平面吸空气时动脉血氧分压（PaO_2）<60mmHg（1mmHg=0.133kPa），伴或不伴动脉血二氧化碳分压（$PaCO_2$）增高>50mmHg。

5.血常规：一般无异常，继发感染时可见白细胞计数、中性粒细胞增多。低氧血症（PaO_2<55mmHg）时，血红蛋白、红细胞可增高，红细胞压积>55%可诊断为红细胞增多症，并发感染时痰涂片可见大量中性粒细胞。

6.痰涂片及培养：痰涂片及培养可检出各种病原菌，常见者为肺炎链球菌、流感嗜血杆菌、卡他摩拉菌、肺炎克雷白杆菌等。

（四）COPD 诊断依据

主要根据吸烟等高危因素史、临床症状、体征及肺功能检查等综合分析确定。不完全可逆的气流受限是诊断慢性阻塞性肺疾病的必要条件。吸入支气管舒张药后 FEV1/FVC<70%及 FEV1%<80%预计值者，可确定为不完全可逆性的气流受限。少数患者并无咳嗽、咳痰症状，仅在肺功能检查时 FEV1/FVC<70%，而 FEV1%≥80%预计值，在除外其他疾病后，亦可诊断为慢性阻塞性肺疾病。

（五）COPD 严重程度分级

根据 FEV1/FVC、FEV1%预计值和症状可对慢性阻塞性肺疾病的严重程度分为 0 级（高危）、Ⅰ级（轻度）、Ⅱ（中度）、Ⅲ（重度）、Ⅳ（极重度）。

0 级（高危）　存在患慢性阻塞性肺疾病的危险因素，有慢性咳嗽、咳痰症状，肺功能在正常范围。

Ⅰ级（轻度）　FEV1/FVC<70%，FEV1≥80%预计值，有或无慢性咳嗽、咳痰症状。

Ⅱ级（中度）　FEV1/FVC<70%，50%≤FEV1<80%预计值，有或无慢性咳嗽、咳痰症状。

Ⅲ级（重度）　FEV1/FVC<70%，30%≤FEV1<50%预计值，有或无慢性咳嗽、咳痰症状。

Ⅳ级（极重度） FEV1/FVC<70%，FEV1<30%或FEV1<50%预计值，伴慢性呼吸衰竭。

（六）COPD病程分期

大致分为急性加重期和稳定期。急性加重期是指在疾病过程中，短期内咳嗽、咳痰、气短和喘息加重、痰量增多，呈脓性或黏液脓性，可伴有发热等症状。稳定期则指患者咳嗽、咳痰、气短等症状稳定或症状轻微。

【鉴别诊断】

（一）支气管哮喘

COPD多于中年后起病，症状缓慢进展，逐渐加重，多有长期吸烟史和（或）有害气体、颗粒接触史，气流受限基本为不可逆性；哮喘则多在儿童或青少年期起病，症状起伏大，每日症状变化快，夜间和清晨症状明显，常伴过敏体质、过敏性鼻炎和（或）湿疹等，部分患者有哮喘家族史，气道受限多为可逆性。部分病程长的哮喘患者已发生气道重塑，气流受限不能完全逆转，少数COPD患者伴有气道高反应性，气流受限部分可逆，对此应根据临床及实验室结果全面分析，必要时作支气管舒张试验和（或）PEF昼夜变异率来进行鉴别。在少部分患者中这两种疾病可以重叠存在。

（二）充血性心力衰竭

本病多有心脏病变、高血压病史，平素多有劳力性呼吸困难，可于夜间发作阵发性呼吸困难，查体见心界可向左下扩大，听诊肺底部可闻细湿啰音，严重发作时可出现咳吐粉红色泡沫痰，可伴有双下肢水肿，胸部X线片示心脏扩大、肺水肿，肺功能测定示限制性通气障碍（而非气流受限）。据以上特点可与COPD鉴别。

（三）支气管扩张症

患者幼年多有百日咳等病史，急性发作期可表现出大量脓痰，痰多色黄或黄绿，静置可分层，并可出现咯血，常伴有细菌感染，查体肺部多有固定的湿啰音、杵状指，X线胸片或CT示支气管扩张、可见囊状变及柱状扩张，管壁增厚。据以上特点可与本病鉴别。

（四）肺结核病

所有年龄均可发病，多有消瘦，乏力，盗汗等结核中毒症状，可出现干咳少痰或痰中带血，X线胸片示肺浸润性病灶或结节状空洞样改变，PPD试验多呈阳性，细菌学检查发现结核杆菌则可确诊。

（五）闭塞性细支气管炎

本病发病年龄较轻，且不吸烟，可能有类风湿关节炎病史或烟雾接触史，而肺CT片示在呼气相显示低密度影有助于鉴别。

（六）弥漫性泛细支气管炎

本病大多数为男性非吸烟者，几乎所有患者均有慢性鼻窦炎，X线胸片和高分辨率CT显示弥漫陲小叶中央结节影和过度充气征可与COPD相鉴别。

（一）西医治疗

1.缓解期治疗原则：根据疾病的严重性进行逐级递增治疗。

（1）对于有咳喘症状的患者，支气管扩张剂是中心治疗药物，主要的气管扩张剂包括β2激动剂、胆碱能拮抗剂和茶碱，可一种或多种药物联合应用。

（2）吸入皮质激素仅用于有症状的COPD患者，且应用糖皮质激素后肺功能改善者，或者那些FEVl<50%预计值以及反复发作需用抗生素或口服糖皮质激素治疗的患者。应当避免长期应用糖皮质激素治疗，因为有可能出现副作用。

（3）运动锻炼。

（4）长程氧疗（每天吸氧>15小时）。

2.急性加重期治疗原则：需进行药物干预。

（1）祛痰：选用溶解黏痰药羧甲司坦（0.5g/次，3次/日，口服）、氨溴索（30~60mg/次，3次/日，口服）。

（2）解痉平喘：吸人支气管扩张剂（β₂激动剂和/或抗胆碱能药物），应用茶碱对于控制COPD的急性发作有效。常选用的平喘药有β₂受体激动剂如沙丁胺醇（舒喘灵）、特布他林（博利康尼、喘康速）、氯丙那林（氯喘）、丙卡特罗、福莫特罗等；茶碱类如氨茶碱、茶碱、二羟丙茶碱等；M受体阻断剂如异丙托溴铵（异丙托品）等。

①β₂受体激动剂：用药方法可采用吸入、口服、静脉给药。吸入法为首选。

沙丁胺醇（舒喘灵）气雾剂200~400txg/次，3~4次/日，吸入。

沙丁胺醇2~4mg/次，3~4次/日，口服；

沙丁胺醇0.4mg/次，加入5%的葡萄糖液20ml中，缓慢静注。

沙丁胺醇0.4mg/次，加入5%的葡萄糖液100ml中，缓慢静滴。

②茶碱类：用药方法可口服、静脉注射或静脉滴注。

氨茶碱0.1~0.3g/次，3~4次/日，口服。

茶碱缓释片0.1~0.2 g/次，2次/日，口服。

氨茶碱0.25~0.5g/次，加入5%的葡萄糖液500ml中，静脉滴注。

③抗胆碱药：异丙托品气雾剂（20~80g/次，3~4次/日，吸入）。

（3）感染可能是最重要的因素，如果有气道感染的临床征象，应根据患者所在地常见病原菌类型、药物敏感情况积极选用抗生素。

（4）糖皮质激素：COPD加重期住院患者宜在应用支气管舒张剂基础上，加服或静脉使用糖皮质激素。使用泼尼松（30~40mg/d，口服），或者甲泼尼松龙80~160mg/d，加入生理盐水或5%葡萄糖溶液中，静脉滴注。

（5）无创机械通气（NlPPV）：可以提高血气水平和pH值，减少死亡率，减少机械通气和住院时间。

（二）中医辨证论治

治疗以虚实为纲，实喘治在肺，法以祛邪利气，应区别寒、热、痰、气之不同而分别采用温宣、清肃、祛痰、降气等法，虚喘治在肺肾，以肾为主，法以增补摄纳，针对脏腑病机，采用补肺、纳肾、温阳、益气、养阴、固脱等法。虚实夹杂，下虚上实者，当祛邪与扶正并举，但要分清主次，权衡标本，有所侧重，辨证选方用药。

1.发作期治疗：急则治其标，以清肺化痰佐以扶正为法。

（1）寒饮射肺证

主症：外感风寒以致恶寒发热，身痛无汗，咳逆喘促，膨膨胀满，气逆不得平卧，形寒怕冷，痰稀泡沫量多，口干不欲饮，苔白滑，脉象浮紧。

治法：温肺散寒，降逆涤痰。

方药：小青龙汤加减。

炙麻黄 10g 桂枝 10g 干姜 10g 细辛 3g 半夏 10g 甘草 10g 五味子 10g 白芍 10g 紫菀 15g 款冬花 15g 紫苏子 10g

（2）痰热壅肺证

主症：外感风热，或外感风寒化热，发热不恶寒，气急胀满，咳喘烦躁，痰黄黏稠，不易咳出，面红，目如脱状，口干但饮水不多，舌质红，苔黄腻，脉象滑数。

治法：清热化痰，降逆平喘。

方药：清气化痰丸合麻杏石甘汤加减。

炙麻黄 10g 生石膏先下 30g 杏仁 10g 陈皮 l0g 半夏 10g 茯苓 10g 黄芩 10g 枳实 10g 胆南星 6g 瓜蒌皮 30g 桑白皮 10g 甘草 10g

中成药：羚羊清肺丸、蛇胆川贝口服液。

（3）阳虚水泛证

主症：面浮足肿，腹满尿少，心悸喘咳不得卧，咳清稀痰，形寒怕冷，气短动则甚，面唇青紫，舌胖质暗，苔白滑，脉沉细数或结代。

治法：温补脾肾，纳气平喘。

方药：金匮肾气丸加减，重症可真武汤合葶苈大枣泻肺汤加减。

熟地黄 15g 山药 15g 山茱萸 15g 茯苓 10g 桂枝 6g 熟附子 10g 胡桃仁 15g 人参 10g 黄芪 10g

中成药：可静脉应用参附注射液 50~100ml。

（4）肺肾气虚证

主症：胸满气短，语声低怯，动则气喘，或见面色晦暗，或见面目浮肿，舌淡苔白，脉沉细。

治法：补肺益肾，纳气平喘。

方药：补虚汤合参蛤散加减。

人参 10g 黄芪 30g 山药 20g 茯苓 10g 蛤蚧冲醋 12g 五味子 10g 半夏 10g 厚朴 10g 陈皮 l0g 甘草 10g

中成药：参苓白术丸、玉屏风颗粒剂。

2.缓解期治疗：缓则治其本，以益气补肾为法。

（1）经验方：黄芪 60g、红参 50g、防风 60g、紫河车 60g、山萸肉 60g、淫羊藿 60g、巴戟天 50g、炒白术 120g、丹参 60g、陈皮 60g、制半夏 60g，以上药共研细末炼蜜为丸或研细末做水丸，6g/次，3 次/日。宜用于肺脾肾气虚证治疗。加服百令胶囊 5 粒/次，3 次/日，疗效更佳。

（2）经验方：黄芪 60g、红参 50g、熟地 60g、蛤蚧 3 对、五味子 30g、川贝母 45g、紫河车 60g、淫羊藿 60g、山萸肉 50g、胡桃肉 60g、补骨脂 60g，研细末装胶囊。3 粒/次，3 次/日。宜用于肺肾气虚证治疗。加服水蛭粉分钟 3g/次，3 次/日，百令胶囊 5 粒/次，3 次/日。

（3）敷贴法（冬病夏治消喘膏）：白芥子、延胡索各 24g，甘遂、细辛各 12g，共为末，加麝香 0.6g，或冰片 1g，和匀，在夏季三伏中，分三次用姜汁调敷，贴背部肺俞、心俞、膈俞，橡皮膏固定，一般贴 4~6 小时去掉，间隔 7~10 天贴一次，即初伏、二伏、三伏各一次，共贴三次，一般连续贴三年。

第四节　呼吸衰竭

【概述】

吸衰竭（respiratory failure）是各种原因引起的肺通气和（或）换气功能严重障碍，以致不能进行有效的气体交换，导致缺氧伴（或不伴）二氧化碳潴留，从而引起一系列生理功能和代谢紊乱的临床综合征。在海平大气压下，于静息条件下呼吸室内空气，并排除心内解剖分流和原发于心排血量降低等情况后，动脉血氧分压（PaO_2）低于 8kPa（60mmHg），或伴有二氧化碳分压（$PaCO_2$）高于 6.65kPa（50mmHg），即为呼吸衰竭（简称呼衰）。它是一种功能障碍状态，而不是一种疾病，可因肺部疾病引起也可能是各种疾病的并发症。

【诊断要点】

（一）症状

1.呼吸困难：表现在频率、节律和幅度的改变。轻者仅感呼吸费力，重者呼吸窘迫、加深加快，呼吸中枢受累表现呼吸节律的异常，如潮氏呼吸，间停呼吸等。

2.发绀：是缺 O_2 的典型症状。当 $PaO_2<6.67kPa$（50mmHg）时，一般可见到发绀。当动脉血氧饱和度低于 85% 时，口唇、指甲出现发绀。

3.精神神经症状：缺氧可引起判断力减退，轻度共济失调，焦虑不安、失眠、眩晕等。高碳酸血症可引起头痛、嗜睡、昏迷、肌肉震颤和颅内压升高等。急性呼吸衰竭的精神症状较慢性为明显，急性缺 O_2 可出现精神错乱、狂躁、昏迷、抽搐等症状。急性 CO_2 潴留，pH<7.3 时，会出现精神症状。严重 CO_2 潴留可出现腱反射减弱或消失，锥体束征阳性等。

4.血液循环系统症状：严重缺 O_2 和 CO_2 潴留引起肺动脉高压，可发生右心衰竭，伴有体循环瘀血体征并有心律不齐和血压的改变。

5.消化和泌尿系统症状：严重呼衰对肝、肾功能都有影响，如蛋白尿、尿中出现红细胞和管型，并可出现肝。肾功能损害、弥漫性血管内凝血等表现。因胃肠道黏膜充血水肿、糜烂渗血，或应激性溃疡引起上消化道出血。

（二）体征

1.呼吸困难（dyspnea）、发绀：可见辅助呼吸肌活动加强，如三凹征。中枢性疾病或中枢神经抑制性药物所致的呼吸衰竭，表现为呼吸节律改变，如陈一施呼吸、比奥呼吸等。慢性阻塞性肺疾病所致的呼吸衰竭，病情较轻时表现为呼吸费力伴呼气延长，严重时发展成浅快呼吸。

2.精神改变：急性呼吸衰竭可迅速出现精神错乱、躁狂、昏迷、抽搐等症状。慢性呼吸衰竭伴 CO_2 潴留时，随 $PaCO_2$ 升高可表现为先兴奋后抑制现象。如出现肺性脑病则表现为神志淡漠、肌肉震颤或扑翼样震颤、间歇抽搐、昏睡，甚至昏迷等。亦可出现腱反射减弱或消失，锥体束征阳性等。

3.循环系统表现：早期可见血压升高、脉压增加、心动过速，严重低氧血症、酸中毒可引起心肌损害，亦可引起周围循环衰竭、血压下降、心律失常、心搏停止。CO_2 潴留使外周体表静脉充盈、皮肤充血、温暖多汗、血压升高、心排出量增多而致脉搏洪大，并因脑血管扩张产生搏动性头痛。

（三）辅助检查

（1）血气分析：静息状态吸空气时动脉血氧分压（PaO_2）<8.0Kpa（60mmHg）、动脉血二氧化碳分压（$PaCO_2$）>6.7Kpa（50mmHg）为Ⅱ型呼衰，单纯动脉血氧分压降低则为1型呼衰.

（2）其他检查根据原发病的不同而有相应的发现。

（四）分类与分型

1.分类：根据起病的缓急分为急性呼吸衰竭和慢性呼吸衰竭。

2.分型：根据动脉血气分析可分为Ⅰ型呼吸衰竭和Ⅱ型呼吸衰竭。

（1）Ⅰ型呼吸衰竭为低氧血症型，。PaO_2<8kPa（60mmHg），$PaCO_2$ 正常或降低。

（2）Ⅱ型呼吸衰竭为高碳酸血症型，PaO_2<8kPa，PaO_2>6.67kPa（50mmHg）。

【鉴别诊断】

1.气道阻塞性病变气管—支气管的炎症痉挛异物肿瘤纤维化短痕如慢性阻塞性肺疾病重症哮喘等引起气道阻塞和肺通气不足和伴有通气血流比例失调。导致缺氧和二氧化碳潴留引起呼吸衰竭

2.肺组织病变肺泡和肺间质的各种病变。如肺炎肺气肿严重肺结核性肺纤维化肺水肿肺尘埃沉着病等均可导致肺泡减少有效弥散面积减少府性减低通气航流比例失调导致缺氧和二氧化碳满留引起呼吸衰竭

3.肺血管病变肺栓塞肺血管炎等使肺毛细血管灌注减少通气/航流比例失调或部分静脉 dK 未经过氧合直接流入肺静脉导致呼吸衰竭

4.胸廓与胸膜病变胸部外伤造成连枷胸严重的脊柱畸形各种原因所致的胸膜肥厚粘连严重的自发件或外伤性气胸大量胸腔积液等均可影响胸廓活动利胸胖内负比使肺脏扩张受限造成迫气不足和吸入气体分布小均导致肺通气和换气功能障碍引起呼吸良竭

5.神经肌肉疾病脑血管疾病颅脑外伤脑炎及镇静催眠药中毒均可抑制呼吸中枢；脊髓嫡变肋间神经炎重症肌无力以及钾代谢紊乱等均可累及呼吸肌功能造成呼吸肌

无力麻痹呼吸动力下降而肺通气不足。

【治疗方法】

(一) 西医治疗

急性发作的失代偿性呼衰,可直接危及生命,必须采取及时而有效的抢救,具体措施应结合患者的实际情况而定。治疗原则是治疗基础疾病及诱发因素,采取积极有效的措施,缓解缺氧与二氧化碳潴留,防止并发症。I 型呼吸衰竭旨在纠正缺氧,II 型呼吸衰竭还需提高肺泡通气量。因此,保持呼吸道通畅,积极控制感染和合理给氧是治疗和护理呼吸衰竭的主要措施。

1.建立通畅的气道:在氧疗和改善通气之前,必须采取各种措施,使呼吸道保持通畅,包括稀释痰液、刺激咳嗽、辅助排痰、使用支气管扩张剂等方面。

2.氧疗:通过提高肺泡内氧分压 (PaO_2),增加 O_2 弥散能力,提高动脉血氧分压和血氧饱和度,增加血液中可利用的氧。氧疗常以生理和临床的需要来调节吸入氧浓度,使动脉血氧分压达 8kPa 以上,或 SaO_2 为 90%以上。氧耗量增加时,如发热时可增加吸入氧浓度。合理的氧疗提高呼吸衰竭的疗效,是治疗呼吸衰竭的重要手段,在保持呼吸道通畅的前提下,吸氧可以纠正低氧血症,减轻心脏负荷。

①I 型呼吸衰竭无二氧化碳潴留,中枢对二氧化碳有正常的反应性,根据缺氧的轻、中、重度程度,可分别给予低浓度到高浓度吸氧,即 1~5U/min。

②II 型呼吸衰竭病人低氧伴有二氧化碳潴留,呼吸中枢对二氧化碳的敏感性降低,主要靠缺氧来刺激,只能采取控制性给氧,即持续低流量吸氧,1~2L/min。

③若急性呼吸衰竭,如呼吸心搏骤停、电击、溺水、中毒后呼吸抑制,成人呼吸窘迫综合征等,应给予 50%以上高浓度氧或行高压氧治疗。

总之,合理的氧疗可缓解症状,反之则产生毒副反应,甚至危及生命。密切观察病情变化,注意病人的神志、呼吸频率和节律、发绀程度、脉搏、心律和血压的变化,准确记录出入量,观察肾功能和心功能情况,注意呕吐物及大便的颜色、性状,如发现有消化道出血,应及时上报医生采取相应措施。若病人经吸氧仍不能纠正低氧血症和二氧化碳潴留,则应考虑使用呼吸器治疗。

3.增加通气量、减少 CO_2 潴留:呼吸衰竭的病人呼吸中枢对二氧化碳的兴奋性降低,此时应用呼吸中枢兴奋剂,增加通气量,改善肺泡通气换气功能达到纠正缺氧,促使二氧化碳排出的目的。常用的药物有:

(1) 尼可刹米:可直接兴奋呼吸中枢和通过刺激颈动脉窦化学感受器,反射性兴奋呼吸中枢,使呼吸加深加快。使用过程中应注意剂量不可过大,如果出现多汗、呕吐、面潮红、面肌抽搐、烦躁不安时要减少用量,减慢速度。

(2) 洛贝林:可刺激颈动脉体化学感受器,反射性兴奋呼吸中枢,作用快,副作用少,维持时间短(数分钟至半小时),过量时可致心动过速,呼吸麻痹、血压下降等。

(3) 氨茶碱:除有利尿、解痉、降低肺动脉高压作用外,还有兴奋呼吸中枢作用,剂量过大可引起恶心、呕吐、心动过速,若有条件可以抽血监测药物浓度,静脉注射时宜缓慢，以防心律失常。

4.纠正酸碱平衡失调和电解质紊乱。

（1）呼吸性酸中毒：因肺泡通气不足，CO_2 在体内潴留产生高碳酸血症，产生急性呼吸性酸中毒。慢性呼吸衰竭患者，通过血液缓冲系统的作用和肾脏的调节，使 pH 接近正常。呼吸衰竭失代酸中毒可用碱剂（5%$NaHCO_3$）暂时纠正 pH 值，但碱剂可使通气减少，进一步加重 CO_2 潴留，所以未去除产生酸中毒的根本原因，只有增加肺泡通气量才能纠正呼吸性酸中毒。

（2）呼吸性酸中毒合并代谢性酸中毒：因低 O_2 血症、血容量不足、心排血量减少和周围循环障碍，体内固定酸如乳酸等增加，肾功能损害影响酸性代谢产物的排出，因此在呼吸性酸中毒的基础上可并发代谢性酸中毒。阴离子中的固定酸增多，HCO_3^- 相应减少，pH 值下降，血 K^+ 增加，HCO_3^- 减少，血 Cl^- 升高。治疗时，除因酸中毒严重影响血压，或是 pH<7.25 时可补充碱剂，因 $NaHCO_3$ 会加重 CO_2 潴留危险，同时应提高通气量以纠正 CO_2 潴留，并治疗代谢性酸中毒的病因。

（3）呼吸性酸中毒合并代谢性碱中毒：慢性呼吸性酸中毒的治疗过程中，常由于应用机械通气使 CO_2 排出太快、补充碱性药物过量、低钾血症、低氯血症，可产生代谢性碱中毒，pH 偏高，BE 为正值。治疗时应防止以上发生碱中毒的医源性因素和避免 CO_2 排出过快，给予适量氯化钾，以缓解碱中毒，一旦发生应及时处理。

（4）呼吸性碱中毒：此为无呼吸系统疾病的患者，发生心跳呼吸停止使用机械通气，因通气过度排出 CO_2 过多所致的呼吸性碱中毒。

（5）呼吸性碱中毒合并代谢性碱中毒：系慢性呼衰患者机械通气，在短期内排出过多 CO_2，且低于正常值，又因肾代偿，机体碳酸氢盐绝对量增多所致。

（6）因处理不当，呼衰患者在呼吸性和代谢性酸中毒基础上，又因低钾、低氯引起代谢性碱中毒的三重酸碱平衡失调。

5.合理使用利尿剂：呼吸衰竭合并心力衰竭时，试用呋塞米（furosemide）10~20mg 后血氧饱和度上升，证实有使用利尿剂的指征，但应在电解质无紊乱的情况时使用，及时给以补充氯化钾、氯化钠（以消化道给药为主），以防发生碱中毒。

6.营养支持：呼吸衰竭患者能量消耗增加，机体处于负代谢，长时间会降低机体免疫功能，感染不易控制，加重呼吸肌疲劳，以致发生呼吸功能衰竭，使抢救失败或病程延长。抢救时应常规给予鼻饲高蛋白、高脂肪和低碳水化合物、多种维生素和微量元素的饮食，必要时作静脉高营养治疗，一般每日热量达 14.6kcal/kg。

综上所述，处理呼吸衰竭应合理使用机械通气、给氧、利尿剂（呋塞米）和碱剂，鼻饲和静脉补充营养和电解质，特别对 COPD 肺心病较长时间进食较差、服用利尿剂的患者更要注意。

（二）中医辨证论治

文献尚无详细辨证分型报道。

1.急性呼吸衰竭：多以机械通气治疗为主，临床多表现为实证，辨治如下：

（1）痰热阻肺证

主症：咳逆喘粗，痰色黄或白，质黏难咳，胸满烦躁，口渴，神志恍惚，甚则昏迷或肢体抽搐，苔黄腻，脉滑数。

治法：清热化痰。

方药：星蒌承气汤加减。

胆星 10g 全瓜蒌 30g 生大黄 5g 芒硝 10g 丹参 30g 枳壳实

（2）血瘀痰阻证

主症：喘促气急，咳嗽痰多，色白黏或呈泡沫状，口唇爪甲发绀或见肌肤甲错，舌暗红或紫暗，有瘀斑或瘀点，脉涩。

治法：活血清热化痰。

方药：血府逐瘀汤加减。

当归 10g 地龙 10g 赤白芍各 12g 桃仁 10g 红花 6g 枳壳 10g 川芎 10g 桔梗 10g 牛膝 10g

重者可加 5%GS 或 0.9%NS 250ml+红花注射液 20ml 静脉注射，1 次/日。

（3）水凌心肺证

主症：喘咳气逆，倚息难以平卧，咳痰稀白，心悸，面目肢体浮肿，小便量少，畏寒肢冷，或面色晦暗，唇甲青紫。舌淡暗或胖黯有瘀斑、瘀点，苔白滑，脉沉细或带涩。

治法：峻补真阳，泻肺利水。

方药：真武汤合葶苈大枣泻肺汤加减。

炮附子 9g 茯苓 15g 赤白芍各 12g 白术 15g 生姜 9g 葶苈子包 30g 大枣 10g

重者可加用中成药独参汤送服黑锡丹。

2.慢性呼吸衰竭：除必要时以机械通气治疗外，多采用中西医结合治疗，分为喘急、喘昏、喘脱三期论治。

（1）喘急

①热郁肺闭证

主症：喘咳气涌，息粗，鼻翼扇动，胸部胀痛，伴有痰多黏稠，色黄或夹杂血丝，常有胸中灼热，身热有汗，口渴喜冷饮，面红，咽干或痛，尿赤，便干，脉滑数，苔黄或黄腻。

治法：清泄肺热。

方药：宣白承气汤加减。

大黄 6g 杏仁 10g 瓜蒌皮 15 g 生石膏先下 30 g 黄芩 10g 炙麻黄 9g

②气阴两虚，痰瘀互结

主症：喘憋气促胸闷，动则尤甚，咳痰量少，质稠难咳，失眠心烦，声低气怯，少气懒言，口干便秘，舌嫩红或淡暗，边有瘀斑，苔少或薄白腻或剥脱，脉细或细涩。

治法：益气养阴，化痰活血。

方药：麦味五参汤加减。

太子参 10g 南沙参 10g 北沙参 10g 玄参 10g 丹参 15g 麦冬 10g 五味子 5g 贝母 10g

（2）喘昏

①痰浊蒙窍

主症：咳逆喘促，痰色白质黏，咳出不爽，神志恍惚，谵妄，烦躁不安，表情淡漠，甚则嗜睡昏迷或肢体抽搐，舌质暗红或淡紫，苔白腻而润，脉滑数。

治法：涤痰开窍，息风泄浊。

方药：菖蒲郁金汤合通关散加减。

菖蒲 10g 郁金 10g 陈皮 9g 茯苓 12g 枳壳 10g 皂角 3g 钩藤 12g 清半夏 10g

重者可加川芎嗪注射液 200ml 静脉注射，1 次/日。

②热扰心营

主症：气急，痰少质黏，心烦不寐，心悸不安，身热口干，神志恍惚，谵妄，烦躁不宁，甚则嗜睡昏迷，舌红绛，苔薄黄，脉细数。

治法：滋阴清热，开窍醒神。

方药：犀角地黄汤加减。

水牛角先下 30g 地黄 10g 赤芍 10g 白芍 10g 丹皮 10g 连翘 12g 菖蒲 10g 郁金 10g

重者可加 5%GS 或 0.9%NS 250ml+清开灵 40ml 静脉注射，1 次/日。

（3）喘脱

①心肾阳虚

主症：喘剧心慌，烦躁不安，面青舌紫，汗出淋漓，肢冷，脉浮大无根或歇止时作。

治法：扶。肾固脱，潜镇阳气。

方药：参附龙牡汤加减。

人参粉 3g 炮附片 6g 生龙牡各 30g 丹参 15g 干姜 3g 五味子 5g 苏子 10g 白果 10g

②气阴将竭

主症：喘剧，汗出如油，烦躁颧红，舌红，脉细数或结代。

治法：气阴双补，纳气归肾。

方药：麦味洋参石英汤加减。

西洋参 3g 麦冬：10g 五味子 5g 党参：10g 紫石英 15g 山萸肉 10g 海蛤壳先下 20g

可用 5%GS 或 0.9%NS 250ml+生脉注射液 60~100ml 静脉注射，1 次/日。

第五节　克雷白杆菌肺炎

克雷白杆菌肺炎亦称肺炎杆菌肺炎，是由肺炎克雷白杆菌引起的急性肺部炎症。

【诊断要点】

1.多见于老年、营养不良、慢性酒精中毒、慢性支气管—肺疾病及全身衰竭者。

2.起病急剧，临床表现重笃，高热、咳嗽、黏液脓性、灰绿色或砖红色胶冻状痰，胸痛、气急、发绀。

3.白细胞计数增高，中性粒细胞增高。痰培养阳性。胸部 X 线右肺上叶、双肺下叶实变，多发性蜂窝状肺脓肿，叶间隙下坠。

【治疗要点】

1.一般治疗　支持治疗十分重要，可少量多次输新鲜血等，余详见本章本节"肺炎球菌肺炎"。

2.抗生素治疗　及早使用有效抗生素是治愈的关键。原则上选用第二代、第三代头孢菌素联合氨基糖苷类抗生素，亦可选择哌拉西林与氨基糖苷类联用，部分病例可选氟喹诺酮类、亚胺培南或氨曲南等。

第六节　铜绿假单胞菌肺炎

铜绿假单胞菌肺炎为铜绿假单胞菌引起的肺部严重感染，也是最广泛、最严重的医院内感染。

【诊断要点】

1.医院内感染多见。如使用机械呼吸、湿化器、雾化器和各种导管的病人。

2.常有慢性肺疾患、肾病、糖尿病、白血病等基础疾病。长期使用抗生素、激素、抗癌药物等。

3.全身中毒症状明显，起病急，寒战，高热，体温高峰在清晨或上午是其特征之一。咳嗽，大量黄色、翠绿色脓痰。气急、发绀、胸痛等。体征多不典型。

4.白细胞计数可中等升高或正常，中性粒细胞多升高。痰涂片见革兰阴性杆菌，痰培养 2 次或以上均为铜绿假单胞菌生长。X 线检查呈双侧弥漫性支气管肺炎，下叶常见，病变呈直径 0.5~2.0 cm 大小的结节状浸。寝润，并倾向于融合成大片浸润病变，其内可见多发性小脓腔。少数病人可伴有少量胸腔积液。

【治疗要点】

1.抗菌治疗

铜绿假单胞菌极易对抗生素产生耐药，因此抗生素治疗的原则应是早期、足量、联合、静脉给药，疗程 4~6 周或更长。根据细菌药物敏感试验选用高度敏感的抗菌药物是治疗成败的关键。

2.加强营养支持治疗，补充水分，充分引流痰液。

第七节　厌氧菌肺炎

病原包括消化链球菌、产黑色素拟杆菌、梭形杆菌及产气夹膜梭状芽孢杆菌等。通常与其他病原体在肺部形成混合感染。

【诊断要点】

1.发病诱因　口腔卫生不良、龋齿、牙龈炎、齿槽脓肿、化脓性扁桃体炎、异物吸入、癫痫大发作、酗酒、昏迷、呕吐、脑血管后遗症、假性延髓性麻痹、发生误吸等。

2.临床症状　咳嗽、咳痰，痰有恶臭味。

3.X线胸片　显示肺炎多在低垂部位，如上叶尖后段、下叶背段或后基底段。在边缘模糊的片状阴影中可有单发或多发的不规则空洞，洞壁较厚，并有液平面。

4.痰涂片　可见大量细菌而普通培养阴性，厌氧菌培养阳性。

【治疗要点】

1.抗菌治疗　正确选择抗厌氧菌药物。

厌氧球菌和产黑素类杆菌首选青霉素，也可选甲硝唑、克林霉素等。脆弱杆菌类首选甲硝唑，也可选克林霉素、头孢西丁、哌拉西林等。

2.积极支持治疗有脓肿者给予引流。

【提示】

无并发症者抗菌治疗疗程2~4周，有坏死性肺炎或肺脓肿时可延长至6~12周。若单用上述药物疗效不佳，应与氨基糖苷类抗生素联用，也可与头孢西丁、拉氧头孢、亚胺培南、氨苄西林舒巴坦等联用。

第八节　军团菌肺炎

本病是由革兰染色阴性的嗜肺军团菌引起的一种以肺炎为主的全身性疾病。可与大肠杆菌、肺炎杆菌、铜绿假单胞菌、念珠菌、卡氏肺孢子虫等混合感染，形成"难治性肺炎"。需高度警惕、及早诊断、积极治疗，才能改善预后。

【诊断要点】

1.多见于年老体弱，慢性心、肺、肾病，糖尿病，肿瘤，血液病，艾滋病或接受免疫抑制剂者。

2.亚急性起病，疲乏、无力、肌痛、畏寒、发热等，亦可经2~10 d潜伏期后急骤起病，高热、寒战、头痛、胸痛，进而咳嗽加剧，少量黏性痰，可带血。早期有腹痛、腹泻、呕吐、水样便。严重者有焦虑、神志迟钝、谵妄等精神神经症状和呼吸衰竭、休克等。

3.体征包括呼吸增快，相对缓脉，肺部湿啰音，肺实变征，胸膜摩擦音。

4.X线胸片呈外周斑片状肺泡浸润，继而肺实变，下叶多见，单侧或双侧，可伴胸腔积液。血白细胞计数增高，中性粒细胞核左移。低钠血症，肝、肾功能损害。常伴低氧血症。

5.病原学检查。支气管抽吸物、胸液、支气管肺泡灌洗液 Giemsa 染色见细胞内的军团杆菌。PCR 可扩增出军团杆菌特异性基因片段。间接免疫荧光抗体检测、血清试管凝集试验及血清微量凝集试验，前后 2 次抗体滴度呈 4 倍增长，分别达 1：128、1:64 或更高。尿液 ELISA 法检测细菌可溶性抗原阳性。

【治疗要点】
1.抗菌治疗。
2.加强支持治疗和对症治疗。

第九节 传染性非典型肺炎

传染性非典型肺炎（infeclious atypical pneumonia）为一种新发现的传染性强的呼吸系统疾病，目前 WHO 将其称为重症急性呼吸综合征（severe acute respiratory syndrome，SARS），并认为系由一种冠状病毒亚型引起。该病在我国相当一部分地区和世界上 30 多个国家或地区流行，危害颇大。

【诊断要点】
1.流行病学资料
（1）与发病者有密切接触史，或属受传染的群体发病者之一，或有明确传染他人的证据。
（2）发病前 2 周内曾到过或居住于报告有传染性非典型肺炎疫情的地区。
2.症状与体征
（1）起病急，以发热为首发症状，体温一般超过 38℃，偶有畏寒；可伴有头痛、关节酸痛、肌肉酸痛、乏力、腹泻。应注意少数病人不以发热为首发症状。
（2）常无上呼吸道卡他症状；可有咳嗽，多为干咳、少痰，偶有血丝痰；可有胸闷，严重者出现呼吸加速、气促，或明显呼吸窘迫。
（3）肺部体征不明显，部分病人可闻及少许湿啰音，或有肺实变体征。
3.实验室检查 外周血白细胞计数一般不升高，或降低；常有淋巴细胞计数减少。
4.胸部 X 线检查 肺部有不同程度的片状、斑片状浸润阴影；常为多叶或双侧改变，阴影吸收消散较慢；肺部阴影与症状、体征可不一致。若检查结果阴性，1~2 d 后应予复查。
5.抗菌药物治疗无明显疗效。
【诊断标准】
1.疑似诊断标准符合上述 1（1）+2+3 条，或 1（2）+2+4 条，或 2+3+4 条。医学观察病例的诊断标准为 1（2）+2+3 条。

2.临床诊断标准 1（1）+2+4 条，或 1（2）+2+3+4 条，1（2）+2+4+5 条。

3.重症传染性非典型肺炎的诊断标准符合以下标准中的 1 条即可诊断为重症传染性非典型肺炎。

（1）呼吸困难，呼吸频率>30 次/min。

（2）低氧血症，在吸氧 3~5 L/min 条件下，动脉血氧分压（PaO_2）<70 mmHg，或脉搏容积血氧饱和度（SaO_2）<93%；或已可诊断为急性肺损伤（ALI）或急性呼吸窘迫综合征（ARDS）。

（3）多叶病变或 X 线胸片显示 48 h 内病灶进展 50%。

（4）休克或多器官功能障碍综合征（MODS）。

（5）具有严重基础疾病，或合并其他感施 l 生疾病，或年龄>50 岁。

注意：诊断时应注意排除上呼吸道感染、流行性感冒、细菌性或真菌性肺炎、获得性免疫缺陷综合征（AIDS）、军团病、肺结核、流行性出血热、肺部肿瘤、非感染性间质性肺疾病、肺水肿、肺不张、肺血栓栓塞、肺嗜酸性粒细胞浸润症、肺血管炎等临床表现类似的呼吸系统疾患。

【治疗要点】

1.严密监测病情变化。多数病人在发病后 14 d 内都可能属于进展期，必须密切观察病情变化，监测症状、体温、呼吸频率、SaO_2 或动脉血气分析，血象、胸片（早期复查间隔时间不超过 2~3 d），心、肝、肾功能等。

2.对症治疗

（1）避免剧烈咳嗽，咳嗽剧烈者给予镇咳；咳痰者给予祛痰药。

（2）发热超过 38.5℃，全身酸痛明显者，可使用解热镇痛药。高热者给予冰敷、乙醇擦浴等物理降温措施。

（3）出现休克或 MODS，给予相应的处理。

（4）加强营养支持，注意水电解质平衡。

3.出现气促或缺氧时给予持续鼻导管或面罩吸氧。无效者使用无创正压机械通气（NPPV）。指征：呼吸次数>30 次/lnin；吸氧 3~5 L/min 条件下，SaO_2<93%；严重呼吸困难和低氧血症，吸氧 5L/rnin 条件下 SaO_2<90%或氧合指数<200 mmHg，经过无创正压通气治疗后无改善，或不能耐受无创正压通气治疗者，应该及时考虑进行有创的正压通气治疗。

4.糖皮质激素的应用指征为：①有严重中毒症状，高热 3 d 不退。②48 h 内肺部阴影进展超过 50%。③出现 ALI 或 ARDS。

5.ARDS 可选用氨溴素（沐舒坦）1 000 mg/d（或亦可选用 N-乙酰半胱氨酸）。

6.预防和治疗继发细菌感染。根据临床情况及痰培养结果，选用大环内酯类、喹诺酮类等适用抗生素。

7.早期可试用抗病毒药物。亦可试用增强免疫功能的药物。

8.可选用中药辅助治疗（治则为温病，卫气营血和三焦辨证论治）。

9.心理治疗，消除紧张、恐惧、绝望等心理，建立信心，配合治疗。

第十节　肺炎支原体肺炎

肺炎支原体肺炎是由肺炎支原体引起的急性呼吸道感染伴肺炎。秋冬季节发病较多，支原体可经口、鼻的分泌物在空气中传播，引起散发呼吸道感染或小流行。

【诊断要点】

1.秋季多发，儿童、青年人居多，常有小范围流行。

2.起病较缓慢，乏力、咽痛、发热、食欲不振、肌痛，阵发性刺激性呛咳，少量黏痰。临床症状和体征常不明显或轻微，而 X 线胸片表现显著，常表现为多种形态的浸润影，下肺野多见，部分呈节段性分布。

3.起病 2 周后 2/3 病人冷凝集试验阳性（滴度>1:32）。链球菌 MG 凝集试验阳性。血清支原体 IgM 抗体阳性。PCR 方法可直接检测支原体抗原。

【治疗要点】

1.抗感染治疗首选大环内酯类抗生素。青霉素、头孢菌素类抗生素无效。

2.对症治疗有剧咳者加用镇咳药。

第十一节　肺炎衣原体肺炎

肺炎衣原体肺炎（chlamydia pneumoniae pneumonia）是由肺炎衣原体引起的肺部炎症。肺炎衣原体属严格的人类病原体，不存在动物中间宿主。传染途径是通过呼吸道分泌物的人与人之间传播。血清流行病调查显示人类的肺炎衣原体感染是世界普遍性的，与人口密度相关。儿童感染率在 20%左右，随着年龄的增加，感染率迅速上升，青壮年可达 50%~60%，老年为 70%~80%。目前，肺炎衣原体已是继肺炎链球菌和流感嗜血杆菌之后引起社区获得性肺炎的主要病原体，与嗜肺军团菌和肺炎支原体一起成为社区获得性肺炎的三种非典型病原体，占社区获得性肺炎的10%~20%。此外，肺炎衣原体的感染还可能与哮喘、冠心病及动脉粥样硬化的发病、慢性阻塞性肺疾病的急性发作和恶化有关。

【诊断要点】

1.症状　肺炎衣原体感染潜伏期为 15~23 d，可引起上呼吸道感染，也可引起下呼吸道感染，但以后者为主。多数表现为咽痛、声音嘶哑、发热、咳嗽（干咳为主），以及胸痛、头痛、不适和疲劳。

2.体征　肺炎病人受累的肺叶部位可听到啰音。

3.X线检查　开始主要表现为单侧肺泡浸润，以后可进展为双侧间质和肺泡浸润。

4.肺炎衣原体培养　取鼻咽部或咽后壁拭子、气管和支气管吸出物、肺泡灌洗液等标本培养。分离物可用肺炎衣原体特异性单克隆抗体进行鉴定而确诊。但由于肺炎衣原体的培养要求高，一般实验室难以做到。

5.聚合酶链反应（PCR）试验　应用PCR试验对上述标本进行检测对诊断有很大帮助，但需要注意质量控制，防止出现假阳性结果。

6.微量免疫荧光试验（MIF）　是目前国际上标准的且是最常用的肺炎衣原体血清学诊断方法。血清学诊断标准为：MIF试验IgG≥1:512和（或）IgM≥1:32，在排除类风湿因子（RF）所致的假阳性后可诊断为近期感染，双份血清抗体滴度4倍或以上升高也可诊断为近期感染。1:16≤IgG<1:512为既往感染。

【治疗要点】

1.抗感染治疗可选用大环内酯类、氟喹诺酮类等药物。

2.对症治疗　包括咳嗽剧烈时应适当给予镇咳药物和雾化吸入治疗，如喷托维林（咳必清）、右美沙芬、复方甘草合剂，必要时可口服磷酸可待因15~30 mg。高热者以物理降温为宜，无效者可临时服用退热药。有呼吸困难缺氧者应给予氧疗。消化道症状明显时，如恶心、呕吐等可给予多潘立酮或西沙必利口服，每次10 mg，每日3次。痰多时使用祛痰药，缺氧者给予吸氧等。

3.并发症治疗　多数肺炎衣原体肺炎病人病情较轻，为良性过程，经有效治疗多在2周左右痊愈。但少数病人可合并严重并发症，应及时处理。

4.支持疗法　病情较重者应加强支持疗法，补充足够的能量，不能进食或进食少者，可考虑给予氨基酸、脂肪乳等。注意及时纠正水、电解质紊乱和酸碱平衡失调。

【提示】

1.老年人肺炎衣原体肺炎病人临床表现可能较为严重，有时是致死性的，尤其是合并细菌性感染或存在慢性阻塞性肺疾病等基础疾病时。肺炎衣原体感染复发较为常见，但较少累及呼吸系统以外的器官。

2.青霉素类及头孢霉素类抗生素无效。

3.治疗肺炎衣原体感染时如果红霉素的剂量太小，或疗程太短，常使全身不适、咳嗽等症状持续数月之久。常用疗程为2~3周。一般用药后24~48 h体温下降，症状开始缓解。应当注意，部分病例仍可复发。如果没有禁忌，可进行第二疗程治疗。阿奇霉素的疗效要优于克拉霉素。

4.使用红霉素应注意其不良反应，如口服红霉素易致胃肠道反应，且与剂量成正相关；口服或静滴均可出现皮疹等过敏反应；静脉滴注易致血栓性静脉炎（加小剂量糖皮质激素，可望缓解）；红霉素可能引起肝损害，故肝病者慎用。另外静脉给药时，不宜用生理盐水稀释，以免发生沉淀。

5.氟喹诺酮类药物可有胃肠道反应、血清丙氨酸氨基转移酶增高、末梢神经水肿、皮肤瘙痒、发疹等过敏反应。个别病人可能出现失眠、焦虑、紧张、欣快、幻觉、震颤，甚至癫痫样发作。因此，有癫痫等中枢神经疾病者忌用，孕妇、哺乳妇女、儿童不宜使用。左氧氟沙星为氧氟沙星的光学异构体，药效为氧氟沙星的2倍，PAE更强，中枢神经系统反应轻微。司帕沙星半减期长（16~20 h），临床疗效高，不良反应轻微，但应注意少数病人可能出现光敏反应。

第十二节　肺真菌病

真菌多在土壤中生长，孢子可飞扬于空气中，吸入肺部引起肺的真菌感染。有些真菌为口腔寄生菌，当机体免疫力下降时引起肺部感染。体内其他部位真菌感染亦可循淋巴或血液到肺部，引起继发性肺部真菌感染。

肺念珠菌病
【诊断要点】
1.支气管炎型　阵发性刺激性咳嗽，咳痰量多，初为白色泡沫样稀痰，后黏稠如干糊糊状，偶带血丝。憋喘，气短，夜间甚。乏力、盗汗，多不发热。X线示两肺中下野纹理增粗。

2.肺炎型　多发于免疫功能低下者。表现为畏寒、高热、白色泡沫状或胶冻状黏痰，有酵臭味，可有咯血。X线示两下肺纤维条索影伴散在的大小不等、形状不一的结节状阴影，呈支气管肺炎表现；或双肺多肺叶融合的大片浸润，自肺门向周边扩展，可形成空洞，肺尖较少累及。

3.连续3次痰培养有白色念珠菌生长。

【治疗要点】
1.祛除诱因控制原发病，停用广谱抗生素、激素等，应用转移因子、丙种球蛋白提高免疫力。

2.对症治疗退热、止咳、祛痰。

3.抗真菌治疗。

【提示】
应注重本病的预防。对由严重基础疾病者应加强支持治疗。长期应用激素、抗肿瘤药物及广谱抗生素者应注意口、鼻清洁，皮肤黏膜清洁干燥。必要时可预防性用药，如制霉菌素每2~3周1次，25万U，口服，每日2次至每日4次；或酮康唑0.2 g，每日1次至每日2次，连用3~5 d。还可加用调整肠道菌群的药物。

肺曲菌病

【诊断要点】

有长期从事农业加工、饲养、皮毛加工等有机会接触各种腐烂发霉的有机物的职业史。易继发支气管囊肿、支气管扩张、肺脓肿、肺结核、肺癌等疾病。

诊断依据：

1.有慢性疾病和免疫功能低下病史。

2.临床分为以下四型。

（1）支气管肺炎型具有大量吸入曲菌孢子病史，低热、乏力、咳嗽、咳棕黄色痰。

（2）变态反应型有对曲菌过敏史和吸人大量曲菌孢子病史，表现为畏寒、发热、乏力，刺激性呛咳，喘息，且一般平喘药难以缓解。血中嗜酸性粒细胞增多，痰涂片可见大量嗜酸性粒细胞。曲菌浸出液抗原皮试呈速发性阳性反应。X线检查可见一过性肺段性肺不张，或反复游走性肺浸润。

（3）曲菌球常在肺结核空洞、肺囊肿、支气管扩张或肺癌空洞内形成。多无症状，偶可表现为刺激性咳嗽，反复大咯血。胸部X线检查可见空洞内有一球形阴影，其周围呈新月形气影。

（4）继发性肺曲菌病 在慢性肺疾病及免疫功能低下基础上，或长期应用细胞毒药物、糖皮质激素或广谱抗生素后，肺内出现局限性肉芽肿或广泛性肺炎伴肺脓肿，有时可发生肺外血行播散。

1. 多次痰涂片和痰培养3次阳性且为同一菌种。

4.病理组织学检查见有曲菌或菌丝、孢子头可确诊。

【治疗要点】

1.治疗原发病加强原有肺部疾患及其他基础病的治疗，停用激素、免疫抑制剂、广谱抗生素，加强支持疗法。

2.抗真菌治疗首选两性霉素B，次选伊曲康唑。

3.变态反应性曲菌病加用糖皮质激素、支气管舒张剂。

4.曲菌球病灶局限且反复大咯血时，可手术切除。

第十三节　肺孢子虫病

肺孢子虫病是卡氏肺孢子虫（又称卡氏肺囊虫）感染所引起的一种原虫病，主要表现为于咳、呼吸困难合发绀等。因其病理特征为间质性肺炎，故称卡氏肺孢子虫肺炎。

【诊断要点】

1.多见于免疫缺陷或长期应用激素、免疫抑制剂者，在艾滋病病人中发病率较高。

2.早期表现为发热、干咳、气短，晚期可有严重呼吸困难、进行性低氧血症和呼吸衰竭，肺部散在干、湿性啰音。

3.胸部 X 线早期呈粟粒状、网状、结节状间质性炎症改变。以肺门周围浸润为主，向肺外周播散，继而出现肺泡炎性改变，病变广泛，向心性分布，与肺水肿相似。

4.卡氏肺囊虫补体结合试验阳性有助于诊断。

5.痰液、气管内吸取物，支气管灌洗液或肺活检找到包囊或滋养体可确诊。

【治疗要点】

1.治疗原发病，停用糖皮质激素、免疫抑制剂。

2.药物治疗。

【提示】

1.治疗寄生虫病的药物都有一定的不良反应，原则上应在明确寄生虫种类和寄生部位的基础上选用适当药物，并严格掌握剂量、用法和疗程。

2.治疗期间可能出现虫体抗原激发的机体变态反应，应及时处理。

3.喷他脒主要用于复方磺胺甲噁唑治疗无效或对磺胺药过敏者。

（刘文婷 刘 洋 张会玲 杨树芹）

第二章　消化系统疾病

第一节　慢性胃炎

【概述】

慢性胃炎（Chronic Gastitis）是一种常见病和多发病。传统认为慢性胃炎是因为急性胃炎时胃黏膜病变持续不愈，长期服用刺激性食物或药物对胃黏膜的破坏，胆汁反流破坏胃黏膜屏障；口腔鼻咽部慢性感染病灶及自身免疫因素的综合作用有关。内因子抗体、壁细胞抗体及胃泌素分泌细胞抗体在血中的捡出，证实慢性胃炎有自身免疫因素的参与；Negrini 等研究认为幽门螺杆菌感染在自身免疫抗体的产生方面，有一定的相关性，但其作用机制目前尚不清。而近年对慢性胃炎的研究，多围绕在胃部幽门螺杆菌（Helicobacter Pygrini，HP）感染方面。目前普遍认为除部分自身免疫胃炎外，多数慢性胃炎均并有 HP 感染，HP 与胃炎活动的强度不成正比，但凡有感染存在，几乎均可测出 HP。

慢性浅表性胃炎

慢性浅表性胃炎是指各种不同原因引起的胃黏膜慢性炎性病变，病理变化基本上局限于黏膜层，表现为黏膜充血、水肿或有渗出物，少数有糜烂及出血，胃腺体基本保持正常，呈表浅黏膜固有层炎性改变，伴淋巴细胞和浆细胞浸润。浅表性胃炎是慢性胃炎发展的最初阶段。

【诊断要点】

（一）症状及体征

约有 10% 的病人可无任何症状，但大多数可有程度不同的消化不良症状，如上腹饱胀不适，以进餐后为甚，恶心、嗳气、反酸、食欲不振等。伴有胆汁反流时可表现持续上腹部疼痛，伴有黏膜糜烂者可出现上消化道出血症状，如呕血或黑粪、粪潜血试验阳性。

（二）辅助检查

1.胃液分析：应用五肽胃泌素法测定胃液，酸度一般为正常，亦可为低酸，少数呈高酸。

2.胃镜检查：结合直视下活组织病理检查是诊断慢性浅表性胃炎的可靠方法。胃镜直视下可见胃黏膜红斑（点片状、条状），黏膜粗糙不平，出血点或斑；病理组织学可见淋巴细胞及浆细胞浸润。

3.幽门螺杆菌（Hp）检测：对慢性胃炎患者作 Hp 检测是必要的。目前临床上可作血清 Hp 抗体测定、C13 或 C14 呼气试验、活检标本快速尿素酶试验、取活检标本作微氧环境下培养、活检标本涂片等。

4.X 线检查：临床上已较少使用 X 线检查来诊断胃炎，相当一部分患者作气钡双重对比造影时并无异常改变。

【鉴别诊断】

（一）慢性萎缩性胃炎

常以食欲减退、嗳气、上腹部不适为主要临床表现，多无泛酸、胃灼热等胃酸增多的症状，故单纯依据临床表现，难以与浅表性胃炎相鉴别。胃镜检查并取活检做病理组织学检查即可明确诊断。

（二）消化性溃疡

常呈季节性、反复发作，具有规律性的上腹部疼痛的特点，通过 X 线钡餐造影检查、胃镜检查方可以明确诊断。

（三）功能性消化不良

属于胃动力障碍性疾病，表现为上腹部饱胀、嗳气、早饱、恶心、食欲减退、纳差等，多数病人伴有神经精神症状，其发病或病情加重常与精神因素关系密切。胃镜检查正常，胃排空检查或胃电活动记录呈胃排空异常的表现。

（四）胃癌

上胃肠道症状进行性加重，伴有贫血、体重下降、粪潜血试验阳性，晚期可于上腹部触及肿块。X 线钡餐造影检查、胃镜检查、病理组织学检查可以明确诊断。

（五）慢性胆道疾病

主要指慢性胆囊炎、胆结石症、床表现外，内镜下胰胆管逆行造影、靠的诊断依据。

（六）慢性胰腺炎

胆系肿瘤等，除具有较为典型的临 B 超及 CT 等影像学检查均可提供可临床症状上与慢性胃炎难以鉴别。临床上多有急性胰腺炎病史，且反复发作。B 超可表现胰腺增大，尚可伴有假性囊肿，BT-PABA 试验提示胰腺外分泌功能异常，可以诊断。

【治疗方法】

（一）中医辨证论治

1.肝胃气滞证

主症：胃脘部胀满，攻撑作痛，嗳气频繁，心烦易怒，喜长叹息，恶心，大便不爽，常因情志因素而加重，舌质淡红，苔薄白，脉弦。

治法：疏肝和胃，理气止痛。

方药：柴胡疏肝散加减。

柴胡 10g 赤白芍各 10g 川芎 6g 香附 10g 陈皮 10g 枳壳 10g 旋覆花 10g 广郁金

10g 川楝子 10g 延胡索 10g 焦三仙各 10g

2.肝胃郁热证

主症：胃脘烧灼样疼痛，痛势急迫，烦躁易怒，泛酸嘈杂，口干口苦，大便干结，舌红苔黄，脉数或弦。

治法：疏肝理气，泄热和胃。

方药：小柴胡汤合温胆汤加减。

柴胡 10g 黄芩 10g 黄连 6g 吴茱萸 3g 陈皮 10g 清半夏 10g 茯苓 15g 川楝子 10g 延胡索 10g 枳实 10g 竹茹 10g 全瓜蒌 15g 煅瓦楞子 15g 焦三仙各 10g

3.瘀血阻滞证

主症：胃脘疼痛，痛有定处而拒按，呈刺痛或刀割样疼痛，或吐血黑便，舌质黯或见瘀斑，脉涩。

治法：活血化瘀，和胃止痛。

方药：失笑散合丹参饮加减。

丹参 15g 檀香 6g 砂仁 3g 蒲黄 10g 五灵脂 10g 田三七 3g 黄连 6g 吴茱萸 3g 陈皮 10g 清半夏 10g 茯苓 15g 焦三仙各 10g。

4.胃阴不足证

主症：胃脘隐隐作痛，口干咽燥或口苦，大便秘结，舌质红少苔或无苔少津，脉细数。

治法：养阴益胃，和中止痛。

方药：益胃汤加减。

北沙参 15g 生地 15g 麦冬 10g 当归 10g 芍药 15g 石斛 10g，五味子 10g 延胡索 10g 黄连 3g 吴茱萸 3g 香橼皮 10g 焦三仙各 10g

5.脾胃虚寒证

主症：胃脘疼痛隐隐，喜温喜按，得热痛减，饥而痛增，进食后痛减，大便溏薄，四肢不温，舌质淡，苔白，脉虚弱。

治法：温中健脾，和胃止痛。

方药：黄芪建中汤加减。

生黄芪 15g 桂枝 10g 白芍 l0g 干姜 10g 黄连 3g 吴茱萸 3g 煅瓦楞子 15g 陈皮 10g 清半夏 10g 茯苓 15g 延胡索 10g 焦三仙各 10g

(二) 西医治疗

1.一般治疗：消除病因，避免精神紧张，生活规律，注意饮食节律，忌食生冷、刺激、辛辣食物，戒烟酒。及早医治口腔及鼻咽部慢性疾病如慢性扁桃体炎、慢性鼻窦炎、龋齿等。

2.助消化：

(1) %稀盐酸 2~5ml，每日 3 次。主要用于低胃酸患者，但实际上对提高胃内 pH 值帮助不大。

(2) 胃蛋白酶合剂 6~10ml，每日 3 次。

(3) 多酶片 3~5 片，每日 3 次。

此类药物的优点为价廉.服用方便。无副作用，可长期服用。缺点是疗效欠佳。

3.对症处理：有上腹疼痛时予止痛药。常用药为颠茄合剂 10ml，每日 3 次。普鲁本辛 15mg，每日 3 次。此类药物能舒张平滑肌，减少胃酸分泌，改善局部营养。禁用于幽门梗阻、青光眼及前列腺肥大患者。

4.增强胃黏膜屏障：

（1）甘珀酸 本药是甘草的衍化物，有防止氢离子回渗、促进胃黏膜的更新及愈合，增加胃粘液分泌，抑制胃蛋白酶作用。副作用是引起高血压、水钠潴留、低钾性碱中毒、肌无力和心律失常等。用法第 1 周 100mg，每日 3 次；第 2 周以后 50mg，每日 3 次，4~6 周为一疗程。

（2）胶态次枸橼酸铋（Colloidal bismuth subcitrate，CBS） 商品名 De-nol（得乐），作用机理：①降低胃蛋白酶消化活性，增加黏液糖蛋白分泌，加强黏液胶性结构；与黏膜蛋白质结合形成盐酸弥散屏障，具有表皮生长因子样作用，营养胃上皮细胞，加速损伤黏膜愈合。~NN~N 性前列腺素合成，提高黏膜的紧密度，降低黏液表面的通透性；刺激黏液碳酸氢盐的分泌。③杀菌及抑制细菌的致病作用。得乐可抑制 HP 的生长，其 MIC 为 4~50mg/L，口服铋剂后 60~95 分钟，细菌从上皮细胞脱落，外形不规则，雕浆内空泡变性。其杀菌的作用机制目前尚不完全明确；另外得乐能阻止 HP 对上皮细胞的黏附，抑制 HP 对黏液层的降解作用。长期服用铋剂会造成铋剂中毒，引起急性肾功能衰竭，肝功能损害，骨质疏松及神经系统障碍。所以一般不主张长期服用。不过量服用铋剂一般不会引起毒性反应。常用剂量为得乐 120mg，每日 4 次口服，疗程 4 周。

第二节 消化性溃疡

【概述】

消化性溃疡（Peptic uleer，PU）是指能与含胃酸和胃蛋白酶的胃液接触的消化道内表面的，边界清楚并且深度超过黏膜下层%的圆形或椭圆形组织缺损。其部位包括胃、十二指肠、食管下段、胃—空肠吻合术后吻合口的空肠端和含有胃腺功能的麦克憩室。95%以上的 PU 发生在胃和十二指肠。PU 是常见病和多发病，有人认为人口中约 5%~l0%在其一生某一时期患过此病。本病的主要临床表现是慢性周期性发作及节律性上腹痛，多数发作能自行缓解。以往关于 PU 病因和发病机制的研究，主要有自我消化学说、胃炎学说、血管病理学说、自主神经学说、皮层内脏相关学说等等。但是目前比较公认的是平衡学说，即 PU 形成是由于攻击因子和防御因子失去平衡所致。攻击因子主要有胃酸、胃蛋白酶、吸烟和最近提出的幽门螺杆菌；防御因子主要有黏液、重碳酸盐、胃黏膜血流、胃黏膜上皮细胞更新、内源性前列腺素等。一般认为胃溃疡（Gastric Uleer，GU）的发病以防御因子减弱为主，而十二指肠溃疡（Duodenal uleer，DU）的发病则以攻击因子增强为主。PU 的致病因素是以胃酸和胃蛋白酶为最重要，其中特别是胃酸。Schwartz（1910）提出的一句名言："没有酸，就没有溃疡"，直到今天仍然认为是正确的。因此长期以来，对PU 的药物治疗研究，重点放在对胃酸的抑制，并取得了重大进展。H2 受体阻滞剂的发明，为 PU 治疗开辟了新途径，使 PU 治愈率明显提高，手术率相应下降。奥美拉唑（Omeprazole）的问世又使 PU 的治愈率进一步提高，且对 H2 受体拮抗剂治疗不愈合的溃疡，也能见效。在诊断方面，长期以来 PU 诊断停留在依靠病史、体征、X 线钡餐检查。纤维胃镜的应用为 PU 的诊断提供了新的手段，对溃疡良性与恶性的鉴别诊断具有很高的价值。通过肉眼观察，直视镜下活检、刷检、印检、染色等可对溃疡的性质作出明确的诊断。近来电子内镜、超声内镜、激光内镜、放大内镜、功能内镜等为 PU 进一步深入研究提供了更为广阔的前景。

【诊断要点】

（一）症状及体征

1.上腹痛：为主要症状，也可仅表现饥饿样不适感。典型表现为轻度或中度剑突下持续疼痛，可被抗酸药或进食所缓解。DU 患者约有 2/3 的疼痛呈节律性：进餐一缓解一饥痛（早餐后 1~3 小时开始上腹疼痛，如不服药或进食则要持续到午餐才缓解，食后 2~4 小时又痛，也需要进食来缓解，约半数有午夜痛，患者常被痛醒）。GU 也可发生规律性疼痛，但餐后出现较早，约在餐后 0.5~1 小时出现，至下次餐前自行消失，即进餐一疼痛一缓解，午夜痛也可发生，但不如 DU 多见。

2.部分病例无上述典型疼痛，而仅表现为无规律的较含糊的上腹隐痛不适，伴胀满、厌食、嗳气、反酸等症状，多见于 GU 病例。随着病情发展，可因并发症的出现而发生症状改变。如疼痛加剧而部位固定，放射至背部，不能被抗酸药缓解，常提示有后壁慢性穿孔；突然发生上腹剧痛迅速延及全腹时应考虑有急性穿孔；有突发眩晕者说明可能并发出血。

（二）体征

溃疡活动时剑突下可有一固定而局限的压痛点，缓解时无明显体征。

（三）辅助检查

1.胃镜检查和黏膜活检：不仅可对胃十二指肠黏膜直接观察、摄影，还可在直视下取活组织作病理检查和 Hp 检测，对消化性溃疡的诊断和良、恶性溃疡鉴别诊断的准确性高于 X 线钡餐检查，还可发现伴随溃疡的胃炎和十二指肠炎。内镜下消化性溃疡多呈圆形或椭圆形，偶也呈线状，边缘光整，底部充满灰黄色或白色渗出物，周围黏膜可有充血、水肿，有时见皱襞向溃疡集中。内镜下溃疡可分为活动期（A）、愈合期（H）和瘢痕期（S）三个病期。

2.X 线钡餐检查：气钡双重对比造影能更好地显示黏膜象。溃疡的 X 线征象有直接和间接两种：龛影是直接征象，对溃疡有确诊价值，而间接征象包括局部压痛、胃大弯侧痉挛性切迹、十二指肠球部激惹和球部畸形等，间接征象仅提示有溃疡。

3.幽门螺杆菌检测：Hp 感染的诊断已成为消化性溃疡的常规检测项目，其方法可分为侵入性和非侵入性两大类。前者需作胃镜检查和胃黏膜活检，可同时确定存在的胃十二指肠疾病，后者仅提供有无 Hp 感染的信息。快速尿素酶试验是侵入性试验中诊断 Hp 感染的首选方法。非侵入性试验中 13C 或 14C 呼气试验检测 Hp 感染的敏感性和特异性高而无须胃镜检查，可作为根除 Hp 治疗后复查的首选方法。

（四）特殊类型的消化性溃疡

1.无症状性溃疡：约 15%~35%，消化性溃疡患者可无任何症状，可见于任何年龄，但以老年人多见。H2 受体阻断剂维持治疗中，复发的溃疡半数以上无症状，多在因其他疾病作内镜或 X 线钡餐检查时被发现，或当发生出血、穿孔等并发症时被发现。

2.老年人消化性溃疡：临床表现多不典型，无症状或症状不明显，疼痛多无规律，食欲不振、恶心、呕吐、体重减轻、贫血等症状较突出。老年人位于胃体上部或高位的溃疡、胃巨大溃疡较多见。

3.复合性溃疡：胃和十二指肠同时发生的溃疡，DU 往往先于 GU 出现。复合性溃疡幽门梗阻的发生率较单独 DU 或 GU 为高。

4.幽门管溃疡：常缺乏典型溃疡的周期性和节律性疼痛，餐后上腹痛多见，对抗酸药反应差，容易出现呕吐或幽门梗阻，穿孔或出血等并发症也较多。

5.球后溃疡：指发生于十二指肠球部以下的溃疡，多发生于十二指肠乳头的近端，X 线和内镜检查容易漏诊。球后溃疡多具有十二指肠球部溃疡的特点，但夜间疼痛和背部放射痛更为多见，对药物治疗反应较差，较易并发出血。

6.巨大溃疡：直径>2cm 的溃疡，对药物治疗反应差、愈合较慢，易发生慢性穿孔。

（五）并发症

常并发出血、穿孔、幽门梗阻、癌变。

1.出血：溃疡侵蚀周围血管可引起出血。约 15%~25% 的消化性溃疡患者可并发出血，出血是消化性溃疡最常见的并发症，DU 比 GU 更易发生。出血量与被侵蚀的血管大小有关，毛细血管破裂只引起渗血而出血量小，溃破动脉则出血急而多。轻者表现为黑便，重者出现呕血。一般出血 50~100ml 即出现黑粪；超过 1000ml 时就可引起循环障碍，发生眩晕、出汗、血压下降和心率加速；在半小时之内超过 1500ml 时会发生休克。

2.穿孔：溃疡病灶向深部发展穿透浆膜层则并发穿孔。溃疡穿孔临床可分为急性、亚急性和慢性三种类型。消化性溃疡穿孔可引起三种后果。①游离穿孔：溃破入腹腔引起弥漫性腹膜炎。②穿透性溃疡：溃疡穿孔受阻于毗邻实质性器官如肝、胰、脾等。③瘘管：溃疡穿孔入空腔器官如胆总管、横结肠等形成瘘管，少见。约 1%~5% 的 DU 和 GU 可发生游离穿孔。DU 的游离穿孔多发生于前壁，后壁穿孔一般多并发出血或穿透入实质器官，但偶尔可见穿透入小网膜囊引起局限性腹膜炎甚或脓肿，此时有剧烈背痛。GU 的游离穿孔多发生于小弯，主要表现为突发剧烈腹痛，持续而加剧，先出现于上腹，再逐步延及满腹，腹壁呈板样僵直，有压痛和反跳痛，半数有气腹征，肝浊音界消失，部分出现休克状态。后壁穿孔发生较慢，与相邻的实质器官（肝、胰）相粘连。这种穿透性溃疡改变了腹痛规律，变得顽固而持续。如穿透入胰，则腹痛放射至背部，血清淀粉酶显著升高。

3.幽门梗阻：主要由 DU 或幽门管溃疡引起。溃疡急性发作时可因炎症水肿和幽门部痉挛而引起暂时性梗阻，可随炎症的好转而缓解。慢性梗阻主要由于瘢痕收缩而呈持久性。幽门梗阻使胃排空延迟，上腹胀满不适，疼痛于餐后加重，常伴蠕动波，并有恶心、呕吐，大量呕吐后症状可暂时缓解，呕吐物含发酵酸性宿食。

4.癌变：少数 GU 可发生癌变，癌变率在 1% 以下。DU 则不会癌变。

【鉴别诊断】

1.以上腹痛为主要表现者，需与慢性胃炎、十二指肠球炎、憩室炎、胆囊炎、胆石症、慢性胰腺炎等疾病相鉴别。

2.以上腹饱胀、无明显反酸为主要表现者，需与胃癌、慢性胃炎、胃肠动力障碍性疾病、慢性胆囊炎等疾病相鉴别。

3.以上消化道出血为主要表现者，需与肝硬化、胃癌、急性胃黏膜损害、胆道出血等疾病相鉴别。

【治疗方法】

（一）中医辨证论治

1.寒邪犯胃证

主症：胃痛暴作，恶寒喜暖，不欲饮食，口淡无味，泛吐清水，大便溏薄，小便清长，舌质淡红，苔白，脉弦紧。

治法：散寒止痛。

方药：良附丸加减。

高良姜 10g 香附 10g 陈皮 10g 川楝子 10g 苏叶梗 10g 附子 6g 延胡索 10g 焦三仙各 10g

2.饮食停滞证

主症：胃脘胀痛拒按，嗳腐吞酸，不思饮食，呕吐不消化食物，吐后或矢气后痛减，大便不爽，舌苔厚腻，脉滑。

治法：消食导滞，和胃止痛。

方药：保和丸加减。

陈皮 10g 清半夏 10g 茯苓 15g 枳壳 10g 大腹皮 10g 川楝子 10g 延胡索 10g 莱菔子 6g 连翘 15g 焦三仙各 10g

3.肝气犯胃证

主症：胃脘胀痛，痛连两胁，胸闷嗳气，每因郁怒烦恼而诱发或加重，舌苔薄白，脉弦。

治法：疏肝理气，和胃止痛。

方药：柴胡疏肝散加减。

柴胡 10g 枳壳 10g 赤白芍各 10g 香附 10g 陈皮 10g 川楝子 10g 延胡索 10g 炙甘草 4g 郁金 10g 乌贼骨 15g 焦三仙各 10g

4.肝胃郁热证

主症：胃脘灼痛，痛势急迫，心烦易怒，泛酸嘈杂，口干口苦，舌红苔黄，脉弦数。

治法：疏肝理气，泄热和胃。

方药：左金丸加味。

黄连 6g 吴茱萸 3g 陈皮 10g 清半夏 10g 栀子 10g 川楝子 10g 延胡索 10g 香橼皮 10g 佛手 6g 茯苓 15g 枳实 10g 全瓜蒌 15g 焦三仙各 10g 煅瓦楞子 15g

5.瘀血阻络证

主症：胃脘刺痛，痛处固定，食后加剧，入夜痛甚，或见吐血、黑便，舌紫黯或有瘀斑，脉涩。

治法：活血化瘀，通络止痛。

方药：失笑散合丹参饮加减。

炒五灵脂包 10g 生蒲黄包 10g 丹参 15g 檀香 6g 延胡索 6g 香附 10g 郁金 10g 枳壳 10g 白芍 20g 甘草 10g 大黄炭 10g 蒲公英 15g 砂仁 3g

（二）西医治疗

治疗目的在于消除病因、解除症状、愈合溃疡、防止复发和避免并发症。消化性溃疡在不同的患者病因不尽相同，发病机制亦各异，所以对每一病例应分析其可能涉及的致病因素及病理生理，给以适当的处理。

1，一般治疗：注意休息，避免刺激性食物，戒烟酒，避免精神过度紧张和情绪波动。

2.药物治疗：治疗消化性溃疡的药物可分为抑制胃酸的药物和保护胃黏膜的药物两大类，主要起缓解症状和促进溃疡愈合的作用。

（1）抑制胃酸药

①抗酸药：中和胃酸，可迅速缓解疼痛症状，如复方氢氧化铝（胃舒平 2~4 片/次，3 次/日，饭前半小时服或胃痛发作时服）、铝碳酸镁（1g/次，3 次/日，饭后 1 小时服或胃痛发作时服）、盖胃平（4 片/次，3 次/日，饭后 1 小时嚼碎服）。

②H2 受体阻断剂（H2RA）：通过阻断胃黏膜壁细胞 H2 受体而减少胃酸分泌。如西咪替丁（0.4g/次，2 次/日，或 0.8g/次，睡前顿服）、雷尼替丁（150 mg/次，2 次/日，或 300 mg/次，睡前顿服）、法莫替丁（20mg/次，2 次/日，或 40mg/次，睡前顿服）。

③质子泵抑制剂（PPI）：作用于壁细胞胃酸分泌终末步骤中的关键酶 H^+-K^+-ATP 酶，使其不可逆失活，因而抑酸作用比 H2 受体阻断剂强且作用持久。如奥美拉唑（20mg/次，1 次/日）、兰索拉唑（30mg/次，1 次/日）、泮托拉唑（40mg/次，1 次/日）。

（2）保护胃黏膜治疗：胃黏膜保护剂主要有三种：硫糖铝、胶体铋剂（有胶体次枸橼酸铋又名枸橼酸铋钾和胶体果胶铋）和前列腺素类药物（米索前列醇）。这些药物治疗 4~8 周的溃疡愈合率与 H2 受体阻断剂（H2RA）相似。

①硫糖铝（胃溃宁）：抗溃疡机制主要与其黏附覆盖在溃疡面上阻滞胃酸—胃

蛋白酶侵蚀溃疡面、促进内源性前列腺素合成和刺激表皮生长因子分泌等有关。如硫糖铝（1g/次，4次/日，餐前服或睡前服）。

②胶体铋剂：在胃液 pH 条件下，可与溃疡面形成胶体薄膜，从而隔绝胃酸—胃蛋白酶对溃疡面的侵蚀，因而被称为"溃疡隔离剂"，有较强的抑制幽门螺杆菌作用。如：枸橼酸铋钾（120mg/次，4次/日，或240mg/次，2次/日，餐前或睡前服）、胶体果胶铋（150mg/次，3~4次/日，餐前或睡前服）。

③米索前列醇：具有抑制胃酸分泌、增加胃十二指肠黏膜的黏液和碳酸氢盐分泌和增加黏膜血流等作用。如米索前列醇（200g/次，4次/日，餐前或睡前口服）。

3.根除 Hp 治疗

（1）根除 Hp 治疗方案可分为质子泵抑制剂（PPI）为基础或胶体铋剂为基础加上两种抗生素的三联疗法及质子泵抑制剂（PPI）、胶体铋剂合用两种抗生素的四联疗法。

①三联疗法：即一种质子泵抑制剂（PPI）或一种胶体铋剂加上克拉霉素、阿莫西林、甲硝唑（替硝唑）三种抗生素中的两种，组成三联疗法。

②四联疗法：初次根除 Hp 治疗失败者，可用。PPI、胶体铋剂合并两种抗生素组成的四联疗法。

（2）根除 Hp 治疗结束后是否需要继续抗溃疡治疗：须根据具体情况而定。若根除 Hp 治疗方案疗效高而溃疡面积又不很大时，单一抗 Hp 治疗就可使活动性溃疡有效愈合。若根除.Hp 治疗方案疗效较低、溃疡面积较大、抗 Hp 治疗结束时患者症状未缓解或近期有出血等并发症史，应考虑在抗 Hp 治疗结束后继续用抑制胃酸分泌药治疗 2~4 周。

（3）根除 Hp 治疗后复查：根除 Hp 治疗结束至少 4 周后进行复查，否则出现假阴性。

4.NSAID 相关性溃疡的治疗和预防

（1）.NSAID 相关性溃疡的治疗：应尽量暂停或减少 NSAID 剂量，检测 Hp 感染和进行根除治疗。用 PPI 治疗，溃疡的愈合可能不受或较少受到继续服用 NSAID 的影响，所以当未能中止 NSAID 治疗时，应选用 PPI 治疗。

（2）NSAID 相关性溃疡的预防：对长期应用：NSAID 的患者是否应常规给药预防溃疡仍有争论。既往有溃疡病史、高龄或有严重伴随疾病而同时应用抗凝血药或糖皮质激素者，可预防性的同时服用抗消化性溃疡药，PPI 和米索前列醇均可预防 NSAID 诱发的 GU 和 DU。

5.溃疡复发的预防

（1）Hp 感染、服用 NSAID、吸烟等是影响溃疡复发的可除去的危险因素，应尽量除去。

（2）根除 Hp 治疗与维持治疗互补，才能最有效地减少溃疡复发和并发症。对溃疡复发同时伴有 Hp 感染复发者，可予根除 Hp 再治疗。

（3）下列情况则需用长程维持治疗来预防溃疡复发：不能停用 NSAID 者溃疡患者，无论 Hp 阳性还是阴性；Hp 相关性溃疡，Hp 感染未被根除；Hp 相关性溃疡，

Hp 感染已被根除，但曾有严重并发症的高龄、有严重伴随病患者；非 Hp、非 NSAID 溃疡。

（4）长程维持治疗一般多用 H2RA，常用方法为标准量半量睡前顿服。NSAID 溃疡复发的预防用质子泵抑制剂（PPI）或米索前列醇而不推荐使用 H2RA。奥美拉唑 10mg/d 或 20mg 每周 2~3 次口服进行维持治疗。维持治疗的时间长短，须根据具体病情而定，短者 3~6 个月，长者 1~2 年。

第三节　急性胰腺炎

【概述】

急性胰腺炎是多种病因导致胰酶在胰腺内被激活后引起胰腺组织自身消化、水肿、出血甚至坏死的炎症反应。临床以急性上腹痛、恶心、呕吐、发热和血胰酶增高等为特点。病变程度轻重不等，轻者以胰腺水肿为主，临床多见，病情常呈自限性，预后良好，又称为轻症急性胰腺炎。少数重者的胰腺出血坏死，常继发感染、腹膜炎和休克等多种并发症，病死率高，称为重症急性胰腺炎。本病属于中医"腹痛"范畴。

【诊断要点】

（一）症状

1.腹痛：为本病的主要表现和首发症状，多呈突发性，常于饱餐或酗酒后 1~2 小时发生。腹痛程度轻重不一，轻者上腹钝痛，能耐受；重者呈绞痛、钻痛或刀割样痛，常呈持续性伴阵发性加剧。腹痛大多在中上腹，也可在左上腹或脐部，可向腰背部呈带状放射，不能为一般胃肠解痉药缓解，取弯腰抱膝位可减轻疼痛，进食可加剧。水肿型腹痛 3~5 天即可缓解。出血坏死型病情发展较快，腹部剧痛延续较长。由于渗出液扩散，可引起全腹痛。约 95% 的患者有腹痛，极少数患者可无腹痛或腹痛极轻微。

2.恶心、呕吐、腹胀：多数患者有恶心呕吐，常在进食后发生，起病时多较频繁，以后逐渐减少。呕吐物为胃内容物和胆汁，呕吐后腹痛并不减轻，伴有腹胀，甚至出现麻痹性肠梗阻。酒精性胰腺炎患者的呕吐常在腹痛时出现，胆源性胰腺炎患者的呕吐常在腹痛后发生。

3.发热：多数患者有中度以上发热，持续 3~5 天。持续发热一周以上不退或逐日增高、白细胞升高应怀疑有继发感染，如胰腺脓肿或胆道感染。

（二）体征

1.上腹压痛：急性水肿型胰腺炎患者腹部体征较轻，多数有上腹压痛，与主诉腹部剧痛相比，程度相对较轻，可有腹胀和肠鸣音减弱，无腹肌紧张、反跳痛。

2.急性腹膜炎体征：急性出血坏死性胰腺炎患者出现急性腹膜炎体征，腹肌紧张，全腹显著压痛、反跳痛，常伴有麻痹性肠梗阻的表现，如腹胀，肠鸣音减弱，甚至消失。

3.腹水征：移动性浊音阳性，腹水呈血性或浆液纤维素性，其中淀粉酶明显增高。这是由于胰酶溢入腹腔，刺激腹膜和膈肌所致。

4.Crey-Tumer 征和 Gullen 征：少数患者因胰酶、坏死组织及出血沿腹膜间隙与肌层渗入腹壁下，致两侧胁腹部皮肤呈暗灰蓝色，称 Crey-Turner 征；可致脐周围皮肤青紫，称 Gullen 征。

5.黄疸：发病后 1~2 天出现，常为暂时性阻塞性黄疸，多在几天内消退，主要因胰头炎性水肿压迫胆总管，或胆总管或壶腹部结石阻塞所致。起病第二周出现黄疸，一般是由于胰腺炎并发胰腺脓肿或假囊肿压迫胆总管所致。

6.手足搐搦：系由于大量脂肪组织坏死分解出的脂肪酸与钙结合成脂肪酸钙而致钙大量消耗所致。预后不佳。

（三）辅助检查

1.淀粉酶测定（AMY，AMS）

（1）血清淀粉酶测定：在起病后 2~8 小时开始升高，12~24 小时达高峰，48~72 小时开始下降，水肿型胰腺炎患者 3~5 天血清淀粉酶恢复正常。若持续升高不降，提示病情严重，可能出现胰腺坏死，或有胰管阻塞，或有肿瘤发生，或有炎症反复。血清淀粉酶的高低并不一定反映病情轻重，严重出血坏死型胰腺炎淀粉酶可正常或低于正常。

（2）尿淀粉酶测定：尿淀粉酶升高比血清淀粉酶升高较迟，维持时间较长，当血清淀粉酶恢复正常后仍可增高。常在发病后 12~24 小时开始升高，下降较慢，持续 1~2 周，但尿淀粉酶值受患者尿量影响。

（3）腹腔渗出液淀粉酶测定：胰源性腹水和胸水中的淀粉酶值亦明显升高。

2.淀粉酶、内生肌酐清除率比值（Cam/Ccr%）：正常值为 1%~4%，胰腺炎时可增加 3 倍。急性胰腺炎时，Cam/Ccr%增加。

3.血清脂肪酶：常在病后 24~72 小时开始上升，持续 10 天左右，对病后就诊较晚的急性胰腺炎患者有诊断价值，且特异性较高。

4.血清正铁血红蛋白：出血坏死型胰腺炎起病 72 小时内常为阳性。

5.白细胞计数：多有白细胞增多、中性粒细胞核左移。

6.血钙测定：急性胰腺炎可出现一过性低钙血症，血钙低至 2mmol/L 以下提示为出血坏死型胰腺炎。

7.血糖测定：急性胰腺炎可出现一过性血糖增高，如持续血糖升高大于 10mmol/L，提示胰腺坏死。

8.影像学检查

（1）胸、腹部平片对有无胸水、肠梗阻有帮助。

（2）B 超对胰腺肿大、脓肿及假囊肿有诊断意义。

（3）cT 对鉴别水肿型和出血坏死型胰腺炎有较大价值。

（4）磁共振作用同 CT 外，还可通过胆胰管造影判断有无胆胰管梗阻。

（四）并发症

1.局部并发症

（1）胰腺、胰腺周围脓肿：出血坏死型胰腺炎起病 2~3 周后，因胰腺及胰周坏死继发细菌感染而形成脓肿，出现高热、腹痛、上腹部肿块和中毒症状。

（2）假性囊肿：系由于胰液和液化的坏死组织在胰腺内或其周围被包裹所致，常发生在出血坏死型胰腺炎病后 3~4 周。

2.全身并发症

（1）消化道出血：上消化道出血多由于应急性溃疡或黏膜糜烂所致；下消化道出血，可由于胰腺坏死穿透横结肠所致。

（2）败血症：常见于胰腺炎并发胰腺脓肿时，因机体防御功能失调，局部感染扩散，引起败血症。早期以革兰氏阴性杆菌为主，后期常为混合菌。患者表现为持续高热寒战，腹痛剧烈，头痛呕吐等。

3.多器官功能衰竭：坏死型胰腺炎的死因中，多与并发多器官功能衰竭有关。

（1）急性肾功能衰竭：多与起病后 5 天内发生，发病后 1 周内出现少尿者应予警惕。

（2）急性呼吸衰竭（急性呼吸窘迫综合征）：临床特点是突然发生进行性呼吸窘迫、过度换气、发绀、焦急、出汗等，常规氧疗不能缓解。

（3）心力衰竭：临床出现心悸、气促、端坐呼吸、双下肢水肿等。

（4）休克：患者出现烦躁不安、皮肤苍白、血压下降、少尿或无尿，主要原因为有效血容量不足、缓急肽类致周围血管扩张、胰腺坏死释放心肌抑制因子使心肌收缩不良、并发感染、消化道出血。

（5）胰性脑病：由于大量活性蛋白水解酶、磷脂酶 A 进入脑内，损伤脑组织和血管，引起中枢神经系统损害症候群，称为胰性脑病。表现为精神异常、定向力缺乏、伴有幻觉妄想、躁动等。

4.慢性胰腺炎和糖尿病：慢性胰腺炎与胰腺腺泡大量破坏及胰腺外分泌功能不全有关；糖尿病与胰腺 β 细胞破坏、胰岛素分泌减少有关，其发生率约 4%。

（五）病理分类

1.急性间质性胰腺炎：表现为间质的水肿、充血和炎细胞浸润，胰腺本身及其周围可有少量脂肪坏死。约占急性胰腺炎 90%以上。

2.急性出血性胰腺炎：腺泡及脂肪组织坏死，血管坏死则破裂出血，腹腔内可有出血性渗出液。少见，但病情重，预后差。

【鉴别诊断】

（一）急性间质性胰腺炎与急性出血性胰腺炎。

急性间质性胰腺炎病情轻，预后好，易诊断。出血性胰腺炎病情重，预后差，有时因症状不典型及淀粉酶正常而不易诊断。以下征象有利于出血性胰腺炎的诊断：休克、腹膜炎、胸膜炎和肺不张、消化道出血及皮肤紫癜、播散性血管内凝血、血钙和血糖降低、急性肾功能衰竭等。

（二）急性胃肠炎

餐后短期发生，除恶心、呕吐、腹痛外，可有肠鸣音亢进，血、尿淀粉酶正常。

（三）急性心肌梗死

突然出现心前区压迫性疼痛，疼痛可见于上腹部，但既往有冠心病史，心电图检查有 ST 抬高、T 波倒置、病理性 Q 波，血尿淀粉酶正常。

（四）急腹症

某些急腹症也有淀粉酶升高，故需鉴别。

【治疗方法】

（一）中医辨证论治

1.肝郁气滞证

主症：阵发性胁痛，时作时止，腹部胀满，食欲不振，恶心呕吐，舌质淡红，苔白腻，脉弦紧。

治法：疏肝解郁，行气导滞。

方药：大柴胡汤加减。

柴胡 10g 黄芩 10g 赤白芍各 10g 半夏 10g 枳实 10g 大黄 10g 延胡索 10g 芒硝 6g 大腹皮 10g 焦三仙各 10g

2.肝胆湿热证

主症：胁腹剧痛，发热或寒热往来，身目发黄，恶心呕吐，身重倦怠，舌质红苔黄腻，脉弦滑或数。

治法：疏肝利胆，清热利湿。

方药：清胰汤合茵陈蒿汤合龙胆泻肝汤加减。

茵陈 15g 栀子 10g 龙胆草 6g 木通 10g 滑石 15g 柴胡 10g 黄芩 10g 胡黄连 10g 白芍 10g 木香 6g 延胡索 10g 生大黄 10g

3.脾胃实热证

主症：脘腹胀痛拒按，身热，恶心呕吐，口干渴喜冷饮，大便干结，舌红苔黄厚腻，脉滑数。

治法：清热攻下。

方药：清胰汤合大承气汤加减。

柴胡 10g 黄芩 10g 胡黄连 10g 白芍 20g 木香 10g 延胡索 10g 大黄后下 10g 芒硝 10g 枳实 10g 厚朴 10g 甘草 10g

4.蛔虫上扰证

主症：脘腹绞痛时作，阵阵加重，汗出肢冷，痛后如常，多有吐蛔史，苔白或微黄而腻，脉弦紧或细。

治法：安蛔止痛。

方药：乌梅丸加减。

乌梅 15g 细辛 3g 干姜 10g 黄连 6克 当归 10g 炮附子 10g 黄柏 10g 蜀椒 6g 桂枝 10g 党参 15g 延胡索 10g

5.腑闭血瘀证

主症：脘腹疼痛如锥刺，呕吐剧烈，高热不退，或有胸腹水，黄疸，大便秘结，小便色黄，舌红绛或紫暗，苔黄燥或灰黑，脉弦数而涩。

治法：清热通腑，活血逐水。

方药：大陷胸汤合失笑散加减。

大黄后下 10g 芒硝 10g 醋制甘遂末冲服 0.5 g 五灵脂包 10g 蒲黄包 10g 延胡索 10g 川楝子 10g 赤芍 10g 红花 10g 山栀 10g

（二）西医治疗

大多数急性水肿型胰腺炎经 3~5 天积极治疗可治愈。对出血坏死型胰腺炎必须严密观察病情变化，采取综合治疗措施，积极抢救治疗。

1.一般治疗：卧床休息，禁食直至腹痛缓解。必要时胃肠减压以减少胃酸、食物刺激胰液分泌，并减轻呕吐和腹胀。

2.减少胰液分泌：可选用 H2 受体阻断剂（H2RA）或质子泵抑制剂（PPI）、生长抑素类似物、抗胆碱药。

（1）H2 受体阻断剂（H2RA）或质子泵抑制剂（PPI）静脉给药，

通过抑制胃酸分泌进而减少胰液分泌，并可预防应急性溃疡的发生。如西咪替丁（0.8~1g+5%或 10%葡萄糖注射液 500ml 静脉滴注 1 次/日）或奥美拉唑（40mg 入壶 q12h）。

（2）生长抑素类似物：能抑制各种因素引起的胰酶分泌，抑制胰酶合成，降低 Oddi 括约肌痉挛，减轻腹痛，减少局部并发症。应尽早使用。

生长抑素 14 肽（施他宁）：首剂 250μg 静脉注射，以后每小时用 250μg 持续静脉滴注，持续 3~7 天。

生长抑素 14 肽（奥曲肽）：首剂 100μg 静脉注射，以后每小时甩 25ug 持续静脉滴注，持续 3~7 天。

（3）抗胆碱药：疗效有争议，对肠麻痹者不宜用。

3.抑制胰酶活性：适用于出血坏死型胰腺炎早期。

（1）抑肽酶：可抗激肽释放酶（胰血管舒缓素），使缓激肽酶原不能变为缓激肽，尚可抑制蛋白酶、糜蛋白酶。用法：10~20 万 U/次+5%或 10%葡萄糖注射液静脉滴注，2 次/日。

（2）乌司他丁：可抑制胰蛋白酶等各种胰酶，还可稳定溶酶体膜、抑制溶酶体酶的释放、抑制心肌抑制因子产生和炎性介质释放。用法：100000u+5%葡萄糖注射液 500ml 中静脉滴注，1~3 次/日。

4.解痉止痛：选用阿托品（0.5~1mg/次，2~3 次/日）或 654-2（5~10mg/次，1~2 次/日，肌注）。疼痛剧烈者加用哌替啶（50~100mg/次，肌注）。

5.维持水、电解质平衡，保持血容量：应积极补充体液及电解质，维持有效血容量。重型患者常有休克，应给予白蛋白、输血及血浆代用品。应早期给予营养支持治疗。

6.预防和控制细菌感染：对于非胆源性 MAP 不推荐常规使用抗生素；对于胆源

性 MAP 或 SAP 应常规使用抗生素。推荐甲硝唑联合喹诺酮类药物为一线用药，疗效不佳时改用其他广谱抗生素，疗程为 7~14 天，特殊情况下可延长应用。

7.内镜治疗：推荐在有条件的单位，对于怀疑或已经证实的 AP（胆源型），如果符合重症指标，和（或）有胆管炎、黄疸、胆总管扩张，或最初判断是 MAP、但在治疗中病情恶化者，应行鼻胆管引流或内镜下括约肌切开术。

8.并发症的处理

（1）急性呼吸窘迫综合征是 AP 的严重并发症，处理包括机械通气和大剂量、短程糖皮质激素的应用，如甲泼尼龙，必要时行气管镜下肺泡灌洗术。

（2）急性肾功能衰竭主要是支持治疗，稳定血流动力学参数，必要时透析。

（3）低血压与高动力循环相关，处理包括密切的血流动力学监测，静脉补液，必要时使用血管活性药物。

（4）弥散性血管内凝血时应使用肝素。

（5）AP 有胰液积聚者，部分会发展为假性囊肿。对于胰腺假性囊肿应密切观察，部分会自行吸收，若假性囊肿直径>6 cm，且有压迫现象和临床表现，可行穿刺引流或外科手术引流。胰腺脓肿是外科手术干预的绝对指征。

（6）上消化道出血，可应用制酸剂，如 H2 受体拮抗剂、质子泵抑制剂。

9.手术治疗：坏死胰腺组织继发感染者在严密观察下考虑外科手术。对于重症病例，主张在重症监护和强化保守治疗的基础上，经过 72 小时，患者的病情仍未稳定或进一步恶化，是进行手术治疗，或腹腔冲洗的指征。

第四节　肝硬化

【概述】

肝硬化是由一种或多种病因长期或反复作用于肝脏引起的肝脏慢性、进行性、弥漫性损害。肝细胞弥漫性变性坏死，继而纤维组织弥漫性增生、肝细胞结节状再生，这三种改变反复交错进行，结果肝小叶结构和血循环途径被改建，使肝脏逐渐变形、变硬而形成肝硬化。

【诊断要点】

起病、病程一般比较缓慢，可能潜伏数年或十数年之久（平均 3~5 年）。早期肝细胞受损较轻，加之肝脏具有较强的代偿功能，所以临床表现常不明显，称为肝功能代偿期。随着病情的发展，后期肝细胞损伤严重，肝脏失去代偿功能，临床表现肝功能衰退、门静脉高压症，称为肝功能失代偿期。

（一）症状和体征

1.肝功能代偿期

大部分患者可无症状或症状较轻，常缺乏特异性，可有乏力、食欲，减退、消化不良、恶心、呕吐、腹泻、右上腹隐痛等症状。其中以乏力和食欲不振出现较早，且较突出。上述症状多呈间歇性，因劳累或伴发病而出现，经休息后可缓解。全身状况一般无异常，体征不明显，肝脏不肿大或轻度肿大，部分患者伴脾肿大，可出现蜘蛛痣和肝掌。肝功能检查多在正常范围内或有轻度异常。

2.肝功能失代偿期

有明显的症状和体征出现，主要有肝功能损害和门静脉梗阻及高压所致的两大类临床表现。

（1）肝功能减退的临床表现

①全身症状：一般情况和营养状况较差，消瘦（体重减轻）、乏力、精神不振、皮肤干枯、面色晦暗、不规则低热，可有各种维生素缺乏症如夜盲、口角炎、舌炎、多发性神经炎等。体重减轻为多见症状，而乏力也为早期症状之一，其程度自轻度疲倦感觉至严重乏力，与肝病的活动程度一致。不规则低热（38℃~38.5℃）可由肝硬化对致热性激素灭活降低引起，在酒精性肝硬化病人要考虑酒精性肝炎，肝硬化并发细菌感染亦可发热。

②消化道症状：常有明显食欲减退，进食后上腹饱胀不适、恶心、呕吐、腹痛、腹泻、腹胀等，晚期有腹水形成，消化道出血和肝功能衰竭将更加重消化道症状。半数以上有轻度黄疸，少数中度或重度黄疸，提示肝细胞有进行性或广泛性坏死。

③出血倾向和贫血：出血倾向常有鼻出血、牙龈出血、皮肤黏膜出血或瘀斑、女性月经过多等。因脾功能亢进、营养障碍和出血等原因，常有轻重不等的贫血。

④内分泌失调：

肝硬化时由于肝对雌激素、醛固酮和抗利尿激素的灭活作用减弱，导致体内雌激素、醛固酮和抗利尿激素增多。

雌激素增多可通过负反馈机制，抑制垂体前叶分泌功能，从而影响垂体—性腺轴和垂体—肾上腺皮质轴的功能，使体内雄激素减少、肾上腺皮质激素减少。由于雄/雌激素平衡失调，男性患者出现性欲减退、睾丸萎缩、毛发脱落及乳房发育；女性患者月经不调、闭经、不孕等。雌激素增多可使周围毛细血管扩张，出现蜘蛛痣和肝掌。

醛固酮和抗利尿激素增多，致水钠潴留，尿量减少，促使浮肿和腹水形成。由于肾上腺皮质功能减退，部分患者面部和其他暴露部位可见皮肤色素沉着。

（2）门脉高压症的临床表现

①脾肿大：一般为轻、中度肿大，部分可达脐下，并发上消化道大出血时，脾可暂时缩小，甚至不能触及。晚期脾肿大常伴有脾功能亢进，表现为白细胞与血小板减少，少数有红细胞减少。

②侧支循环形成：食管下段与胃底静脉曲张、腹壁和脐周静脉曲张、直肠静脉从曲张。

③腹水：常提示肝硬化已属晚期，在出现前常先有肠胀气。一般病例腹水聚积较慢，短期内形成腹水多者有明显的诱发因素，如有感染、上消化道出血、门静脉血栓形成和外科手术等诱因时，腹水形成迅速，且不易消退。大量腹水可形成脐

疝，出现呼吸困难和心悸。

腹水患者伴有胸水者不太少见。其中以右侧胸水较多见，双侧者次之，单纯左侧者最少。

腹水形成的机理：血浆白蛋白降低；门静脉压力增高；肝淋巴液生成过多；内分泌因素；肾脏的作用。上述五种因素前3种因素在腹水形成的早期起主导作用，故可称为腹水形成的促发因素；而后2种因素则在腹水形成后，对腹水的持续存在起重要作用，故可称为维持因素。由于这两大类因素的共同作用，致使腹水形成并持续存在。

（二）并发症

1.肝性脑病：是晚期肝硬化最严重的并发症，标志着肝功能极度衰竭，是以代谢紊乱为基础的中枢神经系统功能失调的综合病症，主要由于肠内含氨物质不能在肝内解毒而引起的氨中毒，主要临床表现是意识障碍、行为失常和昏迷。肝性脑病是肝硬化最常见的死亡原因。

2.上消化道大量出血：是肝硬化最常见的并发症。大多数是因食管下段与胃底静脉曲张破裂所致，部分患者为肝硬化并发消化性溃疡、急性胃黏膜病变引起的出血。常表现为呕血和黑便。若出血量不多，可仅有黑便。大量出血则可致休克，诱发腹水和肝性脑病，甚至死亡。

3.感染：易并发各种感染如支气管炎、肺炎、胆道感染、结核性腹膜炎和自发性腹膜炎等。

自发性腹膜炎是指肝硬化患者腹腔内无脏器穿孔的腹膜急性细菌性感染，发生率占肝硬化的3%~10%。典型病例有发热、腹痛与腹壁压痛、反跳痛，血白细胞可增高，腹水混浊，呈渗出液。腹水内中性粒细胞>250×106/L，腹水培养有细菌生长。

4.原发性肝癌：肝硬化患者肝细胞癌的发病率为10%~25%。当肝硬化患者有进行性肝大、持续性肝区痛、血性腹水、不明原因发热等，应及时作进一步检查。

5.肝肾综合征：肝硬化失代偿期，尤其是合并顽固性腹水，且未获得恰当治疗时，可出现肝肾综合征，特征表现是少尿或无尿、氮质血症、低血钠与低尿钠。尿沉渣无异常变化，肾无器质性病变，故又称功能性肾衰竭，预后极差。

6.门静脉血栓形成：大约10%结节性肝硬化可并发门静脉血栓形成。血栓形成与门静脉梗阻时门静脉内血流缓慢、门静脉硬化、门静脉内膜炎等因素有关。如血栓形成缓慢，局限于肝外门静脉、且有机化，或侧支循环丰富，则可无明显症状，或仅出现一些非特异性消化道症状。

（三）理化检查

1.血常规：肝功能代偿期多正常，失代偿期有轻重不等的贫血。脾功能亢进时血白细胞和血小板计数均减少。

2.尿液检查：肝功能失代偿期，尿中尿胆元增加，黄疸患者尿中胆红素也可呈阳性反应。

3.肝功能检查：肝功能代偿期多正常或轻度异常，失代偿期大多异常。人血白蛋白降低，球蛋白增高，白蛋白与球蛋白比值降低或倒置，血清胆红素升高；凝血酶原时间有不同程度延长。

4.肝纤维化指标：血清Ⅲ型前胶原、Ⅳ型胶原、层黏蛋白、透明质酸、单胺氧化酶、脯氨酸羟化酶、胶原酶、N-乙酰-B-氨基葡萄糖苷酶等指标异常有助于肝硬化的诊断。

5.腹水检查：腹水为淡黄色的漏出液，如并发腹膜炎，则透明度降低，比重增高，利凡他试验阳性，细胞数增多中性粒细胞>250×10⁶/L。细菌培养有时阳性。

6.影像学检查

B超检查是肝硬化患者的常规检查，可测定肝脏脾脏大小、腹水及估计门脉高压。肝硬化时肝脏左叶增大、尾叶增大而右叶萎缩。肝实质回声增强、不规则、反射不匀，为弥漫性病变。门脉高压者有脾肿大、门脉直径>15mm。伴有腹水时可发现液性暗区。

CT或磁共振可发现肝脏变形、肝密度降低、肝门增宽和胆囊移位、腹水等征象。

7.食管钡餐X线检查：食管静脉曲张时，因曲张的静脉高出黏膜，钡剂在黏膜上分布不均匀，而呈现虫蚀状或蚯蚓状充盈缺损，纵行黏膜皱襞增宽。胃底静脉曲张时，吞钡检查见菊花样充盈缺损。

8.胃镜检查：可直接观察食管及胃底静脉曲张的有无、程度和范围，并有助于上消化道出血的鉴别诊断。胃镜检查静脉曲张的正确率较X线检查高。

9.肝穿刺活组织检查：在严格掌握指征的情况下，进行肝穿刺取活组织作病理检查，若见假小叶形成，可确诊为肝硬化。该项检查不仅是确诊代偿期肝硬化的唯一方法，而且也可了解肝硬化的组织学类型、肝细胞损害和结缔组织形成的程度，有助于决定治疗和判断预后。

10.腹腔镜检查：对诊断有困难者，腹腔镜检查可直接观察肝表面情况，肝脏表面有大小不等的结节，结节之间有宽窄不等的小沟，肝脏边缘较钝，脾脏多数能见到，如伴有肝周围炎或脾周围炎时则肝脏与腹壁或脾脏与腹壁间有广泛粘连。膈肌、圆韧带、镰状韧带与腹膜上的血管增多，表示有门静脉高压。此外，在腹腔镜直视下可采取肝活组织作病理检查，其诊断准确性优于盲目性肝穿刺。

（四）肝硬化的分类

1.小结节性：特点为结节大小和纤维隔粗细较均匀，结节直径一般在1cm以内。

2.大结节性：特点为结节超过1cm，大小不均，最大可达5cm，其纤维隔也粗细不等。

3.混合型：大结节和小结节相混杂。

4.不完全分隔性（多小叶型）：多个小叶为纤维组织所包围形成结节，纤维隔可向小叶内伸展但并不完全使之分隔，结节再生不明显。

【鉴别诊断】

1.其他原因所致肝脾肿大：主要有慢性肝炎、原发性肝癌、肝脂肪浸润及一些寄生虫或代谢性疾病等。

2.其他原因所致腹水：腹水患者尤其要注意腹水原因的鉴别诊断。

3.其他原因所致上消化道大出血：尤其是消化性溃疡、糜烂出血性胃炎。应注意的是肝硬化患者常合并消化性溃疡。

【治疗方法】

肝硬化的治疗应该是综合性的。首先针对病因进行治疗，如酒精性肝硬化者必须戒酒；代偿期乙型及丙型肝炎肝硬化者可抗病毒治疗。对于失代偿期的患者主要是对症治疗、改善肝功能和防治各种并发症。

（一）中医辨证论治

1.气滞湿阻证

主症：腹胀或胁下胀满而痛，纳少嗳气，小便短少。舌苔白腻，脉弦。

治法：疏肝理气，行湿消满。

方药：柴胡疏肝散合胃苓汤加减。

柴胡 10 赤芍 10g 枳壳 10g 川芎 6g 香附 10g 泽泻 12g 茯苓 12g 白术 10g 厚朴 10g 青皮 5g 郁金 10g 桂枝 5g

2.气滞血瘀证

主症：胁下积块，硬痛不移，面黧消瘦，纳少乏力，妇女常有闭经。舌质紫暗或见瘀点瘀斑，苔薄，脉细涩。

治法：理气行滞，活血化瘀。

方药：膈下逐瘀汤加减。

当归 10g 川芎 6g 桃仁 10g 红花 10g 赤芍 12g 丹皮 10g 延胡索 12g 香附 10g 乌药 10g 枳壳 10g 三棱 10g 甘草 4g

3.湿热蕴结证

主症：腹大坚满，胁腹攻痛，心烦口苦，面目皮肤发黄，小便短黄，大便秘结或溏泄，舌边尖红，苔黄腻，脉弦数。

治法：清热利湿。

方药：茵陈蒿汤合己椒苈黄丸加减。

茵陈 30g 大黄 10g 山栀子 10g 柴胡 10g 防己 12g 椒目 12g 茯苓 12g 泽泻 12g 猪苓 12g 葶苈 15g 半边莲 30g 丹参 15g 郁金 10g 甘草 3g

4.脾肾阳虚证

主症：腹大胀满，面色苍黄或㿠白，脘闷纳呆，怯寒肢冷，神疲乏力，小便短少。舌质胖淡，脉沉无力。

治法：补脾益肾，温阳利水。

方药：理中汤合真武汤加减。

党参 12g 白术 10g 茯苓 15g 炮姜 6g 附片 10g 白芍 12g 泽泻 15g 黄芪 15g 川朴 6g 胡芦巴 15g 车前 15g 甘草 3g

5.肝肾阴虚证

主症：腹胀大而见青筋暴露，面色晦暗，口干心烦，纳少失眠，鼻衄或齿衄，尿少，舌质红绛少津，脉弦细数。

治法：滋养肝肾。

方药：六味地黄汤加减。

生地12g 淮山药12g 茯苓12g 山茱萸10g 泽泻12g 丹皮10g 鳖甲15g 丹参15g 枸杞10g 大腹皮15g 茅根15g 甘草3g

（二）西医治疗

1.一般治疗

（1）肝功能代偿期病人应适当减少活动，可参加一般轻工作；肝功能失代偿期者，应强调卧床休息。

（2）饮食宜以高热量、高蛋白、维生素丰富而易消化的食物为主。脂肪尤其是动物脂肪不宜摄入过多。

（3）如肝功能显著减退或有肝性脑病先兆时应严格限制蛋白质饮食。

（4）有腹水者，应予少钠盐或无钠盐饮食。

（5）有食管—胃底静脉曲张者，应避免进坚硬、粗糙的食物。

（6）禁酒及损害肝功能的药物。

（7）重症患者应静脉补充能量和多种维生素，并给予支持治疗。

2.药物治疗：应给予多种维生素及保肝药，消化道症状明显时可给予助消化药。如：维生素B1（10~20mg/次，3次/日，口服）、维生素B2（5~10mg/次，3次/日，口服）、维生素B6（10~20mg/次，3次/日，口服）、维生素C（0.1~0.2g/次，3次/日，口服）、维生素K4（5mg/次，3次/日，口服）、维生素E（100mg/次，3次/日，口服）、肝太乐（0.1g/次，3次/日，口服）、肌苷（0.2g/次，3次/日，口服）、水飞蓟宾（1~2片/次，3次/日，口服）。

3.腹水的治疗

（1）限制钠、水的摄入：腹水患者必须限钠，给无盐或低盐饮食。钠盐的摄入量应限制在每日0.6~1.2g。水的摄入量应限制在每天1000ml左右，如有稀释性低钠血症，应限制在每天250~500ml。限制钠的摄入比水更为重要。如经低钠饮食和限制入水量4天后，体重减轻小于1kg者应给予利尿剂治疗。

（2）利尿剂的使用：使用原则：①先单一，后联合；②首选醛固酮利尿剂，无效时再加用利尿作用较强的药物，先小量，后逐渐增量；③谨防电解质紊乱发生。常用螺内酯（20mg~60mg/次，1~3次/日，口服），联合用药时可加用呋塞米。利尿效果不明显或合并功能性肾衰、低钠血症者，可服甘露醇20g，每天1~2次。

（3）提高血浆胶体渗透压：白蛋白注射液（10~50g/次，1~2次/周，静脉滴注）。

（4）排放腹水加输注白蛋白：单纯放腹水只能临时缓解症状，2~3天内腹水迅速复原，大量放腹水易并发电解质紊乱、感染、肝肾综合征、肝性脑病等。适应证：大量腹水影响心肺功能、腹水压迫肾血管引起少尿和下肢浮肿、并发自发性腹膜炎。一般每次放腹水4~6L，同时输注白蛋白20~40g，每周可进行2~3次。

（5）自身腹水浓缩回输术：适用于有低蛋白血症的大量腹水者，对利尿剂无反应的难治性腹水及大量腹水需迅速消除者。一般于 2~3 小时内放腹水 5~10L，经超滤或透析浓缩 8~10 倍，去除腹水中水分及小分子毒性物质，回收腹水中蛋白等成分，通过外周静脉回输给患者。术后尿量明显增加，腹水明显消退。严重心肺功能不全、近期上消化道出血、严重凝血障碍、感染性或癌性腹水者不宜作此治疗。

（6）腹腔颈静脉引流（IeVeen 引流法）：利用腹一胸腔压力差，放置装有单向阀门的硅胶管，另端插入颈内动脉，将腹水引向上腔静脉。

（7）淋巴液引流术：肝淋巴液自肝包膜表面不断漏入腹腔是难治性腹水的重要原因，采用胸导管一颈内静脉吻合术，可增加淋巴引流量，减轻腹水的形成。

4.门静脉高压症的手术治疗：手术治疗的目的主要是降低门静脉系压力和消除脾功能亢进，有各种分流、断流术、脾切除术等，手术治疗效果与手术时机有关。

5.并发症的治疗

（1）上消化道出血的治疗：上消化道出血的抢救原则是支持疗法、输液、输血，以防止和纠正休克；使用相应止血药物。抢救过程以输血最为重要，使用含丰富凝血因子的新鲜血。抢救的另一重要措施是止血，方法包括药物止血、机械压迫（三腔二囊管压迫）止血、内窥镜下血管栓塞止血、手术止血。

①药物治疗：内脏血管收缩药物减少门脉血流量，血管扩张药降低门脉血管阻力。常用的血管收缩药物有血管加压素及衍生物、β 受体阻滞剂、生长抑素等；常用的扩血管药物有硝酸酯类、α 受体阻滞剂及钙拮抗剂等。具体用法如下：

血管加压素+硝酸酯类：在我国常用垂体后叶素加硝酸甘油。垂体后叶素以每分钟 0.2~0.4U 持续静脉滴注 12~24 小时，血止后减半量维持 24 小时，硝酸甘油按每千克体重每分钟静滴 0.2μg，使用时间同垂体后叶素。特利加压素不良反应较垂体后叶素少，首剂 1~2mg 静脉注射，以后每 4~6 小时 1mg，持续 36~48 小时。本药亦可与硝酸甘油联用。

生长抑素：施他宁为生长抑素 14 肽，首剂 250μg 静脉注射，继以每小时静滴 250μg，持续给药 24~48 小时或更长。注意滴注不能中断。奥曲肽为生长抑素 8 肽，首剂 100μg 静注，以后以每小时 25~50μg，持续 36~48 小时。上述药物治疗期间，如患者再发出血，宜追加首次剂量一次。

②机械止血：主要为三腔二囊管压迫止血。如使用上述药物仍无止血效果，且不能立即进行手术治疗者应立即采用此法。如气囊放置位置恰当，可达到止血效果。应用时，胃囊充气 200~400ml，食管囊充气 80ml。若出血仍不能有效止住，应继续加大对食管囊充气量。有人也主张胃管内注入生理盐水加去甲肾上腺素 8mg，以收缩胃黏膜血管，从而对气囊压迫后继续出血者产生作用。为避免受压黏膜损伤，24 小时后应每压迫 12 小时即放气 30 分钟，压迫止血措施一般不超过 3 天，拔管前先放气 24 小时，如不再出血，口服 20ml 液状石蜡后再拔管，3 天后仍有出血者应考虑采取其他措施。

③内窥镜止血：内窥镜下直视止血，可局部喷洒凝血酶，硬化治疗及静脉套扎等。

④手术治疗：应用上述方法治疗仍大量出血或反复出血者，可考虑采用分流手

术或门奇静脉断流术，分流术后肝性脑病发病率高，死亡率高。

（2）继发感染的治疗：根据继发感染的病因，分别采用各种抗菌药物，加强支持疗法。由于后果严重，如临床上怀疑自发性细菌性腹膜炎或腹水中性粒细胞>250/mm³，应立即给予经验性治疗。抗生素首选头孢曲松或头孢噻肟。

（3）肝肾综合征的治疗：在积极改善肝功能前提下，可采取以下措施：

①早期预防和消除诱发肝肾衰竭的因素，如感染、出血、强烈利尿、单纯大量放腹水等。

②严格控制输液量，量出为入，纠正水、电解质紊乱和酸碱失衡。

③输注右旋糖酐、白蛋白，以提高循环血容量，改善肾血流，在扩容基础上应用利尿剂。

④应用血管活性药如多巴胺，可改善肾血流量，增加肾小球滤过率。

（4）肝性脑病治疗

①消除诱因：包括上消化道出血的止血治疗，控制感染.纠正电解质紊乱，慎用镇静麻醉药。

②减少血氨生成和吸收：低蛋白饮食、保持大便通畅，可口服乳果糖（30ml/次，3次/日）、诺氟沙星（0.5g/次，2次/日），或口服甲硝唑（0.2g/次，3次/日）抑制肠道细菌等措施减少氨的产生和吸收。

③降低血氨：静脉用醋谷胺、谷氨酸钠、精氨酸、门冬氨酸钾镁有一定的降血氨作用。精氨酸（10~20g/次，1次/日，静脉滴注，尤其适用碱中毒时）。谷氨酸钠（23g/次，1次/日，静脉滴注）或谷氨酸钾（25.2g/次，1次/日，静脉滴注，碱中毒时慎用）。

④假性神经递质拮抗剂：支链氨基酸250 ml，1~2次/日，静脉滴注。

⑤降低颅内压：出现脑水肿表现者可用20%甘露醇和呋塞米快速滴注，注意水电解质平衡。

⑥肝移植手术：不同病因的肝硬化末期患者均可考虑肝移植。

（刘洋 张会玲 陈玲 王静）

第三章　循环系统疾病

第一节　原发性高血压病

【概述】

高血压病是最常见的心血管病之一，可引起严重的心、脑、肾并发症，是脑血管疾病，冠心病的主要危险因素。

世界各地的高血压患病率不尽相同，欧美等国家较亚非国家高，工业化国家较发展中国家高。我国高血压的发病率不如西方国家高，但却呈上升趋势。我国于1959年、1979年、1991年的血压高于 18.5/lgkPa（140/90mmHg）为标准，统计15岁以上人群高血压的患病率的情况显示：全国高血压的平均患病率明显升高，为11.88%。全国 MONICA 方案，于 1988~1989 年调查 35~64 岁人群确诊高血压的患病率情况显示：我国各省市高血压患病率相差较大。华北、东北地区高于西南、东南地区；东部地区高于西部地区；差异的原因可能与人群盐摄入量、肥胖者的比例不同及气候等因素有关。两性高血压患病率差别不大，青年期男性略高于女性，中年期后女性稍高于男性。

高血压的病因病机相当复杂，迄今尚未完全阐明，它的发病与遗传、饮食、职业、环境及吸烟、肥胖等均有关系。随着血压升高及小动脉压力持续性增高，各脏器发生继发性改变，其中以心、脑、肾受累最为显著，最终导致脏器功能衰竭。

【病因病理】

一、发病因素

本病的病因未完全阐明，以下因素可能与发病有关。

（一）遗传　父母均为正常血压者其子女患高血压的概率明显低于父母均有高血压者的概率；遗传性高血压大鼠株，如自发性高血压鼠（SHR）的建立均证明遗传因素的存在。

（二）饮食

1.盐类　大量研究显示食盐摄入量与高血压的发生密切相关，高钠摄入可使血压升高，而低钠摄入可降压，饮食中 K^+、Ca^+ 摄入不足，Na^+/K^+ 比例升高时易患高血压，高 K^+、高 Ca^+ 饮食可能降低高血压的发病率。

2.脂肪酸与氨基酸　降低脂肪摄入总量，增加不饱和脂肪酸的成分，降低饱和脂肪酸比例可使人群平均血压下降，动物实验发现摄入含硫氨基酸的鱼类蛋白质可预防血压升高。

3.饮酒 长期饮酒者高血压的患病率增高，而且与饮酒量呈正比。可能与饮酒促使皮质激素、儿茶酚胺水平升高有关。

（三）职业和环境 流行病材料提示，从事高度集中注意力工作，长期精神紧张，长期受环境、噪声及不良视觉刺激者易患高血压病。

（四）其他 吸烟、肥胖者高血压病患病率高。

二、病理

初期仅为全身细小动脉痉挛，无明显病理形态改变。长期的血压升高，使全身细小动脉发生硬化，内膜下透明样变，管壁增厚，小动脉壁弹力纤维增生，中层肥厚变硬，管腔狭窄，以肾细小动脉病变最为显著。在中等及大动脉内可出现内膜脂质沉积，形成粥样斑块、血栓。多发于冠状动脉、脑动脉、肾动脉、下肢动脉。急进性高血压病，又称恶性高血压病，在以肾脏等多个器官的细小动脉壁有纤维素样坏死，平滑肌纤维断裂，血浆及红细胞渗出到动脉壁中，终至使管腔狭窄到堵塞，以致进行性肾功能衰竭，病情迅速恶化。各期的小动脉病变均可使管腔狭窄，促进高血压的维持和发展，周围组织和器官内的小动脉都可发生上述病变，病变最终导致组织器官的缺血损伤。

（一）心脏

高血压可导致心功能和结构改变。血压增高后左心室负荷加重，日久可引起左心室肥厚与扩大，进而发生心力衰竭。

（二）中枢神经系统

高血压可导致脑小动脉硬化，且可致脑部血管痉挛，在痉挛处远端血管壁可发生营养性坏死而形成微小动脉瘤，若破裂则引起出血。普遍而急剧的脑小动脉痉挛与硬化使毛细血管缺血，通透性增高，引起急性脑水肿。脑动脉硬化，管腔狭窄或闭塞，导致相应脑组织缺血、坏死和软化，可发生脑梗塞。

（三）肾

肾细小动脉病变最为明显。肾小球动脉玻璃样变性和纤维化，引起肾单位萎缩、消失，病变重者致肾功能衰竭。

（四）视网膜

视网膜小动脉在本病初期发生痉挛，以后逐渐出现硬化，严重时发生视网膜出血和渗出，以及视神经盘水肿。临床上通过眼底检查观察视网膜动脉的变化，可以反应其他小动脉尤其是脑部小动脉的变化。

（五）主动脉

高血压病后期，可发生主动脉中层囊样坏死和夹层分离。

【诊断与鉴别】

一、诊断依据

（一）临床表现

高血压病根据起病和病情进展的缓急及病程的长短可分为两型，缓进型和急进型高血压，前者又称良性高血压，绝大部分患者属此型，后者又称恶性高血压，仅

1.缓进型高血压病　多为中年后起病，有家族史者发病年龄可较轻，起病多数隐匿，病程进展缓慢，病程长。早期患者血压波动，血压时高时正常，为脆性高血压阶段，在劳累、精神紧张、情绪激动时易患血压升高，休息、去除上述因素后，血压可降至正常。随着病情的发展，血压可逐步升高并趋向持续性或波动幅度变小。病人的主观症状和血压升高的程度不一致，约半数病人无明显症状，只是在体格检查或因其他疾病就医时发现有高血压，少数病人则发生心、脑、肾等器官的并发症时才明确高血压病诊断。

病人可头痛，多发生在枕部，尤易发生在睡醒时，尚有头晕、头胀、颈部扳紧感，耳鸣、眼花、健忘、注意力不集中、失眠、烦闷、乏力、四肢麻木、心悸等。这些症状并非都是由高血压直接引起的，部分是高级神经功能失调所致，无临床特异性。此外，尚可出现身体不同部位的反复出血，如眼结膜下出血，鼻衄，月经过多，少数有咯血等。

早期病人由于血压波动幅度大，可有较多症状，而在长期高血压后，即使在血压水平较高时也无明显症状，因此，不论有无症状，病人应定期随访血压。随着病情的发展，血压明显而持续性升高，则可出现脑、心、肾、眼底等器质性损害和功能障碍，并出现相应的临床表现。在并发主动脉粥样硬化时，其收缩压增高常较显著，并发心肌梗死或发生脑溢血后，血压可能降至正常，并长期或从此不再升高。

（1）脑部表现：头痛、头晕和头胀是高血压病常见的神经系统症状，也可有头部沉重或颈部扳紧感。高血压直接引起的头痛多发生在早晨，位于前额、枕部或颅部，可能是颅外颈动脉系统血管扩张，其脉搏振幅增高所致。这些病人舒张压很高，经降压药物治疗后头痛也可减轻，但要注意有高血压下降得过多也可引起头晕。

（2）心脏表现：血压长期升高增加了左心室的负担，左心室因代偿而逐渐肥厚、扩张，形成了高血压性心脏病。

高血压时心脏最先受影响的是左室舒张期功能。出现临床症状的高血压性心脏病多发生在高血压病起病数年至十余年后，在心功能代偿期，除有时感心悸外，其他心脑方面的症状可不明显。代偿功能失调时，则可出现左心衰竭症状；反复式持续的左心衰竭，可影响右心室功能而发展为全心衰竭。

由于高血压可促进动脉粥样硬化，部分病人可因合并冠状动脉粥样硬化性心脏病而有心绞痛、心肌梗死的表现。

（3）肾脏表现：肾血管病变的程度和血压高度及病程密切相关。早期可先出现蛋白尿、血尿，当肾功能进一步减退时，血中非蛋白氮、肌酐、尿素氮常增高，酚红排泄试验示排泄量明显降低，肌酐清除率可明显低于正常，上述改变甚至随肾脏病变的加重而加重，最终出现尿毒症。

2.不急进型高血压病　在未经治疗的原发性高血压病病人中，约1％可发展成急进型高血压，发病可较急骤，也可发病前有病程不一的缓进型高血压病史。男女比

例约 3:1，多在青中年发病，近年来此型高血压已少见，可能和早期发现轻中度高血压病人并及时有效的治疗有关。其表现基本上与缓进型高血压病相似，但症状如头痛等明显，病情严重、发展迅速、视网膜病变和肾功能很快衰竭等特点。血压显著升高，舒张压多持续在 17.3~18.7kPa（130~140mmHg）或更高。各种症状明显，小动脉的纤维样坏死性病变发展迅速，常于数月至 1~2 年内出现严重的脑、心、肾损害，发生脑血管意外、心力衰竭和尿毒症。并常有视力模糊或失明，视网膜可发生出血、渗出物及视神经盘水肿。血浆肾素活性高。由于肾脏损害最为显著，常有持续蛋白尿，24h 尿蛋白可达 3g，血尿和管型尿，最后多因尿毒症而死亡，但也可死于脑血管意外或心力衰竭。

3.高血压危重症

（1）高血压危象：在高血压病的进程中，如全身小动脉发生暂时性强烈痉挛，周围血管阻力明显上升，致使血压急骤上升而出现一系列临床症状时称为高血压危象。这是高血压时的急重症，可见于缓进型高血压各期和急进型高血压，血压改变以收缩压突然明显升高为主，舒张压也可升高，常在诱发因素作用下出现，如强烈的情绪变化、精神创伤、心神过劳、寒冷刺激和内分泌失调等。病人出现剧烈头痛、头晕、眩晕，亦可有恶心、呕吐、胸闷、气急、视力模糊、腹痛、尿频、尿少、排尿困难等。有的伴随自主神经功能紊乱症状，如发热、口干、出汗、兴奋、皮肤潮红或面色苍白、手足发抖等；严重者，尤其在伴有靶器官病变时，可出现心绞痛、肺水肿、肾功能衰竭、高血压脑病等。发作时尿中出现少量蛋白和红细胞、血尿素氮、肌酐、肾上腺素、去甲肾上腺素可增加，血糖也可升高，眼底检查小动脉痉挛，可伴出血、渗出或视神经盘水肿。发作一般历时短暂，控制血压后，病情可迅速好转，但易复发。在有效降压药普遍应用的人群，此危象已很少发生。

（2）高血压脑病：在急进型或严重的缓进型高血压病病人，尤其是伴有明显脑动脉硬化时，可出现脑部小动脉先持久而明显地痉挛，继之被动性或强制性扩张，急性的脑循环障碍导致脑水肿和颅内压增高从而出现了一系列的临床表现，在临床上称为高血压脑病，发病时常先有血压突然升高，收缩压、舒张压均高，以舒张压升高为主，收缩压、舒张压均高，以舒张压升高为主，病人出现剧烈头痛、头晕、恶心、呕吐、烦躁不安、脉搏多慢而有力，可有呼吸困难、视力障碍、黑矇、抽搐、意识障碍，甚至昏迷，也可出现暂时性偏瘫、失语、偏身感觉障碍等。检查可见视神经盘水肿，脑脊液压力增高、蛋白含量增多。发作短暂者历时数分钟，长者可数小时甚至数天。妊娠高血压综合征、肾小球肾炎、肾血管性高血压和嗜铬细胞瘤的患者，也可能发生高血压脑病这一危急病症。

4.常见并发症 高血压病常见并发症有脑血管意外、心功能不全、肾功能衰竭及主动脉夹层动脉瘤。

（二）实验室检查

1.血常规红细胞和血红蛋白一般无异常。

2.尿常规 早期病人正常。晚期病人肾功能受损时尿比重逐渐下降，有少量尿蛋白、红细胞，偶有管型。24h 尿 17-羟皮质类固醇、尿中 3-甲基羟基苦杏仁酸等检查有助于与继发性高血压鉴别。

3.血液生化 早期病人可无异常，肾功能受损时血肌酐和尿素氮升高，内生肌酐清除率下降。血清总胆固醇、甘油三酯、低密度脂蛋白胆固醇可增高。考虑有无嗜铬细胞瘤时可测量血流中肾上腺素或去甲肾上腺素等。

4.心电图 左心室肥厚时心电图可见左心室肥厚并劳损的表现，同时并可见室性早搏、房性期前收缩、心房颤动等心律失常。

5.X线检查 可见主动脉迂曲延长，左心室增大，心力衰竭时，有肺瘀血征象。

6.超声心动图 最常见结构变化是左室壁厚度增加，也可表现为非对称性室间隔肥厚，二尖瓣收缩期前向运动。

7.眼底检查 可直接观察到眼底动脉、视网膜、视神经盘等变化，从而了解高血压病变程度。眼底改变分级如下：

Ⅰ级：视网膜动脉痉挛。

Ⅱ级：A.视网膜动脉轻度硬化；B.视网膜动脉显著硬化。

Ⅲ级：Ⅱ级加视网膜病变，如出血或渗出。

Ⅳ级：Ⅲ级加视神经盘水肿、出血、渗出。

二、诊断标准及分级标准

我国四次修订高血压定义，与目前国际上两个主要的高血压治疗指南的血压分类基本一致。1999年WHO/ISH将高血压定义为：未服抗高血压药情况下，收缩压≥140mmHg（18.7kPa）和/或舒张压≥90mmHg（12.0kPa）。根据血压增高的水平，可进一步分为高血压第1、2、3级。

诊断标准适用于男女两性任何年龄的成人，对于儿童，目前尚无公认的高血压诊断标准，但通常低于成人高血压诊断的水平。

三、高血压危险度的分层

原发性高血压的严重程度并不单纯与血压升高的水平有关，必须结合患者总的心血管疾病危险因素及合并的靶器官损害作全面的评价，治疗目标及预后判断也必须以此为基础。

高血压水平按第1、2、3级区分。

心血管疾病危险因素包括：吸烟、高脂血症、糖尿病、年龄>60岁、男性或绝经后女性、心血管疾病家族史（发病年龄女性<65岁，男性<55岁）。

靶器官损害及合并的临床疾病包括：心脏疾病（左心室肥大、心绞痛、心肌梗死、既往曾接受冠状动脉旁路手术、心力衰竭），脑血管疾病（脑卒中或短暂性脑缺血发作），肾脏疾病（蛋白尿或血肌酐升高），周围动脉疾病，高血压视网膜病变（大于等于Ⅲ级）。

危险度的分层可以血压水平结合危险因素及合并的器官受损情况将患者分为低、中、高和极高危险组。治疗时不仅要考虑降压，还要考虑危险因素及靶器官损害的预防及逆转。

　　低危险组：高血压 1 级，不伴有上列危险因素，治疗以改善生活方式为主，如 6 个月后无效，再给药物治疗。

　　中度危险组：高血压 1 级伴 1~2 个危险因素或高血压 2 级不伴有或伴有不超过 2 个危险因素者。治疗除改善生活方式外，给予药物治疗。

　　高度危险组：高血压 1~2 级伴至少 3 个危险因素者，必须药物治疗。

　　极高危险组：高血压 3 级或高血压 1~2 级伴靶器官及相关的临床疾病（包括糖尿病），必须尽快给予强化治疗。

　　总之，高血压病的诊断应包括以下内容。①确诊高血压即是血压确实高于正常。②除外症状性高血压。③高血压分期、分级。④重要脏器心、脑、肾功能估计。⑤有无合并可影响高血压病病情发展和治疗的情况，如冠心病、糖尿病、高脂血症、高尿酸血症、慢性呼吸道疾病等。

　　高血压的诊断必须以非药物状态下 2 次或 2 次以上非同日多次重复血压测定所得的平均值为依据，偶然测得一次血压增高不能诊断为高血压，必须重复和进一步观察。

四、鉴别诊断

　　（一）肾实质病变性高血压该类高血压包括有急、慢性肾小球肾炎，肾盂肾炎，狼疮性肾炎.肾结核，多囊肾，糖尿病性肾病，肾肿瘤等。其中以急、慢性肾小球肾炎为常见。原发性高血压病与急性肾小球肾炎的鉴别点有：后者有典型的发热、肉眼血尿、少尿、浮肿等临床表现，尿镜检可见大量蛋白、红细胞和管型。这些是原发性高血压不具备的。慢性肾小球肾炎与原发性高血压病伴肾损害的鉴别点是：后者的肾损害发生于高血压病后，

　　异常较轻，肾小管功能损害较肾小球功能损害为早、为重，并还常伴有心脏并发症。慢性肾小球肾炎有血尿、蛋白尿，并反复发作.还多有不同程度的贫血，肾小球功能损害明显。

　　（二）肾血管性高血压　包括有肾动脉畸形，肾血管发育不良，肾动脉粥样硬化，肾动脉纤维病和大动脉炎累及肾动脉等。肾动脉发育不良和肾动脉粥样硬化均可造成肾动脉狭窄，属于肾动脉畸形。后者与原发性高血压病的鉴别要点是：肾血管性高血压病无高血压病家族史，一般降压药物治疗效果不佳，约 80% 的患者在上腹部或肾区可听到血管杂音。肾动脉血管造影可显示狭窄部位和程度。肾动咏纤维瘤多见于青、中年妇女，病变多见于肾动脉外 2/3 与分支处。肾动脉造影和分侧肾静脉肾素比值测定可确诊该病。大动脉炎是指主动脉及其主要分支和肺动脉的非特异性炎性病变，致血管壁增厚，甚至某些部位血管狭窄、堵塞。该病发病年龄轻，女性多于男性，多表现为急进型恶性高血压，药物治疗效果差。部分患者有低热，胸痛，体重下降，血象和血沉异常，腹部可闻及收缩期杂音，四肢脉搏搏动异常。

　　（三）嗜铬细胞瘤该病因肾上腺髓质或交感神经节大量分泌去甲肾上腺素和肾上腺素.引起阵发性或持续性血压增高，临床多见年轻人。常因精神刺激、剧烈运动、体位改变、挤摸肿瘤引起。表现为剧烈头痛、心悸、出汗、面色苍白等症。血

压可骤然升高达 26.7~33.3/13.3~20.0kPa（200~250/100~150mmHg），发作间歇期血压明显下降，甚至正常，测量血液中肾上腺素或去甲肾上腺素、尿中 3-甲基-4-羟基苦杏仁酸明显增高。靠超声波双肾及肾上腺检查和 CT、磁共振成像检查均可定位诊断。

（四）原发性醛固酮增多症　本病是因肾上腺皮质增生或肿瘤致分泌过多醛固酮入血，引起水、钠潴留血容量增多钠离予引起血管反应性增强，使血压升高。临床中多见于青、中年女性。症状有饮水多、尿多、乏力或阵发性肌无力及肌麻痹的典型表现，极少出现浮肿。血生化检查见有血清钾低、钠高、尿醛固酮增多、尿钾增高、血浆肾素活性降低等特征。超声波、同位素和 CT 检查均可定位诊断。

（五）库欣综合征　本病由于肾上腺皮质肿瘤或因下丘脑——垂体分泌过多促肾上腺皮质激素（ACTH），使肾上腺皮质增生并分泌过多糖皮质激素，致水、钠潴留引起高血压病。临床以女性多见，表现为躯干肥胖，满月脸，水牛肩，腹垂悬，而四肢肌肉消瘦，多血质面容，腹部及大腿内侧有紫纹出现，有不同程度的性征改变。实验室检查见 24h 尿 17-羟皮质类固醇增多，X 线蝶鞍检查、脑 CT 和肾上腺 CT 扫描皆有确认价值。

（六）甲状腺功能亢进症　临床症状和血清甲状腺素 T3、T4 增高都与原发性高血压病相区别。

【治疗】

一、西医治疗

（一）健康教育使患者对本病有一定程度了解，认识到高血压属慢性病，因此需要长期耐心而积极治疗，甚至是终生治疗，应使患者明白降压药要按医嘱使用，避免用用停停以防止高血压对靶器官损害，避免情绪激动，开阔胸怀，精神乐观，如突然出现头痛、呕吐、手足发麻等症状时要及时就医，切勿拖延。

（二）一般治疗

1.劳逸结合　保持足够而良好的睡眠，避免和消除紧张情绪，适当使用少量安定剂（如地西泮 2.5mg，口服）。避免过度的脑力和体力负荷。对轻度高血压患者，经常从事一定的体育锻炼（如练气功和打太极拳）有助于血压恢复正常，但对中重度高血压患者或已有靶器官损害表现的 Ⅱ、Ⅲ 期高血压患者，应避免竞技性运动。

2.减少钠盐摄入（每天<6g 氯化钠）　维持足够的饮食中钾、钙和镁摄入。

3.控制体重　肥胖的轻度高血压患者通过减轻体重往往已能使血压降至正常，对肥胖的中重度高血压患者，可同时行减轻体重和降压药物治疗。

4.控制动脉硬化的其他危险因素　如吸烟、血脂增高等。

（三）药物治疗　药物治疗的目的是使血压降至正常，减少患者脑卒中的发生率和死亡率，防止和纠正恶性高血压，降低主动脉夹层分离的病死率。

1.利尿剂　其作用机理是先使血浆和细胞外液容量减低，心排血量降低，经数周后恢复正常。以后可能使血管壁内钠离子减少，毛细血管前阻力血管的阻力降低。

它可单用于轻度高血压，更常与其他降压药合用以协同降压和减少水、钠潴留的副作用。目前常用的利尿剂分三类。①噻嗪类、帕胺类和氯噻酮：a.氢氯噻嗪，口服每次 25mg，每日 1~2 次。b.氯噻酮，口服每次 50mg，每天 1 次。c.吲达帕胺，口服每次 2.5~5mg，每日 1 次。本类药可产生低血钾、血糖和血尿酸、胆固醇增高的副作用，故临床上低钾、糖尿病、高尿酸血症、原发性醛固酮增多症禁用.它尤其适用于合并心力衰竭或血浆肾素低活性的患者。②储钾利尿剂：氨苯喋啶，口服每次 50mg。每日 2 次。螺内酯，口服每次 20mg，每日 2 次。此类药物可产生高血钾、腹泻、恶心、呕吐、小腿痉挛、月经不规则的副作用，肾功能不全者禁用。③攀利尿剂：呋塞米，口服每次 20~40mg，每日 2~4 次。此类药过度利尿可致低血压、低血钾的副作用，临床上高尿酸血症、原发性醛固酮增多症禁用。

2.肾上腺素能受体阻滞剂 此类药分三类。①β-受体阻滞剂：其作用机制为减慢心率、减弱心肌收缩力、降低心排血量和血浆肾素活性，它的副作用为心动过缓、心力衰竭、支气管痉挛、恶心、腹泻、抽搐、头晕、乏力、雷诺现象等，可升高血清甘油三酯、胆固醇水平和降低高密度脂蛋白胆固醇水平。冠心病患者突然停药可诱发心绞痛。它的禁忌证为充血性心衰、哮喘、糖尿病、慢性阻塞性肺部病变、病窦综合征、Ⅱ~Ⅲ度房室传导阻滞、外周动脉病变，临床常用的有阿替洛尔 25mg，口服开始每次 1~2 片，每日 3 次，以后逐渐加量。美托洛尔口服每次 25~50mg，口服每日 2 次 α-受体阻滞剂，其作用机理为阻滞肾上腺素、去甲肾上腺素和交感神经对血管的作用（对 α1 和 α2 受体均阻滞），降低周围阻力。其副作用为头痛、头晕、乏力、心动过速、首剂低血压（哌唑嗪），禁忌证为老年患者慎用，常用药物为哌唑嗪，口服每次 0.5mg，每日 3 次，2 周内可增至 2mg，每天 3 次。特拉唑嗪 1~10mg 口服，每日 1 次。酚苄明口服 10~30mg，每天 1~2 次。酚妥拉明，口服 25~50mg，每天 3 次。③α-β受体阻滞剂：其作用机理为阻断 α1 和 β-肾上腺素能受体。其禁忌证为支气管哮喘、Ⅱ~Ⅲ度房室传导阻滞、心动过缓、外周动脉病变。常用药为拉贝洛尔 100~200mg 口服，每天 3 次。

3.中枢神经和交感神经抑制剂 其作用机理为兴奋中枢神经的 α 受体，从而减少交感神经的传出冲动，使心率减慢，心输出量降低，外周血管阻力减少。抑制肾素、醛固酮分泌。不减少肾血流量，其主要副作用为疲乏、嗜睡、性功能减退、可逆性肝损害、狼疮样综合征（甲基多巴）、体位性低血压、嗜睡、口干、停药后血压反跳（可乐定）。禁忌证为孕妇不宜服可乐定，有肝病者不宜服甲基多巴。常用药物为盐酸可乐定 0.75~0.15mg 口服，每日 3 次，以后可增至每次 0.1 5~0.30mg。甲基多巴 250mg，口服，每天 4 次，最多不宜超过每天 3g。

4.周围交感神经抑制剂 此类药分两类。①罗芙木类：其作用机理为阻断交感神经末梢儿茶酚胺的储存，干扰肾上腺素能的神经传递，导致周围血管阻力降低，同时也有中枢抑制作用。其主要副作用有鼻塞、心动过缓、胃酸过多、腹泻、乏力、嗜睡、浮肿等，大量或长期服用可致严重忧郁和消化道出血，禁忌症：有溃疡病、精神抑郁者慎用。不宜与单胺氧化酶抑制剂合用。常用药物为利舍平，口服 0.25mg，每日 2~3 次。②节后交感神经抑制剂：其作用机理为耗竭神经末梢去甲肾上腺素的储存，从而干扰肾上腺素能节后神经末梢的神经传递，降低外周小动脉阻力，可减慢心率，降低心排出量。其主要副作用为口干、乏力、腹泻、鼻塞、浮肿、阳痿、体位性低血压等。其禁忌症：冠心病、心力衰竭、脑血管病变或肾功能减退者慎用。青光眼病人不宜服用。不宜与单胺氧化酶抑制剂合用。常用药物为硫酸胍乙啶口服，开始时 10mg，每天 1~2 次，逐渐增至每天 60mg。

5.血管扩张剂 此类药物分为三类。①直接血管扩张剂：其作用机理为直接作用于小动脉平滑肌，使动脉扩张。其主要副作用为心率增快、乏力、头痛、恶心、呕吐、腹泻、周围神经炎等。长期大量服用（>400mg/日）可引起类风湿性关节炎和系统性红斑狼疮的表现。禁忌证为心动过速、冠心病、主动脉夹层分离和新近发生脑出血的患者慎用。妊娠前半期忌用。常用的药物为肼屈嗪，口服 10~25mg，每日3 次。双肼屈嗪，口服 12.5~25mg，每日 3 次，可增至每日 200mg。②钙拮抗剂：其作用机理为抑制钙通过细胞浆膜的钙通道进入周围动脉平滑肌细胞，降低外周血管阻力，使血压下降。其主要副作用为颜面潮红、头痛、眩晕、心悸、胃肠道不适、体位性低血压、地尔硫革与维拉帕米尚可抑制窦房结功能和心脏传导。禁忌症：孕妇忌用。有窦房结功能低下或心脏传导阻滞者慎用地尔硫卓和维拉帕米。临床常用的药物有硝苯地平，口服 10~30mg，每天 3 次或缓（控）释片 30~60mg，口服每天 1 次。氨氯地平，口服 2.5~10mg，每日 1 次。非洛地平缓释片 5~10mg，口服每日 1次。拉西地平.口服 2~6 mg，每日 1 次。尼群地平，口服 10 mg，每日 2 次。尼索地平，口服 5 mg，每日 1 次。尼卡地平，口服 10~20 mg，每日 3 次或缓释片，口服 40 mg，每日 1 次。尼莫地平，口服 20~40 mg，每日 3 次。地尔硫卓，口服 30~60 mg，每日 3 次或缓释片 90 mg。每日 2 次。维拉帕米，口服 40~80 mg，每日 3 次或缓释片 120~240 mg 口服，每日 1 次。③血管紧张素转换酶抑制剂：其作用机理为抑制血管紧张素 I 转变为血管紧张素 II，减慢有扩血管作用的缓激肽的降解，促进有扩血管作用的前列腺素的释放。其主要副作用为头晕、恶心、食欲减退、干咳、皮疹、粒细胞减少。其禁忌症有高血钾、双侧肾动脉狭窄。常用药物有卡托普利 12.5~25 mg，口服，每日 3 次。依那普利 5~20mg 口服 每日 2 次。西拉普利 2.5~10 mg 口服，每日 1 次。贝那普利 10~30 mg 口服，每日 1 次。培哚普利，口服 2~8mg，每日 1 次。

（四）降压药物的选择和应用

1.用药选择 凡能有效控制血压并适宜长期治疗的药物就是合理的选择，包括不引起明显副作用，不影响生活质量等。上述降压药物中：

（1）合并心力衰竭者。宜选择血管紧张素转换酶抑制剂、利尿剂。

（2）老年人收缩期高血压者，宜选择利尿剂、长效二氢吡啶类钙通道阻滞剂。

（3）合并糖尿病、蛋白尿或轻、中度肾功能不全者（非肾血管性），可选用血管紧张素转换酶抑制剂。

（4）心肌梗死后的患者.可选择无内在拟交感作用的β-受体阻滞剂或血管紧张素转换酶抑制剂（尤其伴收缩功能不全者），对稳定型心绞痛患者，也可选用钙通道阻滞剂。

（5）对伴有脂质代澍异常的患者可选用α1-受体阻滞剂，不宜用β-受体阻滞剂及利尿剂。

（6）伴妊娠者，不宜用血管紧张素转换酶抑制剂，可选用中枢神经和交感神经抑制剂。

（7）对合并支气管哮喘、抑郁症、糖尿病患者不宜用β受体阻滞剂；痛风患者不宜用利尿剂；合并心脏起搏传导障碍者不宜用β-受体阻滞剂及非二氢吡啶类钙通道阻滞剂。

2.降压的目标及应用方法　由于血压水平与心、脑、肾并发症发生率呈线性关系，因此，有效的治疗必须使血压降至正常范围，即降到140/90mmHg以下，老年人也以此为标准。对中青年患者（<60岁），高血压合并糖尿病或肾脏病变的患者，治疗应使血压降到130/85mmHg以下。

原发性高血压诊断一旦确立，通常需要终身治疗（包括非药物治疗）。经过降压药物治疗后，血压得到满意控制，可以逐渐减小降压药的剂量，但一般仍需长期用药，中止治疗后高血压仍将复发。

此外，长期服药治疗者突然停药可发生停药综合征，即出现血压迅速升高，交感神经活性增高的表现如心悸、烦躁、多汗、心动过速等；合并冠心病者，可出现心肌缺血发作及严重心律失常。

（1）对于轻度、中度高血压患者宜从小剂量或一般剂量开始，2~3周后如血压未能满意控制可增加剂量或换用其他类药，必要时要用两种或两种以上药物联合治疗。较好的联合用药方法有：利尿剂与β-受体阻滞剂，利尿剂与血管紧张转换酶抑制剂，钙通道阻滞剂（二氢吡啶类）与β受体阻滞剂，钙通道阻滞剂与血管紧张素转换酶抑制剂，α与β-受体阻滞剂。联合用药可减少每种用药剂量，减少副作用而降压作用强。

（2）要求在白昼及夜间稳定降压。可用动态血压方法监测。

（3）尽可能用每日1片的长效制剂，便于长期治疗且可减少血压波动。

（五）高血压危急症的治疗

1.迅速降压为主要措施①硝普钠，静滴30~100mg加入5%葡萄糖溶液500ml，避光静滴，滴速0.5~10μg/kg·min，使用时应监测血压，根据血压下降情况调整滴速。②二氮嗪，静滴200~300μg，于15~30s内静脉注射，必要时2h后再注射。可与呋塞米联合治疗，以防水、钠潴留。③对血压显著增高，但症状不严重者，可舌下含用硝苯地平10mg，卡托普利12.5~25mg。

2.制止抽搐　可用地西泮10~20μg静脉注射，苯巴比安钠0.1~0.2g肌肉注射。

3.脱水、排钠、降低颅内压　①呋塞米20~40mg或依他尼酸钠25~50mg，加入5%葡萄糖溶液20~40ml中，静脉注射。②20%甘露醇或25%山梨醇静脉快速滴注，半小时内滴完。

4.其他并发症的治疗　参见"急性脑血管疾病"、"心功能不全"、"肾功能衰竭等"。对主动脉夹层分离，应采取积极的降压治疗，诊断确定后，宜施行外科手术治疗。

二、中医治疗

治疗原则："急则治标，缓则治本"，或"标本兼顾"。本病若化火生风，则清之、镇之、潜之、降之，此为争则治其标之法，但由于本病多数均系本虚标实之证，所以一般常需标本兼顾，或在标证缓解之后，即需考虑治本，但临床常是标本兼顾治疗。

1.中成药：

（1）全天麻胶囊，每次 3 粒，每日 3 次。适用于肝肾阴虚、肝阳上亢型。

（2）杞菊地黄丸，每次 6g，每日 3 次。适用于阴虚阳亢型。

（3）附桂八味丸，每次 6g，每日 3 次。适用于阴阳两虚型。

（4）复方罗布麻片，每次 2 粒，每日 3 次。适用于肝阳上亢、痰浊中阻、血脉瘀阻型。

（5）松龄血脉康，每次 4 粒，每日 3 次。适用于血脉瘀阻型。

2.验方：

（1）平肝化瘀汤：夏枯草 12g，石决明 15g，桑寄生 15g，白芍 12g，牛膝 15g，草决明 12g，柴胡 12g，牡丹皮 12g，大黄 3g，日 1 剂，水煎服。

（2）远菊二天散：生远志 15g，菊花 12g，天麻 15g，川芎 15g，天竺黄 12g，柴胡 10g，石菖蒲 12g，僵蚕 12g，口服，每日 1 剂，水煎服。

（三）其他疗法

1.针灸　主穴有风池、曲池、足三里、太冲，配穴有如肝火炽盛加行间，太阳；阴虚阳亢加太溪、三阴交、神门；痰湿内盛加丰隆、内关；阴阳两虚加气海、关元。方法为每次选主穴 2 个和配穴 1~2 个，行稍强针法，留针 20min。

2.耳针疗法　取穴有良质下、神门、心、交感、降压沟。方法为每穴捻针 30s，留针 30min，每日 1 次或者掀针里藏.或王不留行按压，每次选 2~3 穴，可埋针 1~2 天，10 天为 1 疗程。

3.穴位注射　取穴有足三里、内关；或合谷、三阴交；或太冲、曲池。方法有三组穴可交替使用.每穴注射 25%盐酸普鲁卡因 1ml，每日 1 次。

4.皮肤针疗法　以脊柱两侧腰骶椎为重点叩刺部位，兼叩颈椎、前额、后脑及眼区、四肢末端。方法采用轻刺激，先自脊椎部叩起，自上而下，先内侧后外侧，然后再叩击颈项、头额等部。亦可用中号或大号火罐在除头部以外的上述部位拔罐 10 个左右，时间约 15min。

第二节　心绞痛

心绞痛是冠状动脉供血不足，心肌急剧的暂时的缺血及缺氧所引起的临床综合征。其特点是阵发性的前胸压榨性疼痛感，主要位于胸骨后部，可放射至心前区和左上肢，常发生于劳动或情绪激动时，持续数分钟，休息或用硝酸酯制剂后消失。本病多见于男性，多数在 40 岁以上，其中劳累、情绪激动、饱食、受寒、阴雨天气、急性循环衰竭为常见的诱因。

【分型】

世界卫生组织的分型主要根据发病的机制将心绞痛分为两型：劳力性和自发性两大类。

1981 年经中华医学会心脏病学会讨论，建议采用这一分型。

（一）劳力性心绞痛 指由运动或其他增加心肌需要氧量的情况所诱发的短暂胸痛发作，休息或含硝酸甘油可使之迅速缓解。劳力型心绞痛可分为以下 3 类。

1.初发劳力性心绞痛 从前未发生过心绞痛或心肌梗死，初发劳力性心绞痛时间在 1 个月内，有过稳定型心绞痛，已数月不发生，再次发生时间未到 1 个月。

2.稳定劳力性心绞痛 疼痛的发作有明确的劳力或情绪诱因；发作持续时间、程度、性质、部位、次数相对固定，用硝酸甘油可缓解，痛程在 1 个月以上。

患者的冠状动脉均有固定性阻塞病变，以多支常见，狭窄程度在 70%~95% 之间，其预后取决于心肌缺血程度及心功能情况。

3.恶化劳力性心绞痛 稳定劳力型心绞痛患者，在 3 个月内心绞痛突然增频，发作时间大于 10min，程度加重，诱因亦变动。

本型患者，有多支或左冠脉主干病变，与缺血有关，血管狭窄多在 90% 以上。

（二）自发性心绞痛 胸痛的发作与心肌需要氧量的增加无明显关系。程度较重，不易为硝酸甘油所缓解。

1.卧位型心绞痛 在休息或熟睡时发作，常发生在半夜。本型可发展为心肌梗死及猝死。

2.变异型心绞痛 亦常在夜间发作，但发作时心电图表现不同，显示有关导联的 ST 段抬高，而与之相对应的导联中则 ST 段压低。据资料，中国医学科学院阜外医院的临床观察发现，变异性心绞痛发作缓解后约 30%~40% 的患者在原 ST 段抬高导联出现 T 波倒置，倒置的 T 波多在 24h 内恢复。冠状动脉痉挛的总发生率以前降支为最高，其次在右冠状动脉，但在冠状动脉无明显病变的变异型心绞痛患者中，右冠状动脉痉挛的发生率略高于前降支，女性相对多见。

3.中间综合征 亦称冠状动脉功能不全。发作时间长达 30min 至 1h 以上，在休息或睡眠中，但心电图、放射核素和血清酶检查无心肌坏死的表现，常为心肌梗死的前奏。

4.梗死后心绞痛 急性心梗发生在 1 个月以内出现的心绞痛，心梗后心肌尚未完全坏死，一部分未坏死的心肌处于严重缺血状态又发生疼痛，有再梗的可能。

（三）混合性心绞痛 劳力性和自发性心绞痛混合出现，兼有劳力性和自发性心绞痛的临床表现。在临床上常见。

【诊断与鉴别】

一、诊断依据

（一）临床表现

1.症状 劳力型或自发性表现为胸骨体上段或中段之后，可波及心前区，有手掌大小范围，甚至横贯前胸，放射到咽、左肩部、左上肢、背部、上腹部，疼痛位置多变者，不像心绞痛发作；疼痛性质常为压迫、发闷、紧缩，亦可有烧灼感，偶伴有濒死的恐惧感觉，而尖锐、针刺样、刀扎样痛不像心绞痛；疼痛发生由轻到重，在 3~5min 内逐渐消失，超过半小时考虑心梗的可能，含服硝酸甘油能在几分钟内缓解。

2.体征 发作时心率增快，血压升高，表情焦虑，皮肤冷或出汗，第一心音减弱，出现第四心音或第三心音奔马律，如乳头肌供血不足，可出现暂时性二尖瓣关闭不全，心尖部可闻及收缩期杂音，第二心音可有逆分裂或出现交替脉。

（二）实验室和其他检查

1.心电图 发作期以 R 波为主导联可出现 ST 段水平或下斜压低伴或不伴 T 波低平、倒置，发作后正常，如平时 T 波倒置者，发作时变为直立称假正常化，变异性心绞痛发作时，ST 段明显抬高，对应的导联 ST 压低，发作后恢复正常，在静息时50%病人心电图在正常范围，有可能有陈旧性心梗，非特异 ST 段和 T 波异常，房室及束支阻滞，室性、房性期前收缩等表现。

2.动态心电图 诊断缺血的标准：ST 段呈水平型或下斜型（J 点后 0.08s 处）压低≥1mm 持续时间≥1min，两次发作时间至少相隔 1min，可发现各种心律失常，出现的时间与患者活动和症状相对应。

3.心电图负荷试验 常用运动试验有活动平板试验和踏车运动试验。①运动中出现典型心绞痛；②运动中或运动后心电图出现 ST 段水平或下斜型下降≥1mm，或原有 ST 段下降者运动后在原有基础上再下降 1mm；③运动中血压下降。有资料表明，运动负荷试验对冠心病诊断敏感性为 70%，特异性为 79%。对男性假阴性率高，女性假阳性率高。对不稳定型心绞痛明显心力衰竭，严重心律失常，禁作运动试验。

4.超声心动图 可探测到缺血区心室壁的运动异常。

5.放射性核素心肌显像 对疑诊冠心病心绞痛者，可选择 99mTC-MIBI 显像，阳性预测值在 90%~95%以上，若心电图运动实验阳性，核素运动显阴性，不能确诊冠心病。可行冠脉造影。

6.冠脉造影 是目前诊断冠心病最可靠的方法，通过冠脉造影可明确病变部位及病变的过程。

二、心绞痛严重度的分级

根据加拿大心血管病学会分类分为 4 级。Ⅰ级：一般体力活动（如步行和登楼）不受限，仅在强、快或长时间劳力时发生心绞痛。Ⅱ级：一般体力活动轻度受限。快步、饭后、寒冷或刮风中，精神应激或醒后数小时内步行或登楼；步行两个街区以上。登楼一层以上或爬山，均引起心绞痛。Ⅲ级：一般体力活动明显受限，步行1~2 个街区，登楼一层引起心绞痛。Ⅳ级：一切活动都引起不适，静息时可发生心绞痛。

三、鉴韵

(一)心脏神经官能症 胸痛部位多在左胸乳房下心尖附近或经常变动。时间短（几秒）的刺痛或持久的（几小时）隐痛。患者常喜欢不时吸口气或作叹息性呼吸。常在疲劳后出现症状，作轻体活动反觉舒适。含化硝酸甘油无效或在10分钟后才"有效"。常伴心悸、乏力及其他神经衰弱的症状。

(二)急性心肌梗死 胸痛部位相仿，性质剧烈，常伴休克、心律失常及心力衰竭，含化硝酸甘油多不能缓解。心电图示心梗的表现，心肌酶、肌钙蛋白I或T增高。

(三)其他疾病引起的心绞痛 包括严重的主动脉瓣狭窄或关闭不全、风湿性冠状动脉炎、梅毒性主动脉炎、X综合征等引起的心绞痛，根据其临床表现来进行鉴别。

(四)肋间神经痛 疼痛局限1~2个肋间，多为刺痛或灼痛，咳嗽、用力呼吸和体位转动疼痛加剧。

(五)不典型疼痛 需与食管、消化性溃疡，颈椎病等相鉴别，体检及X线检查常可明确诊断。

【治疗】

一、西医治疗

(一)一般治疗 对患者从精神、生活和工作等方面进行了解和帮助。

1.对患者的解释与卫生宣教 让患者适当了解本病是慢性疾病，以便正确对待，避免和控制诱发心绞痛的因素，不要从事过强的体力劳动和情绪激动。

2.工作与生活的安排 工作应妥善的安排，防止劳累（体力、脑力），应有足够的睡眠，一般患者体力活动不宜过于限制，从事适当的轻体力劳动或作散步等，能帮助神经与血液循环功能的改善。注意运动量要以不引起心绞痛为原则。防寒保暖。

3.饮食与吸烟 饮食要低脂、低胆固醇、低盐、高维生素、高纤维素，少食多餐，戒烟。

4.积极治疗各种能加重心绞痛的疾病 积极治疗高血压、贫血、甲状腺功能亢进等疾病及各种心律失常。

(二)药物治疗

1.硝酸酯制剂

(1)硝酸甘油：其作用：a.能扩张体循环大小动脉，扩张静脉更明显，减少静脉回心血量，降低前负荷和后负荷；降低心室容量、心腔内压、心排血量和血压降低心肌耗氧量；b.扩大冠状动脉，对血流的阻力明显下降；c.增加心肌缺血部位血流，增加侧支循环。可用0.3~0.6mg舌下含化，1~2分钟起效，约半小时后作用消失，对约92%的患者有效，其中76%在3分钟见效，延迟见效或完全无效时，并非患冠心病或为严重的冠心病。副作用：有头昏，头胀痛，头部跳动感，面红，心悸等，偶尔发生体位性低血压或昏厥，故初次应卧位，剂量不宜过大，0.3mg无效时，5分钟后再用0.45mg或0.6mg，长期反复应用由于产生耐药性而效力减低，停用10h以上，可恢复有效，注意药物的失效期。

硝酸甘油气雾剂喷于颊黏膜易于吸收起作用快。静脉滴入1mg溶于50~100m15%葡萄糖液中，开始时10~20μg/min，根据血压、心率及症状增加剂量，量大到200μg/min，多用于不稳定频发的心绞痛或急性心肌梗死。

（2）亚硝酸戊酯：是一种较硝酸甘油作用更快的硝酸盐类血管扩张剂，故易汽化的液体，盛于小安瓿内，每安瓿0.2ml，需用时，可裹在手巾中挤破，经鼻孔吸入。吸后约10~15s内即发生作用，持续几分钟，其降压作用与硝酸甘油更明显，故现在不用。

（3）二硝酸异山梨醇：常用口服为每次15~20mg，每天4次，舌下含用量每次2.5~5mg。口服后在15~30min内起作用，持续3h，舌下用药后3~5min起作用，持续2~3h，口服吸收后经肝脏代谢，生物利用度低于舌下含服。缓释放制剂长效硝酸异山梨醇20mg和40mg的片剂，药效可持续12h，每天用药2次，每次1片20mg，必要时加至40mg。

2.β-受体阻滞剂 阻断拟交感类对心率和心收缩力受体的刺激作用，减慢心率，降低血压，减低心肌收缩力和氧耗量，从而缓解心绞痛的发作。还降低运动时血流动力的反应，使在同一运动量水平上的心肌耗氧量减少；使不缺血的心肌区小动脉缩小，从而使更多的血液通过极度扩张的侧支循环流入缺血区。副作用：①有重度窦性心动过缓，房室或窦房传导阻滞，低血压及心衰竭的诱发或加重；②支气管痉挛、乏力、头昏及胃肠反应，偶见发热等过敏反应，最常用的制剂是普萘洛尔3~4次/日.每次10mg，逐渐增加剂量，增至240mg/日；阿普洛尔25~50mg，3次/日，逐步增至400mg/日，美托洛尔25~50mg，3次/日；阿替洛尔12.5~25mg，2次/日，用时注意：a.与硝酸酯制剂有协同作用，剂量偏小，开始尤其注意减少，以免引起体位性低血压等副作用；b.停用本药时应逐步减量，如突然停用有诱发心肌梗死的可能；c.心功能不全、支气管哮喘、心动过缓及周围血管病者，不用为宜；d.我国多数患者对本药比较敏感，难以耐受大剂量。

3.钙离子拮抗剂 抑制钙离子进入细胞内，亦抑制心肌细胞兴奋—收缩耦联中钙离子的作用。因而抑制心肌收缩，减少心肌氧耗；扩张冠脉，解除痉挛，改善心内膜下心肌供血；扩张周围血管，降低动脉压，减轻心脏负荷，还降低血黏液度，抗血小板聚集，改善心肌的微循环。常用有：①维拉帕米80mg，3次/日，或缓释剂240mg/日，副作用有头晕、恶心、呕吐、便秘、心动过缓等。②硝苯地平，对心肌收缩力抑制作用明显轻于维拉帕米和地尔硫革。常用剂量10~20mg，3次/日，也可舌下含化，其缓释制剂20~40mg，1~2次/日，副作用有头晕、头痛、乏力、血压下降、心率增快，偶见加重心肌缺血，推测可能血压下降过低及反射性心动过速所致。③地尔硫革，作用介于硝苯地平与维拉帕米之间，扩张冠状血管作用较强，有抗心律失常的作用，抑制心肌收缩力，不及维拉帕米，但较硝苯地平明显。本药对变异型心绞痛有较好的效果，对劳力型心绞痛也有效，口服剂量 30~90mg，3 次/日，其缓释剂 45~90mg，2 次/日，副作用有头痛、头晕、失眠等。停用本类药时应逐渐减量，然后停服，以免发生冠脉痉挛。β-受体阻滞剂与地尔硫䓬或维拉帕米联合应用要注意适当掌握剂量。

4.抗血小板制剂　阿司匹林：对血小板的聚集有抑制作用，不稳定性心绞痛发病急性期，阿司匹林可给予 200~300mg/日，5~7 天后改为 50~80mg/日，主要副作用是消化道出血，小剂量对胃黏膜的刺激作用较轻，少数患者可出现皮疹或哮喘等过敏反应。

5.肝素　是直接抗凝剂，对血浆凝血因子的生物合成无影响。能延长多种血液凝固时间，肝素通过加强 AT—Ⅲ 抑制某些凝血因子的作用，有实验证明，肝素还有抗平滑肌细胞增殖作用，肝素不能从胃肠道吸收，需要注射药者，对不稳定性心绞痛肝素可采用静脉点滴方法，即先推 5 000u，然后以 1 000u/h 静滴，以凝血时间延长 1.5~2 倍为基准加减肝素剂量，1~3 天后，改为皮下注射 1.5 万 u/日，维持 3~5 天。近年来一些研究显示低分子肝素与静脉普通肝素治疗相比较在降低不稳定性心绞痛患者的心肌梗死和再梗死发生率上有同等的疗效，由于低分子肝素使用方便，需要作凝血监测，出血并发症低，目前被广泛采用。副作用偶见引起哮喘，巨大荨麻疹、皮疹、发热、胸前区紧迫感等过敏反应。有出血素质、肝肾功能不全、活动性消化溃疡、严重高血压等忌用。

溶栓治疗一般不作为不稳定性心绞痛的常规治疗，对于一些发病急骤者，采用小剂量溶栓剂与抗血小板和抗凝治疗相结合是否有益，目前尚无定论。

（三）介入性治疗和手术治疗　不稳定性心绞痛患者，经短时间的内科加强治疗，绝大多数病情很快稳定。其后可根据冠状动脉造影结果选择介入治疗和手术治疗或内科保守治疗。有些经内科加强治疗，症状仍控制不满意，也可考虑紧急介入治疗，PTCA 可明显改善患者的临床症状，提高生活质量，降低急性心肌梗死的发生率。也存在不足：①术后再狭窄率达 30%~40%，既然成功植入支架后仍存在 20% 左右的再狭窄率。②多支血管病变的 PTCA 费用远高于外科搭桥术。③并非所有血管病变都适合 PTCA。

冠心病的外科手术治疗也有较大的进展：①表现为移植血管动脉化，除使用内乳动脉外，还可选择桡动脉和胃底动脉等作为搭桥血管，这样可减少手术后血栓形成和再狭窄的发生率；②行小切口手术，避免开胸以减少创伤；③小切口搭桥术与 PTCA 相结合。

二、中医治疗

（一）中医急救　心痛发作的速效治疗药物：

1.宽胸气雾剂　发作时对口腔喷雾 2~3 次。

2.冠心苏合丸　发作时 1~2 丸含服。

3.心痛丸　发作时用 2~5min 发生止痛作用。

（二）常用中成药及验方

1.中成药：

（1）冠心Ⅱ号片：每日 3 次，每次 6 片。

（2）地奥心血康：活血化瘀，行气止痛。每日 0.1~0.2g，每日 2 次。

（3）活血通脉片：益气活血，每次 3~5 片，每日 3 次。

（4）复方丹参片：主治气滞血瘀之胸痹心痛。

（5）舒心口服液：每次 20ml，每日 2 次，用于各型心绞痛。

2.验方：

（1）冠心Ⅱ号（《新编药物学》）：丹参 24g，赤芍 15g，川芎 15g，红花 12g，降香 12g，水煎服，每日 2 次。

（2）抗心梗合剂（中国中医研究院西苑医院经验方）：党参 10~20g，黄花 15~30g，黄精 10~20g，丹参 10~30g，郁金 6~15g，赤芍 10~20g，水煎服，每日 2 次，主治急性心梗及心绞痛，气虚血瘀患者。

（3）宽胸丸（中国中医研究院西苑医院经验方）：用檀香、冰片、细辛、高良姜、荜拔、延胡索组成，上药提取挥发油、制成胶囊。主治冠心病心绞痛、急性心肌梗死。

（4）白果汁 15g，丹参 12g，甘草 6g，郁金 9g，水煎服，早晚各 1 次。

（四）其他疗法

1.针灸 ①针刺膻中、内关或内关、间使。②主穴：华佗夹脊，第 4、第 5 胸椎，内关；配穴：膻中、三阴交。

2.穴位按压 心绞痛时按压至阳穴可缓解疼痛。

3.穴位贴药 将活血止痛中药（大黄、牡丹皮、乳香、没药、当归、川芎、细辛、白芷等）制成膏药，贴在内关、膻中、心俞和厥阴俞，隔日 1 次，贴 24h，15 次为 1 个疗程。

4.耳针 主穴：心、神门、皮质下；配穴：交感、内分泌、肾、胃。每次 3~5 个穴位，用王不留行压埋，每日按压 2~3 次。

5.气功 心绞痛缓解期及心梗恢复期可选放松功、慢步行走功或练坐功等。

6.中药离子导入 可用补阳还五汤直流电离子透入治疗，每次离子透入时间 20~30min，14 日为 1 个疗程。

7.推拿 穴位按摩点可选膻中、神门、内关等穴位。

8.森林浴 适用于心肌梗死患者康复治疗。

第三节 慢性肺源性心脏病

慢性肺源性心脏病是慢性阻塞性肺部疾患（chronic 0bstructive pulmonary disease，慢阻肺，COPD）的主要内容，临床绝大多数肺源性心脏病是指慢性肺源性心脏病（chronic corpulmonale）。慢性肺源性心脏病是我国常见的一种心脏病，尤其在气候寒冷的地区，如东北、华北、西北，日照不足又过于潮湿的西南地区以及抽烟的人群患病率高。并随年龄的增长而增高，年龄 41 岁以上的患者占 91.2% 以上。男女性别无显著差异。有资料统计，在调查的全国 2 000 多万人中，慢性肺源性心脏病的平均患病率约为 0.4%。1992 年在北京、湖北、辽宁某些地区农民中普查了 10 余万人，慢性肺源性心脏病的平均患病率为 0.47%。在某些贫穷地区和医疗条件差的边远地区，慢性肺源性心脏病发病率还会更高。

引起慢性肺源性心脏病的原因比较复杂，最常见者为慢性缺血性肺源性心脏病，又称阻塞性肺气肿性心脏病，简称肺心病。由于肺组织、胸廓或肺动脉的慢性病变，引起肺循环阻力增高，导致肺动脉高压，右心室肥厚，最终发展为右心功能代偿不全及呼吸衰竭。

慢性肺源性心脏病一般属中医喘证、痰饮、心悸、水肿、肺胀等病证范畴。其发展缓慢，病程长，以冬春季多见急性发作。临床采用中西医综合疗法治疗，疗效显著。西医在急性发作控制感染，改善通气功能，纠正酸碱失衡和电解质紊乱，以及纠正呼吸衰竭、心力衰竭方面，控制病情迅速发展；中医药具有缓效、稳效和持效的特点，在改善临床症状，提高机体免疫力，特别是在缓解期防治结合、巩固疗效、减少发作方面有明显优势。

【病因病理】

一、发病因素

慢性肺原性心脏病的发病，归纳起来主要与长期慢性肺、支气管疾病，胸廓运动障碍性疾病，肺血管疾病等因素有关。

（一）支气管—肺疾病　①阻塞性肺病，如慢性支气管炎、支气管哮喘和支气管扩张等慢性阻塞性肺病（COPD）。②限制性疾病，如弥漫性肺间质纤维化、肺结核、尘肺、接触有毒气体、胸部放射治疗等致广泛性肺纤维化变化以及结节病、硬皮病、播散性红斑狼疮、皮肌炎、特发性肺含铁血黄素沉着症等。

（二）影响呼吸运动的疾病脊柱后侧弯和其他胸廓畸形、胸廓改形术后、胸膜纤维化、神经肌肉疾患（如脊髓灰质炎、肌营养不良等）、过度肥胖伴肺泡通气障碍等。肺血管可能弯曲或扭转。

（三）肺血管疾病　广泛或反复发生的多发性结节性肺动脉炎；慢性高原病缺氧致肺血管长期收缩等。

二、病理

慢性缺氧血性肺原性心脏病的主要病理如下。

（一）支气管病变　支气管黏膜炎性变、增厚、黏液腺增生、分泌亢进，腺泡扩张伴大量分泌物，支气管腔内炎症渗出物及黏液分泌潴留，形成炎栓或黏液栓阻塞，支气管纤毛上皮遭受不同程度损害，涉及纤毛上皮净化功能。病变向下波及细支气管，可出现平滑肌肥厚，使管腔狭窄而不规则，又加上管壁痉挛、软骨破坏、呼吸气时管腔容易闭陷等改变，使细支气管不完全或完全阻塞。

（二）肺泡病变 由于支气管发生上述病变，使排气管受阻，肺泡内残气量增多，压力增高，肺泡过度膨胀，使泡壁在弹力纤维受损基础上被动扩张，泡壁断裂，使几个小泡融合成一个大泡而形成肺气肿。

（三）肺血管病变 慢性阻塞性肺病常反复发作支气管周围炎及肺炎，炎症波及支气管动脉和附近肺动脉分支，使支气管动脉壁呈不同程度增厚，出现肺细胞动脉肌化，中膜肌肥厚，Ⅰ及Ⅲ型胶原面积增多，肺小动脉内膜纤维性增厚。此外可有非特异性肺血管炎，肺血管内血栓形成等。约30%患者中出现扩张的交通支，可产生动脉—静脉分流。

（四）心脏病变 右心室肥大，室壁增厚，心腔扩张，肺动脉圆锥膨隆，心肌纤维有肥大和萎缩等改变；间质水肿，灶型坏死，坏死灶后为纤维组织所替代。部分患者可合并冠状动脉粥样硬化性病变。

【诊断与鉴别诊断】

一、诊断依据

（一）病史 本病由慢性广泛性肺胸疾病发展而来，一般认为凡有慢性广泛性肺、胸疾病患者，一旦发现有肺动脉高压、右心室增大而同时排除了引起右心增大的其他心脏病可能时，即可诊断为本病。

（二）临床表现 本病临床除有原发肺、胸疾病症状、体征外，主要是逐步出现肺呼吸衰竭，心力衰竭及其他脏器受累的征象，根据其病情进程，大致可分为功能代偿与功能失代偿两个阶段。

1.功能代偿期 此期主要是慢性阻塞性肺病表现。患者都有慢性咳嗽、咯痰或哮喘病史，逐步出现心悸、短气乏力、呼吸困难和劳动能力下降。体检示明显肺气肿表现，包括桶状胸，肺部叩诊呈过清音，肝浊音界下降，心浊音界缩小，甚至消失。听诊呼吸音低，可有干湿罗音，心音遥远。有时只能在剑突下听到。肺动脉瓣听诊区第二心音亢进，提示肺动脉高压。上腹部剑突下有明显心脏搏动，是病变累及心脏的主要表现。颈静脉可有轻度怒张，但静脉压并不明显增高。

2.功能失代偿期 本期主要表现肺组织损害严重，引起缺氧、二氧化碳潴留，常因急性呼吸道感染使以上症状加重.诱发呼吸和（或）心力衰竭。

（1）呼吸衰竭：缺氧早期，当动脉血氧分压（PaO2）<5.33kPa（40mmHg）时，主要表现为发绀、心悸、胸闷、气急、烦躁、咯痰量多等。病变进一步发展时发生低氧血症和高碳酸血症，可出现各种精神神经障碍症状，称为肺性脑病，表现为头痛、头胀、烦躁不安、言语障碍，并有幻觉、精神错乱、抽搐、扑翼样震颤等。当动脉血氧分压低于3.3kPa（25mmHg），二氧化碳分压超过9.3kPa（70mmHg）时，中枢神经系统症状更加明显，出现神志不清、表情淡漠、嗜睡，进而昏迷以至死亡。

（2）心力衰竭：以右心衰竭为主，常合并有呼吸衰竭。患者出现气喘、心悸、少尿、发绀加重、上腹胀痛、食欲不振、恶心甚至呕吐等症状。体检示预静脉怒张、肝大且压痛明显，肝颈静脉回流征阳性，并可出现下肢水肿、腹水。心率增快，心前区可闻及舒张期奔马律或三尖瓣听诊区或剑突下有相对性三尖瓣关闭不全引起的收缩期吹风样杂音，杂音可随病情好转而消失。

此外急性加重期和重症患者除可引起上述肺性脑病外，还可出现严重的酸碱失衡、电解质紊乱、消化道出血、肝功能受损、肾功能衰竭、肾上腺皮质功能减退、弥漫性血管内凝血（DIC）、各种心律失常，特别是房性心律失常、休克等并发症表现。

（三）实验室检查及其他检查

1.血液检查 红细胞计数和血红蛋白常增长率高，红细胞压积正常或偏高，全血粘度、血浆粘度和血小板聚集率常增高，红细胞电泳时间延长，血沉一般偏快；动脉血氧饱和度常低于正常，二氧化碳分压高于正常，呼吸衰竭时更为显著，$PaO_2<$ 8kPa（60mmHg），$PaCO_2<6.7$kPa（50mmHg）。在心力衰竭期，可有丙氨酸氨基转移酶和血浆尿素氮、肌酐、血及尿 β_2 微球蛋白（β_2—M）、血浆肾素活性（PRA）、血浆血管紧张素 II 等含量增高等肝肾功能受损表现。合并呼吸道感染时，可有白细胞计数增高。在呼吸衰竭不同阶段可出现高钾、低钠、低钾或低氯、低钙、低镁等变化。

2.痰细菌培养 以甲型链球菌、流感杆菌、肺炎球菌、葡萄球菌、奈瑟球菌、草绿色链球菌等多见。近年来革兰氏阴性杆菌增多，如绿脓杆菌、大肠杆菌等。

3.X 线检查 ①肺部变化：随病因而异，肺气肿最常见。②肺动脉高压表现：肺动脉总干弧突出，肺门部肺动脉扩大延长及肺动脉第一分支。一般认为居中肺动脉第一下分支横径≥15mm，或右下肺动脉横径与气管横径比值≥0.17，或动态观察较原右肺下动脉干增宽 2mm 以上，可认为有该支扩张。肺动脉高压显著时，中心肺动脉扩张，搏动增强，而外周肺动脉骤然变细，呈截断或鼠尾状。③心脏变化：心脏呈垂直位，故早期心影都不见增大。右心流出道增大时，表现为肺动脉圆锥部显著凸出。此后右心室流人道也肥厚增大，心尖上翘。有时还可见右心房增大。心力衰竭时可有全心扩大，但在心力衰竭控制后，心脏可恢复到原来大小。左心一般不大，偶见左心室增大。

4.心电图检查 右心室肥大及（或）右心房肥大是肺心病心电图的特征性改变，并有一定易变性。急性发作期由于缺氧、酸中毒、碱中毒、电解质紊乱等，可引起 ST 段与 T 波改变和各种心律失常，当解除诱因，病情缓解后，常可有所恢复及心律失常等消失，常见改变为：①P 波变化：颌向 P 波电轴右偏在+70°~+90°之间。II、III、aVF 导联中 P 波高尖，振幅可达 0.22rnV，则诊断肺心病的敏感性、特异性和准确性均增高。②QRS 波群和 T 波变化：额面 QRS 波群平均电轴右偏≥+90°。有时电轴极度右偏，呈 S I、S II、S III 的电轴左偏假象。右侧胸导联出现高 RIHC。V6 呈深 S 波，显示右心室肥大。有时在 V2R、V1 导联可出现 q 波，或在 V1-V5 导联 QS 与 rS 波形。重度肺气肿患者如心电图从正常转至出现不全性右束支传导阻滞.往往表示有右心负荷过重，具有一定诊断价值。极少数患者有左心室肥大的心电图改变，这可能由于合并高血压、冠心病或支气管动脉分支扩张由左至右分流，左室泵出比右室更多血液而肥厚所致。Ⅱ、Ⅲ、avF 导联和右侧胸导联的 T 波可倒置，可出现各种心律失常。此外，肺心病常出现肢体导联低电压、顺钟向转位等心电图改变，这类表现也见于肺气肿，因此不能作为诊断肺心病的心电图改变。

5.心向量图检查　主要表现为右心室肥大和（或）右心房增大。随心室肥大的程度加重，QRS 方位由正常左下前或后逐渐演变为向后，再向下，最后转向右前，但终末部仍在右后。QRS 环自逆钟向运行或 8 字形发展至重度时之顺钟向运行。P环多狭窄，左侧面与前额面 P 环振幅增大，最大向量向前下、左或右。一般来说，右心房肥大越明显，则 P 环向量越向右。

6.超声心动图检查　可显示肺总动脉舒张期内径明显增大，右肺动脉内径增大，右心室流出道增宽伴舒张末期内径增大，右心室内径增大和右心室前壁及室间隔厚度增加，搏动幅度增强。多普勒超声心动图出现三尖瓣反流及右室收缩压增高。多普勒频谱分析可显示右室射血时间缩短，右室射血前期延长。

7.肺功能检查　在心肺功能衰竭期不宜进行本检查。症状缓解期中可考虑测定。病人均有通气和换气功能障碍，表现为时间肺活量及最大通气量降低，残气量增加。用四探头功能仪以收 γ 照相和静脉弹丸式注射法注人核素 133 氙测定两肺上下野半清除时间，可反映局部通气功能，比一般肺功能检查的肺心病检出率高。

8.右心导管检查　经静脉送人漂浮导管至肺动脉，直接测定肺动脉和右心室压力，可作为肺心病的早期诊断。

9.肺阻抗血流图及微分图的检查　肺心病时肺阻抗血流图的波幅及其微分波值多降低，Q-B（相当右室射血前期）时间超长，B-Y（相当于右室射血期）时间缩短，Q-B/B-Y 比值增加，对诊断肺心病有参考意义，并对预测肺动脉压有一定参考价值。

此外核素心血管造影有助于了解右心室功能改变；肺灌注扫描如肺上部血流增加，下部减少，则提示有肺动脉高压存在。

二、诊断标准及分期分级标准

（一）诊断标准　1997 年 9 月（大连）全国第二次肺心病专业会议修订，慢性肺原性心脏病诊断标准。

慢性肺原性心脏病（简称肺心病）是慢性支气管炎、肺气肿、其他肺胸疾病或肺血管病变引起的心脏病，有肺动脉高压、右心室增大或右心功能不全。

1.慢性肺胸疾病或肺血管病变　主要根据病史、体征、心电图、X 线，并可参考放射性同位素、超声心动图、心电向量图、肺功能或其他检查判定。

2.右心功能不全主要表现　颈静脉怒张、肝大压痛，肝颈反流征阳性、下肢水肿及静脉压增高等。

3.肺动脉高压、右心室增大的诊断依据：

（1）体征：剑突下出现收缩期波动，肺动脉瓣区第二心音亢进。，三尖瓣区心音较心尖部明显增强或出现收缩期杂音。

（2）X 线诊断标准：①右肺下动脉干扩张：横径≥15μm；右肺下动脉横径与气管横径比值≥1.07；经动态观察较原右肺下动脉干增宽 2,μm 以上。②肺动脉段中度凸出或其高度≥3μm。③中心肺动脉扩张和外围分支纤细，两者形成鲜明对比。④圆锥部显著凸出（右前斜位45°）或"锥高"≥7μm。⑤右心室增大（结合不同体位判断）。

具有上述①~④项中的一项可提示，两项或以上者可以诊断。具有第⑤项情况者即可诊断。

（3）心电图诊断标准：主要条件：①额面平均电轴≥+90°；②V1R/S≥1；③重度顺钟向转位（V5R/S≤1）；④RV1+SV5>1.05mV∥≥aVR R/S 或 R/Q≥1；⑥V1~3 呈 Qs、Qr、qr（需除外心肌梗死）；⑦肺型 P 波：P 电压≥0.22mV 或电压≥0.2mV，呈尖峰型，结合 P 电轴>+80°，或当低电压时 P 电压>V2R，呈尖峰型，结合电轴>+80°。次要条件：①肢导联低电压；②右束支传导阻滞（不完全性或完全性）。

具有 1 条主要的即可诊断，2 条次要的为可疑肺心病的心电图表现。

（4）超声心动图诊断标准：全国第三次肺心病专业会议制定，1980 年 10 月，黄山。

主要条件：①右心室流出道内径≥30mm；②右心室内径≥20mm；③右心室外前壁的厚度≥5.0mm，或有前壁搏动幅度增强；④左/右心室内径比值<2；⑤右肺动脉内径≥18mm，或肺动脉干≥20mm；⑥右心室流出道/左心房内径比值>1.4；⑦肺动脉瓣曲线出现肺动脉高压征象（a 波低平成<2mm，有收缩中期关闭征等）。

参考条件：①室间隔厚度 A>12mm，搏幅<5mm 或呈矛盾运动征象；②右心房增大，≥25mm（剑突下区）；③三尖瓣前叶曲线 DE、EF 速度增快，E 峰呈尖高型，或有 A—C 间期延长；④二尖瓣前叶曲线幅度低，CE<18mm，CD 段上升缓慢、延长、呈水平位或有 EF 下降速度减慢，<90mm/s。

说明：①凡有肺胸疾病的患者，具有上述 2 项条件者（其中必具 1 项主要条件）均可诊断肺心病；②上述标准仅适用于心前区探测部位。

（5）心电向量图诊断标准：全国第三次肺心病专业会议制订，1980 年 10 月，黄山。

在肺胸疾病基础上，心电向量图具有右心室及（或）右心房增大指征者均符合诊断。

A.右心室肥厚

a.轻度右心室肥厚：①横面 QRS 环呈狭长形，逆钟向运行，自左前转向右后方，其 S/R>1.2，或 X 轴上（额面或横面）右/左向量比值>0.58，或 S 向量角<一110°伴 S 向量电压>0.6mv；②横面 PRS 环呈逆钟向运行，其右后面积占总面积 20Z 以上伴额面 QRS 环呈顺钟向运行，最大向量方位>+60°，或右下或右上面积占总面积 20%以上。

上述两条中具有其中一条之一项即可诊断。

b.中度右心室肥厚：①横面 QRS 环呈逆钟向运行，其向前+右后面积>总面积 70%以上且右后向量>0.6mv。②横面 QRS 环呈"8"字形，主体及终末部均向右后方位。

以上两条具有一条即可诊断。

c.重度右心室肥厚：横面 QRS 环呈顺钟向运行，向右向前，T 环向右后。

B.右心房增大

a.额面或侧面最大 P 向量电压>0.18MV。

b.横向 P 环呈顺钟向运行。

C.横面向前 P 向量>0.06MV。

以上 3 条符合一条即可诊断，额面最大 P 向量+75°作为参考条件。

可疑肺心病：横面 QRS 环呈肺气肿图形（环华向后，最大 QRS 向量沿+270°轴后伸，环华轴度减低和变窄），其额面最大 QRS 向量方位>60°或肺气肿图形其右后面积占总面积的 15%以上。

合并右束支传导阻滞或终末传导延缓作为参考条件。

（6）放射性同位素：肺灌注扫描，肺上部血流增加，下部减少，即表示可能有肺动脉高压。

注：（4）、（5）、（6）项有条件的单位可作诊断参考。本标准在高原地区仅供参考。

（二）分期和分级标准 1977 年 9 月（大连）全国第二次肺心病专业会议修订肺心病分期和分级标准。

1.肺心病缓解期。

2.肺心病急性发作期。

（1）心功能不全标准：按原标准（分心功能不全 I、Ⅱ、Ⅲ级）。

I 级：较重体力劳动则有症状，体力活动稍受限制。

Ⅱ级：轻微体力活动即有明显症状，休息后稍减轻，体力活动大受限制。

Ⅲ级：即使在安静休息状态下亦有明显症状，体力活动完全受限。

（2）呼吸功能不全临床标准：根据呼吸困难、发绀等临床表现分为三级。肺功能检查及血液气体分析可作参考。

I 级（轻度）：中度劳动时即感到呼吸困难、轻度发绀。

Ⅱ级（中度）：轻度活动时即感到呼吸困难，轻度发绀。

Ⅲ级（重度）：静息时即感呼吸困难，重度发绀。

三、鉴别诊断

（一）冠心病 肺心病和冠心病都见于老年患者，且均可发生心脏扩大、心律失常和心力衰竭，少数患者心电图上 I、aVL 或胸导联出现 Q 波，类似陈旧性心肌梗死。但肺心病无典型的心绞痛或心肌梗死的临床表现，又如有慢性支气管炎、哮喘、肺气肿等肺胸疾患史，心电图中 ST-T 改变多不明显，且类似陈旧性心肌梗死的图形多发生于肺心病的急性发作期和明显右心衰竭时，但随着病情的好转，这些图形可很快消失。

（二）风湿性心脏病 肺心病患者在三尖瓣区可闻及吹风样收缩期杂音，有时可传到心尖部；有时出现肺动脉瓣关闭不全的吹风样舒张期杂音；加上右心肥大、肺动脉高压等表现，易与风湿性心瓣膜病相混淆。一般通过详细询问有关慢性肺胸疾患的病史，有肺气肿和右心室肥大的体征，结合 X 线、心电图、心向量图、超声心动图等表现，动脉血氧饱和度显著降低，二氧化碳分压高于正常等，可资鉴别。

（三）原发性扩张性心肌病、缩窄性心包炎 前者心脏增大常呈球形，常伴心力衰竭、房室瓣相对关闭不全所致杂音。后者有心悸、气促、发绀、颈静脉怒张、肝肿大、腹水、浮肿及心电图低电压等，均需与肺心病相鉴别。一般通过病史、X 线、心电图等检查不难鉴别。此外，发绀明显有胸廓畸形者，还需与各种发绀型先天性心脏病相鉴别，后者多有特征性杂音、杵状指较明显而无肺气肿，鉴别一般无多大困难。

（四）其他昏迷状态 本病有肺性脑病昏迷时，尚需与肝性昏迷、尿毒症昏迷和少数脑部占位性病变或脑血管意外的昏迷相鉴别。这类昏迷一般都有其原发疾病的临床特点，不难鉴别。

【治疗】

一、西医治疗

（一）一般治疗

（1）积极预防和治疗呼吸道感染，消除诱发因素。

（2）积极治疗慢性支气管炎、支气管哮喘、支气管扩张、肺结核等肺部疾患，以阻止肺组织的进一步损害。

（3）改善环境卫生及防止烟尘，减少各类诱发因素。尤其应严格戒烟，因吸烟可减弱肺净化功能和支气管上皮细胞纤毛活动，反射性地引起支气管痉挛，促使支气管分泌物增多，增加气道阻力，降低巨噬细胞的抗菌能力；过度吸烟者可出现肺间隔、肺小动脉壁的纤维增厚，弥散功能减退，也易发生呼吸道感染，加速肺心病的进程。

（4）注意休息，慎防劳累太过，尤其是反复发病者；注意衣着及生活起居；居室应安静、清洁、舒适，既要保暖，又要保持空气流通，注意个人卫生。

开展体育锻炼，如打太极拳、散步、做呼吸保健操等；从夏季开始，经常以冷水洗手、洗脸直至沐浴，提高耐寒能力（气温降低时可适当调整水温）；做膈式呼吸和缩拢口唇呼吸以改善肺脏通气等。

（二）药物治疗 药物治疗的目的，是期望在缓解期能够提高机体免疫力并结合对症治疗，减少急性发作，控制肺心病发展；在急性发作期能尽快控制感染，消除诱因，及时控制发作，防 IE 和处理各种并发症的发生。

1.抗生素类：

（1）β-内酰胺类抗生素：各种 β-内酰胺类抗生素都能通过抑制转肽酶的交联反应，从而阻碍细菌细胞壁粘肽合成，使细胞壁缺损，菌体膨胀裂解。除此之外，对细菌的致死效应可包括触发细菌的自溶素活体。本类抗生素包括青霉素类及头孢菌素类。青霉素主要有天然青霉素和半合成青霉素，其主要副作用有过敏反应，如皮疹、哮喘、药物热、血管神经性水肿和过敏性休克等，临床应用首先应询问其有无过敏史，并做皮内试验。水溶液应新鲜配制，久藏（4h）效价下降，且易产生引起致敏的衍生物。目前临床常用药物有：青霉素（40万u/支，80万u/支），轻症80万u/次，2次/日，肌肉注射；重症200~400万u/次，2~4次/日，静脉点滴或静脉注射。氨苄西林（0.5g/支），2~6g/日，分2次静脉注射或静脉点滴。阿莫西林（胶囊0.25g/粒，注射剂0.5g/支、1.0g/支），轻症0.5~1g/次，4次/日，口服；重症4~6g/日，分2次静脉点滴。哌拉西林（粉：0.5g/支，1g/支），轻症4~12g/日，分3~4次，重症12~16g/日，分4~6次静脉注射或静脉点滴。头孢菌素类抗生素，其不良反应常见者为过敏反应，偶可见过敏性休克、哮喘及迟发型皮疹等，青霉素过敏者约有5%~10%对头孢菌素有交叉过敏反应，静脉给药可发生静脉炎，部分第一代头孢菌素类可出现肾脏毒性，第二代头孢菌素偶可见二重感染。临床常用药如：头孢氨苄胶囊0.125g/粒，0.5~1g/次，3~4次/日，口服，常用于轻症或缓解期患者。头孢唑林钠（针剂0.5g/支），2~4g/日，分4次，重症4~6g/日，分4次，肌肉注射、静脉注射或静脉点滴。头孢拉定（片剂0.25g/片，针剂：0.5g/支），1~2g/日，分4次，口服，常用于轻症及缓解期患者；或2~4g/日，分4次，重症，6~8g/日，分4次，肌肉注射，静脉注射或静脉点滴。头孢西丁（针剂：1.0g/支）3~4g/日，分3~4次，重症6~12g/日，分3~4次，肌肉注射、静脉注射或静脉点滴。头孢噻肟钠，（针剂：0.5g/支）2~4g/日，分2次，重症4~6g/d，分3次，肌肉注射、静脉注射或静脉点滴。

（2）氨基甙类抗生素：其抗菌机制是阻碍细菌蛋白质的合成，对静止期细菌有较强作用。其主要不良反应有过敏反应，耳毒性、肾毒性、神经肌肉阻断作用。临床应用应注意慎重确定首选药物，对老年人革兰氏阳性菌感染，应首选头孢菌素或广谱青霉素。严重感染需联用氨基甙类抗生素以发挥协同作用时，两药的剂量应降低以避免毒性反应发生。注意检查肾功能，肾功能不全及潜在肾功能障碍的老年人、儿童、妊娠及哺乳妇女等应慎用；与二性霉素、头孢噻肟、多粘菌素E、万古霉素等合用能增加其肾毒性，与速尿、甘露醇等合用能增加其耳毒性，与抗组织胺药合用可掩盖其耳毒性，临床使用应注意。常用药物有庆大霉素（针剂：5万u/支）16~24万u/日，分2次肌肉注射或静脉点滴。妥布霉素（针剂：80mg/支）1G0~240mg/日，分2次肌肉注射或静脉点滴。

（3）大环内酯类抗生素：其抗菌机制为能与细菌核蛋白体的50S亚基结合，抑制转肽作用及（或）使核糖核酸（mRNA）移位，而抑制蛋白质合成。其主要副作用为口服可出现胃肠道反应及假膜性肠炎，静脉滴注其乳糖酸盐可引起血栓性静脉炎。临床常用红霉素（片剂0.125g/片，针剂：0.25g/支，0.3g/支）。0.375g/次，每日4次口服，或0.75~1g/日，静脉点滴；罗红霉素（片剂：150mg/片）300mg/次，每日2次，口服。

（4）奎诺酮类抗生素：其抗菌机制是通过抑制细菌的DNA回旋酶而抑制DNA的合成。不良反应少见，仅少数人有轻中度恶心、呕吐、腹痛、焦虑、失眠和关节痛等，现临床报道奎诺酮类可使婴幼儿软骨打洞，故孕妇、乳母、婴幼儿慎用。诺氟沙星、依诺沙星、氧氟沙星对肝肾功能严重不全者慎用；环丙沙星可使苯碱血浓度增加，半衰期延长，故使用苯碱时应注意。临床常用氟哌酸（胶囊：0.1g/粒）0.2g/次，每日 4 次，口服；环丙沙星（片剂：0.2g/支）0.2~0.4g/次，每日 2 次，口服，适用于缓解期及轻症患者；或诺氟沙星（注射液：0.1g/支）0.1g/次，3~4 次/日。静滴；或环丙沙星（注射液：0.2g/支）0.2g/次，2 次/日，静脉点滴。

2.解除支气管痉挛：

（1）β_2-受体激动剂：其作用机制主要是通过兴奋 β_2-受体，扩张支气管平滑肌，稳定肥大细胞，副作用轻微，一般治疗量几乎不出现心率增快，但剂量加大，也会出现心悸，偶有头晕、不安、手指震颤等，停药后或坚持服药一段时间可消失，久用可使 β-受体敏感性降低，使气道高反应性加重，停药 1~2 周后可恢复其敏感性。因此应避免长期使用。甲亢、高血压及老年人应慎用。临床常用药物为：沙丁胺醇（舒喘灵）：2.4mg/片，口服，2.4~4.8mg/次，3 次/日；气雾剂（含量为 0.2%）：每次 1~2 揿，喷雾吸入，每日 3~4 次；氯丙那林（氯喘、喘通）5mg/片、10mg/片，100mg/次，3 次/日，嗜睡前加服 1 次，气雾剂：0.3~0.5ml/次，3~4 次/日，喷雾吸入，特布他林（博利康尼）2.5mg/片、2.35mg/次，3 次/日，口服；丙卡特罗（美喘清）片剂：25μg/片、50μg/片，气雾剂：10μg/揿，口服：50~100μg/次，1~2 次/日，睡前服 1 次；喷雾：1~2 揿/次，1~2 次/日。

（2）茶碱类（黄嘌呤类）药物：其作用机制为能抑制磷酸二酯酸有关，从而使 cAMP 破坏减少，提高细胞内 cAMP 浓度，茶碱还能增强异丙肾上腺素或沙丁胺醇抑制肥大细胞释放组胺的作用，且可增加 β-受体激动剂的疗效，尤其对 β-受体激动剂不敏感的患者，增加疗效更显著，其主要副作用为胃肠道反应、失眠、不安；静脉注射太快，血药浓度超过安全浓度时，可引起头痛、头昏、心悸、恶心、呕吐、心律失常或血压骤降等严重不良反应。常用药物有氨茶碱 0.1g/支、0.25g/支，口服 0.1~0.2g/次，每日 3 次，静注 0.125~0.25g/次，加入 25%葡萄糖 20~40ml 稀释后缓慢静注（不得少于 10min），2 次/日。静脉滴注：0.25~0.5g/次，1~2 次/日，浓度为 1~2mg/ml，宜缓慢滴入，1~2 次/日。茶碱缓释片或控释片，口服，每次 0.3g，1~2 次/日。二羟丙茶碱（喘定、甘油茶碱）0.2g/片、0.25g/支、0.5g/支，口服 0.2g/次，2~3 次/日，控释片 0.4g/次，12 小时 1 次，静滴，0.5~1g/次，以 5%~10%葡萄糖稀释至浓度为 1~2 mg/ml 后缓慢静脉滴注，1 次/日。

（3）抗胆碱类药：其作用机制为阻断节后迷走神经通路，降低内源性迷走神经兴奋性，cAMP 浓度，使生物活性物质减少，有利于平滑肌松弛，其扩张支气管平滑肌作用较 β_2-受体激动剂弱，常作为辅助剂与 β_2-受体激动剂协同作用，其副作用有口干、痰粘稠不易排出，尿潴留，瞳孔散大等。近年用异丙托溴胺（溴化异丙阿托品）雾化吸入，有明显的扩张支气管作用，不影响痰液的粘稠度及排出痰量，也无明显的全身不良反应，20~90μg/次，3~6 次/日，喷入。

3.祛痰药　祛痰药能增加呼吸道分泌，使痰液变稀、松解或增加呼吸道黏膜上皮纤毛运动，使痰易于咯出，从而祛痰药也间接起到镇咳作用。临床常用非那根止咳糖浆、5~10ml/次，3~4 次/日；氯化胺：10ml/次，3 次/日，复方甘草合剂：10ml/次，3~4 次/日，或复方甘草片，1~2 片/次，3~4 次/日。

4.呼吸兴奋剂 本类药常用为尼可刹米，山梗菜碱。尼可刹米主要为直接兴奋延脑呼吸中枢，并刺激颈动脉化学感受器反射性兴奋呼吸中枢，能提高呼吸中枢对 CO_2 的敏感性，使呼吸加深加快，过量致血压上升，心动过速，肌肉震颤及僵直、咳嗽、呕吐、出汗。山梗菜碱：0.375g/支，0.5g/支，常用量为 0.25~0.5g/次，极量为 1.25g/次，皮下、肌肉或静注，可重复使用，可给予 1.5~4.5g 入 5%葡萄糖液 500ml 中按 15~20 滴/min，缓慢静脉滴注，应注意间断用药效果好。山梗菜碱不直接兴奋延脑，而是通过刺激颈动脉体和主动脉体的化学感受器，反射性兴奋延脑呼吸中枢；较大剂量可引起心动过缓，传导阻滞（过量则可致心动过速），呼吸深度抑制及强直阵挛性惊厥。针剂为 3mg/支，静脉注射 3mg/次，极量为 6mg/次，20mg/日，皮下或肌肉注射：10mg/次，极量 20mg/次，50mg/日，或 15mg 加入 5% GS500ml 缓慢静脉滴注。

5.利尿剂 利尿剂主要通过抑制。肾小管对 Na^+、CL^+ 的再吸收，降低肾的稀释功能和浓缩功能及通过抗醛固酮的作用，减少 Na^+ 的再吸收和 K^+ 的分泌，从而达到利尿作用，主要副作用有引起水电解质失衡、胃肠道反应，加重肾功能不全，尚有的药物具有耳毒性。临床应注意补充电解质及排钾利尿及保钾利尿联合应用。临床常用速尿：20mg/片、20 mg/支，20~40 mg/次，2~3 次/日，口服或静注，双氢氯噻嗪：25 mg/片，25~50 mg/次，2~3 次/日；螺内酯：20 mg/片，10~30 mg/次，3~4 次/日。

6.强心剂：

（1）强心甙类：主要通过加强心肌收缩性，减慢窦性频率及对心脏电生理特性的影响而发挥作用。其毒性反应为：胃肠道反应、表现为厌食、恶心、呕吐、腹泻；中枢神经系统反应及视觉障碍：有眩晕、头痛、疲倦、失眠、谵妄等症状，还有黄视症、绿视症等视色障碍及视物模糊；并可出现各种心律失常，最早、最毒者为室性早搏，室性心动过速则是严重的中毒症状，容易发展为心室纤颤而死亡；可发生程度不同的房室传导阻滞，可引起窦性心动过缓，较少引起窦性停搏，常用小剂量的作用快，排泄快的毒毛旋花子甙 K 或西地兰，常用毒毛旋花子甙 K（0.25 mg/ml 支），0.125~0.25 mg/支加 50%GS20ml 稀释后缓慢静注，时间不少于 5min，西地兰（0.4 mg/支）0.2~0.4 mg/次加 50%GS20ml 稀释后缓慢静注，必要时可于 4~6h 后重复。

（2）非强心甙类的正性肌力作用药：主要为 J3 一受体激动剂多巴酚丁胺，通过使心输出量增加，尿钠排出量增加，肺楔压及血管阻力下降而达到强心利尿作用，其静脉滴注量为 2.5~10μg/kg·min，与强心甙合用可增加其正性肌力作用而不增加引起心律失常的可能。由于多巴酚丁胺能增加房室间传导速度，故应注意避免用于心房颤动的病人。

7.血管舒张剂 血管舒张剂治疗心力衰竭的根据是它们能舒张外周血管，降低前、后负荷，改变心功能。

（1）硝酸甘油：主要扩张静脉，减少静脉回心血量，降低前负荷，增加心输量。用量：初始按 10μg/min 静滴，以后每 5~10 分钟增加 5~10μg/min，应注意调整静脉滴速，避免低血压及反射性心动过速等不良反应。

（2）肼苯哒嗪：对小动脉有选择性舒张作用。能明显降低外周血管阻力，降低后负荷，改善心功能，一般用量为每3小时50~75μg，肌注或缓慢静注。硝普钠能舒张静脉和小动脉静滴后外周血管阻力下降，心输出量增加，静滴开始12.5μg/min，以后每5~10分钟增加5~10μg/min。两者均能引起血压下降，对伴有休克及血压下降者应慎用或禁用。

（3）哌唑嗪：（0.5mg/片）对动脉和静脉都有舒张作用，用药后血管阻力下降，心输出量增加，肺楔压及右房压下降。口服首剂0.5mg，以后每6小时1mg，视需要可增至每次2~3mg。应注意首次给药可致严重的体位性低血压，晕厥、心悸等称"首剂现象"，睡前服用可避免发生。

（4）卡托普利：（25mg/片），能舒张动脉和静脉，口服后见LVEDP，肺楔压下降，外周阻力下降，心输出量增加，本药还能使醛固酮分泌减少，对心功能不全而有高醛固酮症者更为适用。其主要副作用为：刺激性干咳，皮疹，药热等，偶有味觉障碍，粒细胞缺乏。临床应注意其刺激性干咳常与肺内、气管炎症及心功能不全所致之咳嗽相混淆。常用剂量为12.5~25mg/次，3次/日口服，必要时可增至每次50mg。

（5）硝苯地平：（10mg/片），舒张动脉作用较强，降低后负荷较为显著，一般舌下给药，10~20mg/次，可引起血压下降及反射性心率增快，对血压低及心率过快者应慎用。

8.肾上腺糖皮质激素 药理剂量时具有抗炎，抗过敏，抑制免疫作用，能减少机体对各种刺激所致病理反应.减少炎性渗出，在严重感染时与抗生素合用，有良好退热、抗炎、抗毒、抗休克及促进症状缓解作用；且能增加气道平滑肌β2-受体的反应性。长期大量应用可引起类柯兴氏综合征表现；诱发或加重感染；诱发或加重十二指肠溃疡，甚至造成消化道出血或穿孔；还可引起高血压和动脉粥样硬化、骨质疏松、肌肉萎缩、伤口愈合迟缓及精神失常等。临床常用氢化可的松（25mg/支），0.1g/次，抢救时可达1g/日以上，静脉滴注，地塞米松（5mg/支），5~10mg/次，1~2次/日，静脉注射或入液体中静脉滴注。

（三）急性期治疗

1.控制呼吸道感染 呼吸道感染是发生呼吸衰竭和心力衰竭的常见诱因，故需积极用药加以控制。宜联合用药，根据细菌培养和致病菌对药物敏感的测定结果选用，选用广谱抗生素长期应用应防止真菌感染，一旦真菌感染成为肺部感染的主要病原菌，应调整或停用抗生素，给予抗真菌治疗，可选用雾化吸入及气管内滴药以提高局部药物浓度。

2.改善呼吸功能，抢救呼吸衰竭 采取综合措施，包括缓解支气管痉挛，清除痰液，畅通呼吸道，持续低浓度（24%~35%）给氧、呼吸兴奋剂等，必要时施行气管切开，气管插管和呼吸机治疗等，近来有用肝素25~100mg或肝素50mg、654-210mg加入葡萄糖液中每日静脉滴注，共7~10天，以降低血液粘滞度，解除支气管痉挛，抗过敏，有利于痰液排出，但应每日测量凝血酶原时间以免出血。

3.控制心力衰竭　轻度心力衰竭给予吸氧，改善呼吸功能及控制呼吸道感染后，症状即可减轻或消失，较重者加用利尿剂也能较快控制，更重者需用强心剂及血管扩张剂。

（1）利尿剂：一般以间歇、小量交替使用缓慢制剂为妥，个别情况需用强力快速制剂，应注意引起电解质紊乱如低钾、低氯、低镁和碱中毒，诱发难治性浮肿和心律失常；并可因失水引起血液浓缩，使血液粘稠，加重气管阻塞，因此应注意补充电解质如氯化钾或同时用保钾利尿剂。

（2）强心剂：在呼吸功能未改善前，强心甙类药物疗效差，使用时剂量宜小，否则极易发生毒性反应，出现心律失常。宜使用作用快、排泄快的制剂如毒毛旋花子甙 K 或西地兰等。

（3）血管扩张剂：如酚妥拉明 10~20mg 人葡萄糖液 200ml 中静滴。其他如硝酸甘油、肼苯哒嗪、硝普钠、消心痛、硝苯地平、卡托普利等均有一定疗效（参见心功能不全章）。

4.控制心律失常　除常规治疗外（参见心律失常章）尚需进行病因治疗，包括控制感染，纠正缺氧，纠正酸碱和电解质失调等，应用抗心律失常药还应避免使用 β-肾上腺素能受体阻断剂，以免引起支气管痉挛。

5.肾上腺皮质激素的应用　在足够抗生素应用情况下，短期大剂量应用肾上腺皮质激素，对挽救早期呼吸衰竭和心力衰竭，解除支气管痉挛有一定作用，应充分注意其不良反应。

6.并发症的治疗：

（1）肺性脑病的治疗：主要为控制感染，改善通气，纠正缺氧、呼吸兴奋剂的使用，肾上腺皮质激素的应用及纠正水电失衡。

（2）酸碱失衡与电解质紊乱的治疗：肺心病急性期之酸碱失衡多为混合型，常发生呼吸性酸中毒或呼酸合并代碱，呼吸性酸中毒时应纠正低氧血症，加强换气、改善通气与换气功能一般不用碱性药物，只有证实确为代谢性酸中毒时方用碱性药物且要慎用。血液 pH<7.20 是代酸的有力指标。呼酸合并代碱时，为肺心病的严重并发症，病死率较高。轻度代碱经过补氧、换气、补充氯化钾就能缓解。重度碱中毒（血氯<70mmol/L，pH>7.60）需静脉输入 1% 的氯化钠（一般 200~300ml，1 次/日）或静脉输入精氨酸（每日 25~50g，分两次溶于 5% 葡萄糖液中静点），适当口服稀盐酸也有一定疗效。肺心病者由于长期忌盐，大量出汗，利尿失钠及过多输入葡萄糖而无钠盐，常可发生低渗血症及低渗性脑病，主要处理办法为补充钠盐。

（四）缓解期的治疗　是防止肺心病发展的关键。可采用以下方法：

（1）冷水擦身和膈式呼吸及缩唇呼气以改善肺脏通气等耐寒及康复锻炼。

（2）镇咳、祛痰、平喘和抗感染等对症治疗。

（3）提高机体免疫力药物如核糖核酸注射液或过期麻疹减毒疫苗皮下或肌肉注射和（或）雾化吸入，每次 2~4ml，每周 2 次，或核糖核酸口服液（10ml/支）10ml/次，3 次/日，3~6 个月为 1 个疗程。气管炎疫苗，转因移子，胎盘脂多糖及左旋咪唑等也可使用。

二、中医治疗

1.中成药：

（1）鱼腥草注射液：8mg（4ml）/次，每日2次，肌肉注射，适用于呼吸道炎症的治疗。

（2）复方鱼腥草注射液：每次30ml（含生药鱼腥草60g，金银花6g，茜草20g，丹参8g）加入5%葡萄糖液250ml中静脉点滴，每日1次。适用于呼吸道感染的治疗。

（3）炎平注射液：每次60~80ml（由艾叶油、黄芩甙、大蒜新素组成）加入5%葡萄糖液500ml中静脉点滴，每日1次，适用于呼吸道炎症的治疗。

（4）四季青注射液：每次20~40ml（每1ml相当于生药2g）加入5%葡萄糖液500 ml中静脉滴注，每日1次。适用于急慢性支气管炎。

（5）复方丹参注射液：具有调节免疫功能，抑制血小板粘附聚集和增强纤溶的作用，亦可扩张血管，增加冠脉血流量，改善微循环，降低门静脉压力。适用于肺心病急性发作期以及合并心功能不全者。每次10~20ml加入5%葡萄糖液100~250ml静脉点滴，每日1次。7日为1个疗程。

（6）川芎嗪注射液：具有抗心肌缺血、缺氧作用，降低低氧所致的肺动脉高压，降低血液粘稠度，改善血液流变性，抑制血小板凝聚。适用于肺心病急性发作期有瘀血证的治疗。160rag加入5%葡萄糖液250rnl静脉点滴，每日1次，10日为1个疗程。

（7）赤芍注射液：可降低继发性肺动脉高压，升高血氧分压，降低二氧化碳分压。适用于慢性肺心病肺动脉高压。肌肉注射，每次4~8ml。

（8）参麦注射液：具有提高动脉血氧分压和血氧饱和度的作用，适用于慢性肺心病低氧血症以及酸碱失衡。10ml加入10%葡萄糖液250 ml静脉点滴，每日1次，15天为1个疗程。

（9）固本咳喘片：具有益气固表，补脾益肾，提高机体抵抗力的作用。适用于肺心病缓解期。口服每次4~5片，每日3次。每年可服3~4个月。

（10）泽兰片：可改善肺血流量及降低血小板凝聚作用。适用于早期肺心病伴高凝状态。口服每次7片，每日4次。

（11）生脉饮：具有益气生津，敛阴止汗，宁心补虚的功效。适用于肺心病缓解期气阴两虚者，每次2支，每日3次。

2.验方：

（1）久咳葶芪汤：党参、白术、干姜、陈皮各10g，茯苓25g，黄芪30g，半夏、葶苈子各15g，紫菀、冬花各12g，细辛、五味子各6g，甘草5g。水煎服，每日1剂。适用于慢性肺心病咳喘重者。

（2）芪枣冲剂：黄芪、茯苓、鸡血藤、大枣各3g，用焦蜜、白糖适量，合为一包冲剂，每日3次，每次1包，连服60~70天。适用于肺心病缓解期。

（3）葶黄汤：葶苈子30g，大黄（后下）、枳实、防己各10g，桑白皮、大枣各15g，水煎服，轻症每日1剂，每隔4~6小时服1次，每次服100ml；重症每日2

剂，每次煎取汁 600ml，每次服 60~100ml，1~2 小时 1 次。适用于肺心病心功能不全。

（4）葶当汤：葶苈子 30~90g，当归 15~30g，茯苓 12~30g，杏仁 12g，半夏 12~15g，炙甘草 10g，每日 1 剂，水煎取汁 400ml，分 3~4 次温服。适用于肺心病急性发作期。

（5）涤痰醒脑汤：莲子心、天竺黄、郁金、石菖蒲、川芎各 10g，黄连 10g，竹沥 30ml，丹参 30g，每日 1 剂，水煎分 2 次服；每日可加服安宫牛黄丸 1 粒，7 天为 1 疗程，适用于肺性脑病。

第四节　风湿热

风湿热（rheumatic fever）是一种常见的反复发作的急性或慢性全身性结缔组织炎症，主要累及心脏、关节、中枢神经系统、皮肤和皮下组织。临床表现以心脏炎和关节炎为主，可伴有发热、毒血症、皮疹、皮下小结、舞蹈病等。急性发作时通常以关节炎较为明显，但在此阶段风湿性心脏炎可造成病人死亡。急性发作后，常遗留轻重不等的心脏损害，尤以瓣膜病变最为显著，形成慢性风湿性心脏病（rheumatic heart disease）或风湿性瓣膜病（rheumatic valvular disease）。

急性风湿热可发生于任何年龄，最常见于 5~15 岁的儿童和青少年，3 岁以内婴幼儿极为少见。男女患病机会大致相等，复发者多在初发后 3~5 年内，复发率高达 5%~50%，尤以心脏累及者易于复发。流行病学研究发现，平均大约有 3% 的病人在链球菌性咽炎后发作急性风湿热。环境因素（tgN、湿度、季节等）、经济状况以及年龄等都能影响风湿热的发病率。在我国以东北和华北地区较高，华东、华中和西南、西北地区次之，华南较少；发作季节以寒冬、早春居多，寒冷和潮湿是本病的重要诱发因素。本病的患病率在近 30 年来已有显著的下降，但近几年急性风湿热占内科住院病人的百分比仍为 0.86%，因此本病在我国目前仍属必须积极防治的疾病。

【病因病理】

一、发病因素

已有多项临床及流行病学研究显示 A 组链球菌感染与风湿热密切相关。免疫学研究亦证实，急性风湿热发作前均存在先期的链球菌感染性；前瞻性长期随访研究发现风湿热复发仅出现于链球菌再次感染后。此外，感染途径亦至关重要，链球菌咽部感染是风湿热发病的必须条件。

尽管如此，A 组链球菌引发风湿热的发病机制尚未明了，风湿热并非链球菌的直接感染所致。人体经链球菌感染后，有些人可产生相应抗体，不仅作用于链球菌本身，还可作用于心瓣膜，引起瓣膜病变。免疫学研究提示：急性风湿热的免疫调节存在缺陷，其特征为 B 细胞数和辅助 T 细胞的增高，而抑制 T 细胞数则相对下降，导致体液免疫和细胞免疫的增强。

二、病理改变

风湿热是全身性结缔组织的炎症，早期以关节和心脏受累最为常见，尔后以心脏损害为最重要，按病变的发生过程可分为以下三期。

（一）变性渗出期 结缔组织中胶原纤维分裂、肿胀，形成玻璃样和纤维素样变性。变性病灶周围有淋巴细胞、浆细胞、嗜酸细胞、中性粒细胞等炎性反应的细胞浸润。在关节和心包以渗出为主，形成关节炎和心包炎，以后渗出物可完全吸收，少数心包渗出物吸收不完全，机化引起部分粘连。本期可持续1~2个月，恢复或进入第二、三期。

（二）增殖期 本期的特点是在上述病变的基础上出现风湿性肉芽肿或风湿小体（Aschoff body），这是风湿热的特征性病变，是病理学确诊风湿热的依据和风湿活动的指标。小体中央有纤维素样坏死，其边缘有淋巴细胞和浆细胞浸润，并有风湿细胞（风湿细胞呈圆形、椭圆形或多角形，胞浆丰富呈嗜碱性，胞核空具有明显的核仁，有时出现双核或多核形成巨细胞，而进入硬化期），本期持续3~4个月。

（三）硬化期 风湿小体中央的变性坏死物质逐渐被吸收，渗出的炎性细胞减少，纤维组织增生，在肉芽肿部位形成瘢痕组织。在心肌和心内膜主要是增殖性病变，以后形成瘢痕组织。心瓣膜的增殖性病变及粘连常导致慢性风湿性心瓣膜病。

【诊断与鉴别】

（一）临床表现 多数病人发病前1~5周先有咽炎或扁桃体炎等上呼吸道感染史，起病时周身疲乏，食欲减退，烦躁。主要临床表现为：发热、关节炎、心脏炎、皮下小结、环形红斑及舞蹈病。

1.发热 大部分病人有不规则的轻度或中度发热，但亦有呈弛张热或持续低热者。

2.关节炎 典型的表现为游走性多关节炎，常对称累及膝、踝、肩、腕、肘、髋等大关节；局部呈红肿热痛的炎症表现，但不化脓；手足小关节及脊柱关节等也可累及，不遗留关节畸形和强直。

3.心脏炎 为临床上最重要的表现，儿童病人中有65%~80%的病人有心脏病变，是儿童充血性心力衰竭的最常见原因。

（1）心肌炎：急性风湿性心肌炎最早的临床表现是二尖瓣和主动脉瓣的杂音，二尖瓣区的杂音最多见。局限性心肌炎可能无明显的临床症状，弥漫性心肌炎可能有心包炎和充血性心力衰竭的临床表现.如心前区疼痛或不适、心悸、呼吸困难以及水肿等。常见的特征有如下几个方面：

①心动过速：心率常在100~140次/min，与体温升高不成比例，体温下降心率也未必恢复正常。

②心脏扩大：心尖搏动弥散，微弱，心浊音界增大。

③心音改变：常可闻及奔马律，第一心音减弱形成胎心样心音。

④心脏杂音：心尖部或主动脉瓣区可闻及收缩期吹风样杂音。有时在心尖部可闻及轻微的隆隆样舒张期杂音。

⑤心律失常及心电图异常：可有过早搏动、心动过速、不同程度的房室传导阻滞和阵发性心动过速等（心电图以 P-R 间期延长最为常见，此外可有 ST-T 改变，Q-T 间期延长和心室内传导阻滞）。

⑥心力衰竭：急性风湿热引起的心力衰竭往往由急性风湿性心肌炎所致，尤其是年龄较小的患者，病情凶险，表现为呼吸困难、面色苍白、肝脾肿大及浮肿等。在成人中，心力衰竭多在慢性瓣膜病的基础上发生。

（2）心内膜炎：常累及左心房、右心室的内膜和瓣膜，二尖瓣最常受累，主动脉瓣次之，三尖瓣和肺动脉瓣极少累及，临床上出现心尖区轻度收缩期杂音，音调较高，向腋下传导，伴有第一心音减弱。心尖区可有柔和、短促的低调舒张中期杂音。主动脉瓣关闭不全时，胸骨左缘第 3~4 肋间有吹风样舒张期杂音向心尖区传导，同时伴有水冲脉及其他周围血管征。主动脉瓣区舒张期杂音极少出现，且风湿热发作后往往多不消失。

（3）心包炎：临床表现为心前区疼痛，可闻及心包摩擦音，持续数天至 2~3 周，发生心包积液时，液量一般不多，渗出物吸收后浆膜有粘连和增厚，但不影响心功能，极少发展成为缩窄性心包炎。

4.皮肤表现：

（1）渗出型：可为荨麻疹、斑丘疹、多形红斑、结节形红斑及环形红斑，以环形红斑较多见，且有诊断意义。常见于四肢内侧和躯干，为淡红色环状红晕，边缘轻度隆起，环内皮肤颜色正常，不痒不硬，压之退色，历时可达数月之久。

（2）增殖型：即皮下小结。结节如豌豆大小，数目不等，较硬，触之不痛，常位于肘、膝、腕、踝、指（趾）关节伸侧、枕部、前额、棘突等骨质隆起或肌腱附着处，与皮肤无粘连。常数个以上聚集成群，对称性分布，通常 2~4 周自然消失，亦可持续数月或隐而复现。皮下结节多伴有严重的心脏炎，是风湿活动的表现之一。

5.舞蹈症 常发生于 5~12 岁的儿童，女性多于男性，多在链球菌感染后 2~6 个月发病，起病缓慢。舞蹈症可单独出现，亦可伴有心脏炎等风湿热的其他表现，但不与关节炎同时出现，其他实验室检查亦可正常，系风湿热炎症侵犯中枢神经系统，包括基底节、大脑皮质、小脑及纹状体的表现。临床表现有：

（1）精神异常：起病时，常有情绪不宁，易激动，理解力和记忆力减退。

（2）不自主动作：面部表现为挤眉弄眼、摇头转颈、咧嘴伸舌，肢体表现为伸直和屈曲，内收和外展，旋前和旋后等无节律的交替动作，上肢较下肢明显；精神紧张及疲乏时加重，睡眠时消失。

（3）肌力减退和共济失调：肌张力减低，四肢腱反射减弱或消失。重症者坐立不稳，步态蹒跚，吞咽及咀嚼困难，生活不能自理。

6.其他表现除上述典型表现外，风湿热偶可累及其他部位而造成风湿性胸膜炎、腹膜炎、脉管炎等。

（二）实验室检查

1.链球菌感染的依据：

（1）咽拭子培养：常呈溶血性链球菌培养阳性，已用抗生素治疗者，咽拭子培养可呈阴性。

（2）血清溶血性链球菌测定：通常在链球菌感染后2~3周，抗体明显增加，2个月后逐渐下降，可维持6年左右。①抗链球菌溶血素"O"（ASO）>500单位为增高。②抗链球菌激酶（ASK）>80单位为增高。③抗透明质酶>128单位为增高。④其他有抗脱氧核糖核酸酶B（ADNA-B），抗链球菌酶和抗M蛋白抗体测定。

2.风湿炎症活动的依据：

（1）血常规：白细胞计数轻度至中度升高，中性粒细胞增多，核左移，常有轻度红细胞计数和血红蛋白含量的降低，呈正细胞性、正色素性贫血。

（2）非特异性血清成分改变：①细胞沉降率（ESR）：血沉加速，但合并严重心力衰竭或经肾上腺皮质激素或水杨酸制剂抗风湿治疗后，血沉可不增快。②C一反应蛋白：风湿活动期，C-反应蛋白增高，病情缓解时恢复。③粘蛋白：风湿活动时，血清中粘蛋白浓度增高。④蛋白电泳：白蛋白增高，α2和γ一球蛋白常升高。

3.心电图检查 心电图以P—R间期延长最为常见，此外可有ST-T段的改变，Q-T间期延长和心室内传导阻滞，发生心包炎时，心电图示胸前各导联ST、段升高。

4.X光检查 心包炎发生心包积液时，X光检查示心影增大呈烧瓶状。

（三）诊断标准 风湿热尚无特异性的诊断方法，临床上沿用修订的Jones诊断标准，主要依靠临床表现，辅以实验室检查。如具有2项主要表现或1项主要表现加2项次要表现，并有先前链球菌感染的证据，可诊断为风湿热。

在临床上应用上述标准时，对不典型的轻症或中期病例，容易漏诊和误诊。1981年全国第八届儿科学会心血管专业委员会制订了不典型风湿热的诊断标准：①发病前1周有链球菌感染征象：咽喉炎、扁桃体炎或猩红热，ASO阳性；或溶血性链球菌皮肤抗原试验阳性。②全身症状：进行性面色苍白、乏力多汗、心悸、游走性关节痛、发热2周以上。③心脏表现：无其他原因的持续性窦性心动过速，第一心音减弱，心尖区二级收缩期杂音或第三心音增强，心电图P-R间期延长或Q-T间期延长及ST段改变。④其他表现：血沉增快，C-反应蛋白阳性，诊断性阿司匹林治疗有效：阿司匹林每天100mg/kg，口服3~5天，体温下降，症状好转，用药期间热度不再升高。

（四）鉴别诊断

1.其他病因的关节炎：

（1）类风湿性关节炎 为多发性对称性指掌等小关节炎和脊柱炎，特征是伴有"晨僵"，和手指纺锤形肿胀，后期出现关节畸形，临床上心脏损害较少，X线显示关节面破坏，关节间隙变窄，邻近骨组织有骨质疏松，血清类风湿因子阳性，免疫球蛋白IgM、IgG及IgA增高。

（2）脓毒血症引起的迁徙性关节炎 常为原发感染的征候，血液及骨髓培养阳性，且关节内渗出液有化脓趋势，并可找到病原菌。

（3）结核性关节炎　多为单个关节受累，好发于经常活动受摩擦或负重的关节，如髋、腰椎、胸椎或膝关节，关节疼痛但无红肿，心脏无病变。常有其他病位的结核病灶，X线显示骨质破坏，可出现结节性红斑，抗风湿治疗无效，抗结核治疗有效。

（4）结核感染过敏性关节炎（Poncet病）　体内非关节部位有确切的结核感染灶，经常有反复的关节炎表现，但一般情况良好，X线显示无骨质破坏，水杨酸类药物治疗，症状可缓解但反复发作，经抗结核治疗后症状消退。

2.亚急性感染性心内膜炎　多见于原有心脏瓣膜病者，有进行性贫血、脾脏肿大、瘀点、瘀斑、杵状指，可有脑、肾或肺等不同部位的栓塞症状，反复血培养阳性，超声心动图可在瓣膜上发现赘生物。

3.病毒性心肌炎　发病前或发病时常有呼吸道或肠道病毒感染，主要受累部位在心脏，偶可累及心包，较少侵犯心内膜，发热时间较短，可有关节痛但无关节炎，心尖区第一心音减低或二级收缩期杂音，心律失常多见；无环形红斑，皮下结节、ASO、血沉、C-反应蛋白均正常，白细胞减少或正常。

4.链球菌感染后状态（链球菌感染综合征）　在急性链球菌感染的同时或感染后2~3周出现低热、乏力、关节酸痛、血沉增快、ASO阳性，心电图可有一过性过早搏动或轻度ST-T改变，但无心脏扩大或明显杂音，经抗生素治疗感染控制后，症状迅速消失不再复发。

5.系统性红斑狼疮　本病有关节痛、发热、心脏炎、肾脏病变等，类似风湿热，但对称性局部蝶形红斑，红细胞减少，ASO阳性，血液或骨髓涂片可找到狼疮细胞等有助诊断。

【治疗】

一、西医治疗

（一）一般治疗

1.休息　风湿热活动期必须卧床休息，若无明显心脏受损表现，在病情好转后，控制活动量直至症状消失，血沉正常；若有心脏异常表现者，在症状消失，血沉正常后仍需卧床休息3~4周，恢复期亦应适当控制活动量3~6个月。

2.饮食　宜进食易消化和富有营养的饮食。

（二）药物治疗

1.水杨酸制剂　有较强的解热、镇痛作用。抗炎、抗风湿作用也较强，是治疗急性风湿热的最常用药物。对风湿热的退热，消除关节炎症和血沉的恢复均有较好的效果。以乙酰水杨酸（阿司匹林）和水杨酸钠较为常用。阿司匹林效果较好，其副作用常有胃部刺激症状如恶心、呕吐、食欲减退等，凝血障碍、过敏反应及水杨酸反应。出现胃肠道反应时，可用氢氧化胶，不宜服碳酸氢钠，因其能减低水杨酸制剂在胃肠道的吸收，增加肾脏排泄，并可促发或加重充血性心力衰竭。阿司匹林剂量为0.075g/片、0.3g/片、0.5g/片，起始剂量为儿童每日80~100mg/kg，成人每日

4~6g，分4~6次口服。水杨酸钠，4~8g/日，分4次口服。使用水杨酸制剂应逐渐增加剂量，直到取得满意的临床疗效。症状控制后剂量减半，维持6~12周。如患者不能耐受水杨酸制剂时，可用氯灭酸（0.2g/片）0.2~0.4g/次，每日3次。

2.糖皮质激素 有较强的抗炎作用，能对抗各种原因的如物理、化学、生物、免疫等所引起的炎症，在炎症早期可减轻渗出、水肿、毛细血管扩张，白细胞浸润及吞噬反应，从而改善红、肿、热、痛等症状，在后期可抑制毛细血管和纤维母细胞的增生，延缓肉芽组织生成，防止粘连及瘢痕形成，减轻后遗症。风湿热无心脏炎的患者不必使用糖皮质激素。出现心脏受累表现时，宜先用水杨酸制剂，如效果不佳（热度不退，心功能无改善），则应加用糖皮质激素。激素治疗开始剂量宜大，可用泼尼松（5mg/片），成人每天60~80mg，儿童每天2mg/kg，分3~4次口服，直到炎症控制，血沉正常，以后逐渐减量，以每天5~10mg为维持量，总疗程需2~3个月。病情严重者，可用氢化可的松（25mg/支）每天300~500mg，或地塞米松针（5mg/支），每天0.25~0.3mg/kg，静脉滴注。糖皮质激素停用后应注意低热，关节疼痛及血沉增快等反跳现象，应合并使用水杨酸制剂，缓慢停药或滴注促肾上腺皮质激素12.5~25mg/日，连用3天。

3.抗生素治疗 风湿热一旦确诊，即应给予一个疗程的青霉素治疗，以清除溶血性链球菌。溶血性链球菌感染持续存在或再感染，均可使风湿热进行性恶化，因此根治链球菌感染是治疗风湿热必不可少的措施。一般应用普鲁卡因青霉素（40万u/支，80万u/支）40~80万u，每天1次，肌肉注射，共10~14天；或苄星青霉素钠（60万u/支，120万u/支），120万u肌肉注射1次。对青霉素过敏者，可予口服红霉素（0.125g/片），每次0.375~0.5g，每天4次，共10天，其作用机制及副作用详见肺心病章。

4.舞蹈病的治疗 抗风湿治疗对舞蹈病无效。舞蹈病患者应尽量安置于安静的环境中，避免刺激，病情严重可使用镇静剂如鲁米那、地西泮等，亦可用睡眠疗法。舞蹈病是一种自限性疾病，通常无明显的神经系统后遗症。耐心细致的护理，适当的体力活动和药物治疗大多可取得良好的效果。

二、中医治疗

1.中成药：

（1）木瓜丸：主要成分为木瓜、淮牛膝、威灵仙、草乌。本方功能祛风散寒，通络止痛，适用于湿痹之关节痛。服法：50粒/次，2~3次/日，口服。

（2）云南白药气雾剂：系云南白药实业股份有限公司生产之秘方，气雾剂，每瓶20ml，功能化瘀止痛。用法：痛处喷雾，每日2~3次，每次喷2~3下。孕妇禁用。

（3）那如注射液：（2ml/支），含草乌总生物碱、荜菝挥发油等，功能抗炎、祛风、镇痛，成人每次2ml，2次/日，肌肉注射。穴位注射每次0.5ml，儿童酌减，孕妇禁用。

（4）生脉注射液：（10ml/支），主要成分为人参、麦门冬、五味子，功能益气养阴，适用于心气不足，心阴亏损之惊悸怔忡，心神不安，动则喘促，气短乏力。用法：每日 40~80ml 人 5%葡萄糖液中静脉滴注。

2.验方：

（1）忍冬藤 60g，败酱草 30g，络石藤 18g，青风藤 60g，土茯苓 20g，老颧草 30g，丹参 30g，香附 15g，水煎服，本方功能清热除湿、活血定痛，适用于关节红肿热痛，屈伸不利者。

（2）海桐皮 12g，薄荷 3g，牛膝 3g，羌活 3g，生地黄 15g，薏苡仁 15g，南五加皮 15g，地骨皮 9g，水煎服，功能祛风胜湿，清热止痛，适用于风湿热患者关节肿较重者。

（3）蠲痹舒络合剂：熟地黄、当归、川芎、全蝎、蜈蚣、蛴螂、蜂房、土鳖虫、蕲蛇、地龙、僵蚕、穿山甲、鹿衔草、仙灵脾、天仙藤、苍耳子、鸡血藤、鹿角胶、甘草各 10~18g，功能祛风散寒，祛湿化痰，化瘀通络，治疗顽痹，可为汤剂或为散剂。

（4）生地黄（干品）90g，每日水煎口服，有类似糖皮质激素的作用，但无其副作用，治疗风湿热或类风湿性关节炎，可单独或复方应用。

（张会玲 陈玲 任思伟 杨树芹）

第四章　泌尿系统疾病

第一节　尿路感染

【概述】

尿路感染是由微生物如细菌、真菌、衣原体、支原体和某些病毒、结核杆菌等侵入尿路引起的尿路炎症，分为上尿路感染（肾盂肾炎、输尿管炎）和下尿路感染（膀胱炎、尿道炎），是一种常见疾病。本病控制不理想，有导致肾功能不全的可能性。

【诊断要点】

（一）临床表现

1.膀胱炎：占尿路感染的60%，主要表现为尿频、尿急、尿痛、下腹部坠胀感，腰痛。约30%有血尿，偶可有肉眼血尿。

2.急性肾盂肾炎：除有尿路刺激征外，可伴有腰痛、肋脊角压痛、叩痛和全身感染症状如寒战、发热、头痛、恶心、呕吐、血白细胞计数升高等。

3.反复尿路感染：发作期除以上症状，还有遇寒冷或遇劳易复发或加重，畏寒、喜暖、或腰腹冷、手足不温等。

4.无症状性细菌尿（隐匿性尿路感染）：患者有细菌尿而无任何尿路感染症状，可见于儿童、孕妇、老年人。本病发病率随年龄增长而增加，超过60岁妇女发病率可达10%。

（二）辅助检查

1.尿常规：尿沉渣中白细胞明显增多，白细胞>5个/HP称为脓尿。如发现白细胞管型，则有助于急性肾盂肾炎的诊断。尿红细胞可增加，40%~60%急性肾感患者可有镜下血尿，极少数可有肉眼血尿。尿蛋白为阴性或微量，如尿蛋白增多，则提示肾小球已有明显病变。

2.血常规：急性肾盂肾炎白细胞升高，中性粒细胞核左移。

3.尿细菌学检查：清洁中段尿含菌量≥105/ml为有意义的细菌尿，常为尿路感染；104~105/ml为可疑阳性，需复查，如两次清洁中段尿培养均为105/ml，且为同一菌种，应诊断为尿路感染。另外，平均每个视野≥1个细菌为有意义的细菌尿。

4.血沉：可见增快。

5.B超检查：除外肾结构的改变，有蚕食样改变时，提示有肾结核的可能，并可确定有无梗阻、结石。

6.X线静脉肾盂造影检查（IVP）：反复发作的泌尿系感染，应做静脉肾盂造影，以除外肾盂及输尿管的畸形。寻找是否存在能用外科手术纠正的易感因素。尿路感染急性期不宜作此项检查。

7.尿生化检测：

①亚硝酸盐试验：试验结果受饮食硝酸盐成分的影响，尿液需在膀胱内停留4小时。尿路感染患者因频繁排尿，可使该试验呈假阴性。因并非所有致病菌都含有硝酸还原酶，对不含该酶的微生物，如葡萄球菌、粪肠球菌、绿脓杆菌等，该试验无法检测。

②尿酶：急性肾盂肾炎 NAG 活性>慢性肾盂肾炎尿 NAG 活性>膀胱炎 NAG 活性。

③尿 β_2-微球蛋白：上尿路感染易影响肾小管对小分子蛋白质的再吸收，尿 β_2 微球蛋白升高，下尿路感染 β_2 微球蛋白不升高。

【鉴别诊断】

1.泌尿系感染的诊断多根据临床症状、实验室检查。本病诊断的金指标是尿培养，且须进行定位诊断。定位诊断根据上尿路感染典型临床症状、尿生化、影像学检查以鉴别，其中影像学改变为主要依据。

2.泌尿系感染有时表现发热、血尿，应与肾结核、泌尿系结石相鉴别。

【治疗方法】

（一）西医治疗

1.一般治疗：适当休息，多饮水，勤排尿，饮食宜清淡，忌食辛辣，祛除病因。如男性前列腺肥大、留置导尿、尿路梗阻以及控制原发疾病等。

2.抗感染治疗

（1）急性膀胱炎

①初诊用药：单剂疗法或三日疗法适用于非复杂性膀胱炎的妇女。

对男性及孕妇尿路感染、复杂性尿路感染、拟诊为肾盂肾炎者，均不宜用单剂疗法或三日疗法。

单剂疗法：服一次较大剂量的抗菌药物。如复方新诺明（2g 顿服）、羟氨苄青霉素（3g 顿服）

三日疗法：服三天抗菌药物。如复方新诺明（2 片/次，2 次/日，口服）、氧氟沙星（0.2g/次，2 次/日，口服）。

②复诊时处理：停服抗菌药 7 天后，复诊时患者可能表现为下述两种情况：

复诊时患者尿频、尿急、尿痛等临床症状消失，仍需作清洁中段尿细菌定量培养。若尿细菌定量培养结果阴性，说明患者为细菌性膀胱炎已治愈；若尿细菌定量培养结果阳性（≥10^5/ml），且为同样的致病菌，则表示尿路感染复发，应给予 14 天的口服抗菌药物常规治疗，可根据药敏试验选用抗菌药物。

复诊时患者仍有尿频、尿急、尿痛表现，需作清洁中段尿细菌定量培养和尿常规。若有细菌尿、白细胞尿，应给予14天口服抗菌药物常规治疗。若未能使细菌尿转阴，必须根据药敏试验选用强有力的抗菌药物，使用允许范围的最大剂量，静脉用药治疗14天后改口服用药6周，同时应作x线静脉肾盂造影检查（IVP），以了解尿路有否解剖上的异常，如果有则应设法解除，否则肾盂肾炎极难治愈。若已无细菌尿，但仍有白细胞尿，则可诊为感染性尿道综合征。若已无细菌尿，也无白细胞尿，但仍有尿频和排尿不适，则很可能为非感染性尿道综合征。

（2）急性肾盂肾炎

①轻型急性肾盂肾炎：经单剂疗法或三日疗法治疗失效的尿路感染，或有轻度发热、肋脊角叩痛的肾盂肾炎，宜给予14天的口服抗菌药物常规治疗。常用抗菌药：如复方新诺明（2片/次，2次/日，口服）、氧氟沙星（0.2g/次，2次/日，口服）。

②较严重型急性肾盂肾炎：发热超过38℃、血白细胞升高等全身症状较明显者，宜采用肌注或静脉滴注抗菌药物治疗，患者退热72小时后可改用口服有效抗菌药，疗程2周。如：丁胺卡那霉素（0.2g/次，2次/日，肌肉注射）、头孢哌酮（1~2g/次，2~3次/日，静脉滴注）。

③重型肾盂肾炎：表现寒战、高热、血白细胞显著增高、核左移等严重的全身感染中毒症状，甚或出现低血压、呼吸性碱中毒。疑为革兰阴性细菌败血症患者多为复杂性肾盂肾炎，致病菌多为耐药的革兰阴性杆菌。可选用下列抗菌药联合治疗，即一种氨基糖苷类抗生素，再加一种半合成广谱青霉素或第三代头孢菌素。联合用药指征：单一药物治疗无效、严重感染（重症上尿路感染、出现菌血症或败血症的病人）、混合感染、耐药菌株出现（常规治疗效果欠佳或反复发作的患者）。如：丁胺卡那霉素（0.4g/次，2次/日，静脉滴注）、哌拉西林（3g+0.9%NS100ml，静脉滴注，3次/日）、头孢哌酮（2g+0.9%。NS100ml，静脉滴注，2次/日）。

（3）慢性肾盂肾炎

慢性肾盂肾炎急性发作者按急性肾盂肾炎治疗，反复发作者通过尿细菌培养确定菌型，明确此次再发是复发或重新感染。复发是由原发的致病菌再次引起尿路感染，通常在停药后6周内发生。重新感染是另一种新的致病菌侵入尿路引起的感染，重新感染表示尿路防御感染的能力差。

复发原因多见于：①尿路解剖、功能异常引起的尿流不畅；②抗生素选用不当或剂量和疗程不足；③病变部位瘢痕形成，血供差，病灶内抗生素浓度不足。如经短程抗菌药物疗法治疗失败（复查时仍有细菌尿，甚或有白细胞尿和尿频尿急），则应根据药敏试验改用较大剂量杀菌类抗生素治疗6周。若治疗不成功，可延长疗程或改为注射用药。对于每年发作超过2次者又称复发性尿路感染，应考虑长疗程低剂量抑菌疗法。如复方新诺明（半片或1片/次，1次/日，睡前排尿后服，疗程半年）、氧氟沙星（0.1g/次，1次/日，睡前排尿后服，疗程半年）。

（4）妊娠期尿路感染：应积极治疗，与一般尿路感染的治疗相同，宜选用毒性较小的抗菌药，如呋喃妥因、阿莫西林或头孢菌素类。慎用喹诺酮类、复方新诺明、氨基糖苷类抗生素，不宜使用氯霉素、四环素。

（5）男性尿路感染

①50岁以上患者因前列腺增生，易发生尿路感染，其治疗方法与复杂性尿路感染相同。

②50岁以下男性尿路感染患者少见，常伴有慢性前列腺炎。可选用复方新诺明（2片/次，2次/日，口服，疗程12~18周）、氧氟沙星（0.2g/次，2次/日，口服，疗程12~18周）。

③再发尿路感染患者，则应给予上述同样的治疗，或者选用长疗程低剂量抑菌疗法。

（6）留置导尿管的尿路感染：如有尿路感染症状者，应立即给予强有力的抗生素治疗，及时更换导尿管，必要时考虑改变引流方式；如无尿路感染症状，仅有无症状性细菌尿，暂时不予治疗，导尿管拔除后再治疗。

（7）无症状性细菌尿

①妊娠妇女的无症状细菌尿必须治疗，因治疗对保护母子均有益，治疗同妊娠期尿路感染。非妊娠妇女的无症状细菌尿不必治疗。

②学龄前儿童的无症状细菌尿，应予治疗。

③老年人无症状细菌尿不必治疗。

④尿路存在复杂情况的患者，常伴有无症状细菌尿，因难以根治而一般不予治疗。

3.对症治疗

（1）发热：先予物理降温，体温持续高于38.5℃，可予安痛定2ml/支，肌肉注射或柴胡注射剂4ml/支，肌肉注射。

（2）碳酸氢钠1.0，每天3次，口服，以碱化尿液。

（二）中医辨证论治

1.湿热下注

主症：小便频数而急，短赤灼热刺痛，小腹拘急胀满，腰胁或腰腹胀痛，寒热往来、心烦、恶心、口干、口苦，大便秘结，舌红，苔黄腻，脉濡数。

立法：清热利湿，利尿通淋。

方药：八正散加减。

处方：车前子包30g 滑石包30g 扁蓄15g 瞿麦15g 山栀10g 大黄10g 甘草梢10g 淡竹叶10g 石韦10g 白茅根30g

2.热伤血络

主症：小便频数热涩刺痛，尿色深红或挟有血块，或发热、心烦，舌红，苔黄，脉滑数。

立法：清热通淋，凉血止血。

方药：小蓟饮子加减。

处方：小蓟30g 生地黄20g 藕节10g 蒲黄包20g 山栀10g 滑石30g 木通10g 当归10g 甘草10g

3.阴虚内热

主症：小便频数，尿痛涩滞不显著，尿色淡红，神疲乏力，腰膝酸软或五心烦热，面部潮红，舌红，少苔，脉细数或虚数。

立法：滋阴清热，补虚止血。

方药：知柏地黄汤加减。

处方：生地黄 20g 山药 20g 山茱萸 10g 茯苓 20g 泽泻 10g 牡丹皮 20g 知母 10g 黄柏 10g 旱莲草 30g 小蓟 30g 阿胶烊化 10g 杜仲 10g

4.脾肾阳虚

主症：小便频数、短涩，时轻时重，遇劳即发，神疲乏力，腰膝酸软，头晕耳鸣，舌淡，苔薄白，脉细弱。

立法：健脾补肾。

方药：无比山药丸加减。

处方：熟地黄 20g 山药 20g 山茱萸 20g 茯苓 20g 泽泻 10g 杜仲 10g 牛膝 30g 五味子 20g 菟丝子 30g

5.湿热内蕴

主症：小便混浊不清，呈乳糜色，沉淀后如絮状，时有排尿不畅，灼热疼痛，舌红苔黄腻，脉弦细。

立法：清热除湿，分清降浊。

方药：萆薢分清饮。

处方：萆解 10g 菖蒲 10g 黄柏 10g 车前子 10g 白术 20g 茯苓 20g 泽泻 20g 莲子芯 10g 丹参 15g 柴胡 10g 郁金 10g 龙胆草 6g 乌药 10g 白茅根 30g

6.肾精不固

主症：病程较长，缠绵难愈，反复发作，淋出如脂，涩痛不著，腰膝酸软，头昏乏力，舌淡苔腻，脉细数。

立法：补肾固涩。

方药：地黄丸合金锁固精丸。

处方：熟地 20g 山药 10g 山萸肉 10g 丹皮 10g 茯苓 10g 泽泻 10g 莲须 10g 沙苑蒺藜 15g 芡实 10g 龙骨 20g 牡蛎 20g

7.气阴两虚

症状：病程较长，缠绵难愈，时轻时重，遇劳加重，小便频数，滞涩不适，下腹微胀，倦怠乏力，口舌干燥，夜寐不安。舌红苔白或少，脉细。

立法：益气养阴，利尿通淋。

方药：经验方。

处方：生黄芪 20g 麦冬 10g 玄参 15g 生地 30g 当归 10g 丹皮 10g 枸杞 10g 猪苓 30g 茯苓 30g 泽泻 20g 柴胡 10g 川楝子 10g 甘草梢 10g 沉香粉 3g 知母 10g

8.寒热错杂（热指湿热）

症状：反复发作的尿感，遇寒冷因素（天气变冷、接触冷水、冒雨涉水、过食生冷、用药偏凉等）或遇劳易复发或加重，尿急、尿痛、尿热、口干、口苦、心烦、大便干结、畏寒、喜暖、或腰腹冷、手足不温。

立法：清热利湿，佐以温阳。

方药：经验方。

处方：莲子心 15g 车前草 10g 茯苓 10g 白花蛇舌草 60g 党参 10g 地骨皮 10g 柴胡 10g 麦冬 10g 生黄芪 10g 生甘草 6g 肉桂 3g 乌药 3g 益智仁 3g 附子 10g

第二节 急性肾小球肾炎

【概述】

急性肾小球肾炎（Acute Glomerulonephritis）是内、儿科的常见病、多发病。绝大多数发生在感染后，尤其是溶血性链球菌感染后，故临床多称感染后或链球菌后肾小球肾炎。并非所有链球菌都能引起肾炎，只有 A 族 β-溶血性链球菌有此作用。所谓"致肾炎型链球菌"，主要指咽喉部感染的 M 型溶血性链球菌 4、12、18、25、49 型；皮肤感染的 2、49、55、57、60 型。另外，肺炎球菌、葡萄球菌、伤寒杆菌及病毒都可引起肾小球肾炎。本病在学龄儿童多见、青年次之，中老年少见。目前认为链球菌感染后通过免疫复合物引起急性肾小球炎症变化。至于链球菌哪个部分作为抗原，至今仍未定论。另外，有研究提示细胞免疫也参与其发病机制。

【诊断要点】

（一）症状及体征

1.病史

（1）先驱感染和潜伏期：发病前 1~3 周常有先驱感染史。潜伏期依不同致病原长短不一，链球菌在咽部感染多数为 1~2 周，脓皮病常为 2~3 周。病毒感染者可短至数小时，平均 3.2 天。

（2）致病原：细菌感染中以溶血性链球菌最为多见，多种病毒、立克次氏体、疟原虫、螺旋体均可致病。

2.临床表现

（1）少尿：初期常有少尿，甚至无尿，严重少尿超过 1 周时，可有氮质血症甚至发生尿毒症，经 2~3 周后随尿量增多可自行恢复。

（2）尿异常：几乎全部患者均有肾小球源性血尿，约 40% 患者有肉眼血尿，可伴有轻、中度蛋白尿，少数患者可呈肾病综合征范围的大量蛋白尿。尿沉渣可有红细胞、白细胞、上皮细胞、颗粒管型和红细胞管型。

（3）水肿：典型者先出现眼睑、面部浮肿及皮肤苍白，水肿迅速扩展到全身，甚至发生腹（胸）水和心包积液。少数病人特别是中老年人，可先出现或仅有下肢水肿。

（4）高血压：约 80% 患者出现一过性轻、中度高血压，血压增高常与水肿和血尿同时发生，与钠水潴留有关，一般持续 3~4 周。利尿后血压可逐渐恢复正常。少数患者可出现严重高血压，甚至高血压脑病，表现明显头痛、恶心、呕吐，严重者可见神志障碍。

（5）其他症状：可有腰酸、腰痛、头晕、鼻出血、心悸、乏力、纳呆、腹痛等症状，原发感染存在者伴有发热。

（6）并发症：可并发心力衰竭、高血压脑病、急性肾功能衰竭、继发感染等。

（二）实验室检查

1.尿常规：尿蛋白阳性，1.0~3.0g/24h，尿沉渣一定可见红细胞，尿中白细胞、上皮细胞亦增多，红细胞管型、颗粒管型有诊断意义。

特殊表现：①个别患者表现明显水肿、高血压，甚至发生急性肾功能衰竭，但尿常规检查可无异常。②无蛋白尿性肾炎，仅有血尿或伴管型尿，无蛋白尿。③单纯管型尿，多次尿常规检查，每次只能找到1~2条颗粒管型，余均正常。

2.血清补体C3、总补体多降低.1~2个月恢复正常。

3.血沉常明显加速，部分患者特别是并发急性心力衰竭时可正常。

4.咽部链球菌感染后肾炎抗链 "O" 往往增高，但皮肤感染者一般不升高。

5.血纤维蛋白原降解产物（FDP）常升高，尿（FDP）可阳性。

6.严重少尿或尿闭者，血尿素氮及肌酐升高，二氧化碳结合力可降低，在恢复期肾功能多恢复正常。

7.肾病型肾炎血胆固醇升高，血浆白蛋白降低。

【鉴别诊断】

急性肾炎应与发热性蛋白尿、慢性肾炎急性发作、过敏性紫癜肾炎、狼疮性肾炎相鉴别。在急性感染发热期，部分患者会出现蛋白尿及管型尿，有时出现镜下血尿。但急性感染期出现蛋白尿时无水肿及高血压，热退后尿异常迅速消失。慢性肾炎急性发作症状常在上呼吸道感染同时出现或在感染后3~5天内出现，潜伏期短，贫血、低蛋白血症往往较明显，尿少而比重低，肾功能持久性损害。过敏性紫癜及系统性红斑狼疮肾炎可出现急性肾炎综合征，但这两种病多数有明显的皮肤损害，多有关节酸痛或关节炎症状，前者束臂试验阳性；后者血中狼疮细胞及抗DNA抗体阳性，有多系统或器官损害。因此只要详细询问病史及全面检查可以区别。

【治疗方法】

（一）西医治疗

急性肾小球肾炎治疗原则是解除急性症状，预防和控制并发症，特别要注意急性心力衰竭和高血压脑病的发生，纠正异常的生理变化。

一、卧床休息

急性肾小球肾炎具有典型症状者应卧床休息，经2~3周的诊治，肉眼血尿消失、水肿明显消退、血压有所下降后可下床作短时间活动，症状体征完全消失后逐渐增加活动量。

二、饮食和水的管理

饮食和水的控制主要根据水肿、血压、肾功能而定。一般认为血尿素氮<14mmol/L（40mg/d1）者饮食蛋白质可不限制；尿素氮如超过 21.4mmol/L（60mg/d1），每日饮食中蛋白质应限制为 0.5g/kg。蛋白质以动物蛋白为主。热量和维生素要充分。钠盐应限制，有明显水肿和高血压时，每日食盐以 1~2g 为宜。严重水肿时液体也应加以限制，量出为入。

三、水肿的处理

轻、中度水肿无需特殊治疗，限制钠盐和水分摄入、卧床休息便可。高度水肿应使用利尿剂，如速尿（Lasix）60~120mg/d，分次口服或静注。使用利尿剂要定期测血清钾。也可用保钾利尿剂如安体舒通（Antisterone）60~120mg/d 分 2~3 次服用；氨苯喋啶 75~150mg/d 分 2~3 次口服。噻嗪类利尿剂如双氢氯噻嗪（Hydrochlorothiazide）可短时服用，剂量为 75~150mg/d 分 2~3 次服用，但要注意防治噻嗪类利尿剂可能对肾小管间质损伤等副作用。避免长期使用。

四、高血压及高血压脑病的处理

轻度高血压 [舒张压<13.3kPa（100mmHg）] 经卧床休息及水、钠控制后往往能恢复正常，舒张压>14.7kPa（110mmHg），或儿童舒张压>13.3kPa（100mmHg）时，应及时使用降压药。一般采用利尿剂、β-受体阻滞剂或血管扩张剂，如速尿（Lasix）60~120mg/d，分 2~3 次服；心得安（Inderal）30~120mg/d，分 3 次服；肼苯哒嗪（Apresoline）75~150mg/d，分 3 次服。另外还可选用钙通道阻滞剂如心痛定（Nifedipine）30~60mg/d，分 3 次服；血管紧张素转换酶阻滞剂如甲硫丙脯酸（Captopril）37.5~75mg/d，分 3 次服；Enalapz1 5~20mg/d，分 1~2 次服。α1 受体体拮抗剂哌唑嗪（Prazosin）1.5~6mg/d，分 3 次服；特拉唑嗪（Terazosin，Hytrin）2mg，晚上 1 次服。视病情需要可联合应用上述药物。

高血压脑病时，可选用硝普钠（Sodium Nitroprusside）50mg，溶于葡萄糖溶液250ml 中静脉点滴，速度为 0.5/μg·kg^{-1}·min^{-1}，随血压调整剂量。另外，还可选用二氮嗪（Diazoxide）300mg，静脉快速注射；或肼苯哒嗪 5mg，静脉注射。当出现惊厥、抽搐或烦躁不安时可使用安定、水合氯醛、苯巴比妥等。

五、急性心力衰竭的治疗

当急性肾炎患者出现急性心力衰竭时，其原因主要是水钠滞留、血容量增加。因此，治疗主要是严格限制水、钠摄入，静脉注射速尿或使用硝普钠，症状多能缓解。洋地黄类药物不作首选，因此类药物效果往往不佳，且易引起洋地黄中毒。

六、抗生素的应用

急性链球菌后肾炎的患者使用 10 天一疗程的青霉素 G，以 80 万 u 肌肉注射，每日 2 次。对青霉素过敏者用红霉素 0.25g，每 6 小时 1 次；儿童 40mg·kg^{-1}·d^{-1}，分

4次口服。长期预防性使用抗生素并无必要。对反复发炎的扁桃体，在病情稳定后4~6周考虑摘除。术前先用青霉素 G2 周。摘除扁桃体是否预后较好则意见尚未一致。

七、肾上腺皮质激素和免疫抑制剂的应用

不需使用激素和免疫抑制剂治疗本病。对急性链球菌后肾炎出现肾病综合征者，多数认为这些药物无效。对急性链球菌后肾炎出现持续少尿、肾功能进行性减退、血肌酐和尿素氮上升，表示可能出现急进性新月体性肾炎，如经肾穿刺活检证实有较多新月体形成，可以试用激素冲击治疗。

八、透析疗法

有高钾血症，严重水肿并发高血压脑病、心力衰竭，尿毒症，经一般内科治疗无效时，应行透析治疗。

九、抗氧化剂的使用

急性肾炎氧自由基和脂质过氧化反应是肾组织损伤的主要介质，别嘌呤醇（Allopurino1）、维生素 E，辅酶 Q10 等抗氧化剂治疗，可明显缩短急性肾炎的病程，提高近期恢复率。

（二）中医辨证论治

1.风邪郁肺

主症：先见眼睑及颜面浮肿，然后遍及全身。兼见恶风发热，咳嗽或咽部红肿疼痛，舌苔薄白，脉浮。

立法：疏风解表，宣肺行水。

方药：越婢加术汤加减。

处方：炙麻黄 6g 白术 10g 生石膏 30g 茯苓皮 10g 冬瓜皮 10g 苏叶 10g 苏子 10g 防风 10g 杏仁 10g 银花 15g 连翘 15g 荆芥 10g

2.痰热壅肺

主症：头面及四肢或全身水肿，咳嗽，痰色黄稠，胸闷气促，身热口渴，小便黄，舌苔黄，脉滑数。

立法：清肺化痰，利尿消肿。

方药：清金化痰汤加减。

处方：黄芩 10g 知母 10g 桑白皮 10g 白茅根 20g 瓜蒌仁 10g 杏仁 10g 桃仁 10g 桔梗 10g 茯苓 15g 甘草 10g

3.肺气虚寒

主症：头面或四肢浮肿，气短乏力，面色苍白，形寒畏冷，咳声无力，痰质清稀，舌淡苔白，脉象虚细。

立法：温阳散寒，宣肺行水。

方药：苓甘五味加姜辛半夏杏仁汤。

处方：干姜 10g 细辛 3g 半夏 10g 杏仁 10g 茯苓 20g 五味子 10g 泽泻 10g 甘草 10g 党参 10g 玄参 10g 麦冬 10g

4.湿毒侵淫

主症：身发疮痍，脓疮溃烂，或乳蛾化脓溃烂，头面四肢浮肿，尿少色黄，或发热，舌红，苔黄，脉滑数。

立法：清热解毒，利水消肿。

方药：麻黄连翘赤小豆汤合五味消毒饮加减。

处方：麻黄 10g 连翘 20g 赤小豆 10g 桑白皮 15g 金银花 30g 野菊花 30g 蒲公英 20g 紫花地丁 30g 赤芍 15g 车前子包 30g 泽泻 20g

5.水湿侵渍

主症：肢体浮肿，按之没指，小便短少，身重困倦，胸闷腹胀，纳呆恶心，苔白腻，脉沉缓。

立法：化湿健脾，通阳利水。

方药：五皮饮合胃苓汤加减。

处方：陈皮 15g 大腹皮 10g 桑白皮 15g 茯苓皮 30g 生姜皮 10g 猪苓 30g.泽泻 30g 白术 20g 桂枝 10g 苍术 10g 厚朴 15g 甘草 3g

6.下焦热盛

主症：头面及双足浮肿，尿少赤涩，肉眼血尿，鲜红或如洗肉水样，心烦口渴，舌红，脉细滑数。

治法：清热泻火，凉血止血。

方药：小蓟饮子加减。

处方：小蓟 30g 生地黄 20g 玄参 30g 车前子包 30g 当归 10g 蒲黄包 15g 女贞子 20g 旱莲草 30g 茜草 20g 鲜茅根 30g

第三节　肾病综合征

【概述】

肾病综合征（Nephrotic Syndrome）是临床常见的一组由多种病因所致的临床综合征。其诊断标准是：①严重蛋白尿 24 小时尿蛋白≥3.5g。②低蛋白血症血清白蛋白<30g/L。③程度不等的高脂血症如血清胆固醇往往大于 6.5mmol/L。④轻重不等的浮肿 严重者可出现胸、腹水、肺水肿等。4 项诊断标准中以前 2 项为基本诊断条件。

【诊断要点】

（一）症状及体征

1.大量蛋白尿：是诊断本病的最主要的条件，患者从尿中丢失大量蛋白质>3.5g/d。

2.低蛋白血症：主要是血浆蛋白下降，其程度与蛋白尿的程度有明显的关系，常可<30g/L。此外，肾病综合征患者因胃肠道黏膜水肿导致食欲减退、蛋白质摄入不足、吸收不良，也是加重低蛋白血症的原因。

3.水肿：患者均出现程度不同的浮肿。严重时可伴有胸、腹水及心包积液，易发生心悸、呼吸困难。水肿可持续数周至数月，或于整个病程中时起时伏，迁延不愈。一些感染性疾病（特别是链球菌感染）常使浮肿复发或加重，甚至可出现尿毒症。因胃肠道水肿，患者常有不思饮食、恶心呕吐等消化道功能紊乱的症状。伴发氮质血症时，上述症状加重。腹泻、腹痛等临床表现亦较为常见。

4.高脂血症：高胆固醇和（或）高甘油三酯血症，血清低密度脂蛋白、极低密度脂蛋白增加，常与低蛋白血症并存。血中甘油三酯明显升高，血浆可呈乳白色。严重胆固醇血症，可使皮肤出现黄色瘤。高脂血症还可引起动脉粥样硬化、血栓形成或发生栓塞。

5.高血压：并非肾病综合征的重要表现，伴有水钠潴留、血容量过高时，血压升高多难以避免。本症晚期因肾功能衰竭、缺血，可引起肾素分泌过多，导致加压性高血压。

（二）辅助检查

1.尿常规：尿中除大量蛋白外，还可有透明管型或颗粒管型，有时也可有脂肪管型。

2.血生化检查：除血浆总蛋白降低外，白/球比可倒置。血胆固醇、甘油三酯可升高。

3.蛋白电泳：α2 或/和 β 可明显增高，γ 球蛋白多数较低（系统性红斑狼疮及淀粉样变反见增高）。

4.血沉：多显著加速，常为 40~80mm/h。血沉加速常与水肿相平行。

5.肾活检：可提供病理依据。

6.其他检查：血清补体、免疫球蛋白含量、尿中 C2、IgM、α2-巨球蛋白、尿纤维蛋白原降解产物（FDP）测定、蛋白尿选择性测定、尿蛋白凝胶电泳分析、抗核抗体等多项检查，常有助于诊断。

【鉴别诊断】

（一）原发性肾病综合征和继发性肾病综合征

继发性臣病综合征是指继发于过敏性紫癜肾炎、狼疮肾炎、糖尿病肾病的肾病综合征，多有相关病史、症状、体征、辅助检查可以鉴别。

（二）不同病理类型鉴别

原发性肾病综合征可分为微小病变型、系膜增生型、局灶阶段硬化型、膜性肾病、系膜毛细血管性肾炎等。其不同病理类型及其临床特征分述如下：

（1）微小病变型肾病：光镜下肾小球基本正常，近端肾小管上皮细胞可见脂肪变性。电镜下广泛的肾小球脏层上皮细胞足突融合。临床特征为：①多发于儿童及老年人；②典型表现为肾病综合征，血尿少见。一般没有高血压及肾功能异常；③

50%在发病后数月自行缓解；④90%对糖皮质激素治疗敏感，最终可达完全临床缓解；⑤复发率高达60%反复发作或大量蛋白尿未得到控制，可转变为系膜增生性肾小球肾炎，进而转化为局灶性节段性肾小球硬化。

（2）系膜增生性肾小球肾炎：光镜下可见肾小球系膜细胞及系膜基质弥漫性增生，并有免疫复合物沉积。根据抗体可区分为以lgA沉积为主的IgA肾病和以IgM或lgG沉积为主的非IgA系膜增生性肾小球肾炎。电镜下在系膜区及内皮下见到电子致密物。临床特征为：①好发于青少年，男性多于女性；②约50%在上呼吸道感染后数小时至几天急性起病，部分隐匿起病；③除肾病综合征表现外，常有血尿；④IgA肾病约15%出现肾病综合征，非IgA系膜增生性肾小球肾炎约30%出现肾病综合征；⑤本组疾病呈肾病综合征者，对糖皮质激素和细胞毒药物的治疗反应与其病理改变轻重有关，轻者疗效好，重者疗效差。

（3）系膜毛细血管性肾小球肾炎：光镜下常见的改变是肾小球系膜细胞及系膜基质弥漫性重度增生，可插入到肾小球基底膜和内皮细胞之间，使毛细血管袢形成双轨征。IgG和补体C3呈颗粒状在系膜区及毛细血管壁沉积。电镜下在系膜区及内皮下见到电子致密物。临床特征为：①好发于青壮年，男性多于女性；②约70%在上呼吸道感染后较急起病，部分隐匿起病；③除肾病综合征表现外，常有血尿，特别是肉眼血尿，高血压、贫血、肾功能损害出现较早，并多呈持续进展；④50%~70%患者血清补体C3持续降低，对提示本病有重要意义；⑤本病60%患者出现肾病综合征，治疗困难，糖皮质激素和细胞毒药物仅对部分儿童有效。发病10年后约50%病例将进展至慢性肾衰。

（4）局灶性节段性肾小球硬化：光镜下病变呈局灶性、节段性分布，系膜基质增多、毛细血管纤维化、球囊粘连、相应肾小管萎缩、肾间质纤维化，IgM和补体C3在肾小球受累节段呈团块状沉积。电镜下肾小球上皮细胞足突广泛融合。临床特征为：①好发于青少年男性；②多为隐匿起病或由微小病变肾病转变而来；③除肾病综合征表现外，约3/4伴有血尿；④本病确诊时常已有高血压和肾功能减退，多数病人可伴有肾性糖尿、氨基酸尿及磷酸盐尿等近曲肾小管功能障碍；⑤糖皮质激素和细胞毒药物疗效不佳。

（5）膜性肾病：光镜下肾小球弥漫性病变，主要是基底膜逐渐增厚、IgG和补体C3在肾小球毛细血管壁沉积。电镜下早期可见基底膜上皮侧有排列整齐的电子致密物，常伴有广泛足突融合。临床特征为：①好发于中老年，男性多于女性；②通常隐匿起病。有部分患者临床可以自愈；③除肾病综合征表现外，30%伴有镜下血尿，但一般无肉眼血尿；④病程长，常在发病5~10年后逐渐出现肾功能损害，但早期经糖皮质激素和细胞毒药物治疗部分可达临床缓解，单独使用糖皮质激素无效；⑤极易发生血栓、栓塞并发症，以。肾静脉血栓最常见（因发生慢，多无临床症状）。

【治疗方法】

（一）西医治疗

一、一般治疗

一般治疗的中心环节是利尿消肿。肾病综合征水肿的主要原因是低蛋白血症所致的血浆胶体渗透压过低，虽然低蛋白血症的改善根本在于肾脏基础病理改变的缓解、蛋白尿的减轻和消失，但对症治疗、利尿消肿、改善症状也十分重要。

（一）利尿疗法

1.利尿剂的使用　在有明显水肿、尿量减少或限钠后水肿不改善时可使用利尿剂，一般多应用襻利尿剂如呋喃苯胺酸（Furosemide，或称速尿，Lasix）、利尿酸钠等，但应注意：①必须有足够的血容量.因利尿剂可使容量消耗，引起低血压、肾小球滤过率降低导致肾功能损害。②急峻利尿可引起血液浓缩，诱发血栓形成。③速尿等剂量过大可刺激肾素分泌引起肾血管收缩。④噻嗪类利尿剂在肾病综合征水肿时利尿效果欠佳，且可导致急性间质性肾炎，故多不使用。⑤利尿时应防止低钾、低钠等电解质紊乱的发生。

（1）速尿：多采用静脉注射，剂量60~120mg/次，可据患者个体情况调整。

（2）利尿酸钠：每次25~50mg.用生理盐水或5%葡萄糖液稀释后静注或静滴，本药比速尿更易发生暂时性甚或永久性耳聋，尤于并用氨基糖甙类抗生素时。

（3）丁尿胺（Bumetanide）：静注0.5~1mg/次。

2.低分子右旋糖酐（Dextran 40）　肾病综合征有明显水肿和尿量减少时单纯使用利尿剂往往无效，低分子右旋糖酐可引起扩容和渗透性利尿作用。但少尿（24小时尿量<400ml）时应慎用，以免药物体内滞留及堵塞肾小管甚或引起急性肾功能衰竭。用法：500ml/d，静脉滴注，必要时于滴后应用速尿静注。

3.血清白蛋白或血浆制品　严重水肿、明显低蛋白血症的肾病综合征单纯使用利尿剂亦往往无效，此时适当使用20%~25%正常人血白蛋白50ml静滴，再用速尿，往往可获明显的利尿消肿效果。

白蛋白制剂可使组织间液进入血管内，提高循环血浆容量和胶体渗透压，抑制近端肾小管对钠的重吸收，增加髓襻上行部和远端肾小管钠的输送量，并可增加速尿的蛋白载体，从而使其利尿效果增强，也可避免因长期低蛋白血症造成机体营养不良，抵抗力下降。但是，单纯应用白蛋白制剂并不能达到纠正低蛋白血症的目的，输入白蛋白后尿蛋白排泄量可能明显增加，引起"溢出性蛋白尿"，频繁或长期大剂量输入自蛋白，可致肾小球上皮细胞空泡性变、足突消失，局部细胞和基膜分离，可能促进肾小球硬化，故应掌握血清白蛋白制剂使用适应证，避免滥用。

4.腹水回输或透析超滤脱水　本法适用于顽固而严重的水肿、无尿、心力衰竭、肺水肿患者，慢性肾炎肾病型往往伴有不同程度肾功能不全，尤适用此法。利用血滤器体外浓缩腹水后回输，可避免过量水负荷造成心力衰竭、肺水肿，但操作较复杂，费用也较昂贵。腹水直接静脉回输加血透超滤脱水简单易行，但要求有较好超滤脱水性能之人工肾机。在腹水回输前要作腹水常规，腹水培养，鲎试验等，在排除炎症性或含有内毒素之腹水后方可行腹水静脉回输。广东省人民医院肾内科曾用此法治疗严重肾病综合征合并无尿肺水肿患者收到良好效果，一般作3~5次腹水回输便可纠正严重顽固水肿胸腹水、心力衰竭、肺水肿等严重合并症。

（二）合理的营养疗法

控制蛋白质的摄入是近年肾病综合征治疗的一个重大进展，肾病综合征低蛋白血症除与尿蛋白丢失有关外，还与体内蛋白分解代谢异常有关，单纯高蛋白饮食或输入蛋白不可能提高体内白蛋白合成速率和血浆白蛋白浓度，相反，可增加尿蛋白排泄、促进蛋白分解并使肾小球滤过率增加，加重系膜负荷促使基底膜增厚.促进肾小球硬化，故必须控制蛋白质的摄入，给予适当的蛋白负荷，当有'肾功能不全时给予优质蛋白并限制摄入量尤为重要。

要求给予患者以足够热能，避免负氮平衡，非蛋白源热量应为每日 125.5~146.4KJ（30~35kcal）/kg，当蛋白质供应量达每日 0.8g/kg 时便可保持正氮平衡，蛋白质负荷不宜超过每日 1.0g/kg。

至于高脂血症的治疗亦主要靠饮食管理，使用降脂药在肾病综合征副作用较多，故应用较少。要求食物胆固醇<300mg/d，饱和脂肪酸应控制在热量的 10 % 以下。

（三）水、钠控制

在有严重水肿或明显高血压时应限制水、钠摄入，食盐以 1~3g/d 为宜，一般不应超过 5g/d，但应注意急剧而严格的限制食盐（<1g/d），可引起食欲减退，严重者可引起低钠血症，失水和低血压。尿量减少时应限制水份摄入，进水量—尿量+500ml。若有其他显性失水情况（呕吐量、腹泻量、引流量等）应予补足。

二、特殊治疗

（一）免疫抑制剂的应用

免疫抑制剂目前仍采用肾上腺皮质激素和细胞毒药物（烷化剂），以期减轻或消除肾小球的免疫损伤，免疫抑制剂的使用取决于肾脏病理改变。按照患者肾小球疾患的病理类型和年龄、体质、病情等个体化地决定免疫抑制剂治疗方案是近代肾病治疗学又一重大进展。

微小病变、较轻的系膜增殖性肾炎等应用肾上腺皮质激素治疗往往有较好的效果。膜性肾炎的治疗效果则取决于病理改变的程度：I 型应用肾上腺皮质激素和细胞毒疗效较好，应积极治疗；III、IV 型则往往无效。重型系膜增殖性肾炎、膜增殖性肾炎和局灶节段性肾小球硬化等病理类型若肾功能尚好，可试用肾上腺皮质激素、细胞毒、抗凝药与血小板解聚药联合短期使用（即所谓"四联疗法"），部分病例可能有预防和减缓肾功能。损害的作用。若无效或出现明显的副作用时，应及时停药，以免产生更严重的副作用。

1.肾上腺皮质激素　用药原则是：首剂要足，维持疗程要长，减药要慢。但必须合理应用，权衡药物使用利弊和副作用；对原发性肾小球肾炎肾功能减退氮质血症者，应用肾上腺皮质激素弊多利少。双肾缩小、明显高血压者则不宜使用。

用法：泼尼松（Prednisone）$1.0~1.5mg \cdot kg^{-1} \cdot d^{-1}$ 口服，作为诱导缓解治疗维持 6~8 周。当治疗有效，尿蛋白消失后，每周减原剂量 10%，至隔天剂量为 0.8~

1.0mg·kg^{-1} 时，维持 6 个月，以免病情反跳。6 个月后再继续按每周减剂量 10% 至剂量为隔天 0.4mg·kg^{-1} 时，维持口服 1 年。

2.细胞毒药物（烷化剂） 联合应用烷化剂与肾上腺皮质激素治疗肾病综合征，临床缓解率较单用肾上腺皮质激素高，复发率明显降低，但要注意其毒副作用；烷化剂可致骨髓抑制、粒细胞减少、不育、脱发和出血性膀胱炎等。临床上常用的细胞毒药物（烷化剂）有以下几种。

（1）环磷酰胺（CTX）：在治疗肾病综合征的细胞毒制剂中,本药为首选，其疗效略逊于氮芥，但其骨髓抑制、胃肠反应等副作用均较氮芥为轻，唯中毒性肝炎发生率较高。本药一般与肾上腺皮质激素联合使用，但若有肾上腺皮质激素使用禁忌证或严重副作用时也可单独使用。

用法：2~3mg·kg^{-1}·d^{-1}，静注疗效较口服为佳，亦可用 200mg 溶于生理盐水中静滴，8~12 周总剂量 6~8g 为一疗程，当累积总剂量<150mg/kg 时，其对性腺毒副作用可减轻，总剂量>300mg/kg 时往往有明显毒副作用。

（2）苯丁酸氮芥（Chlorambucil, Leukeran）：对肾病综合征亦有可靠的治疗效果。一些膜性肾炎甚至在出现早期肾功能损害时采用苯丁酸氮芥和用甲基泼尼松龙治疗，可减少蛋白尿和保护肾功能。

用法：0.2mg·kg^{-1}·d^{-1} 口服，8 周为一疗程，累积总剂量>7~8mg/kg 时易出现烷化剂的毒副作用。

（3）盐酸氮芥（Nitrogen Mustard）：一般认为本药对肾病综合征的疗效在各种细胞毒制剂中疗效最佳，但毒副作用也最明显，尤其对骨髓的抑制作用。

用法：每次 1mg，隔晚静注 1 次，顺序增量，每次 1mg 直至 5mg，以后每次 5mg，每周 2 次，总剂量达 80~110mg 时停药。本药易发生注射部位静脉炎；若药物漏出血管外可致组织坏死。

（4）其他细胞毒制剂：作用机制及治疗适应证与 CTX 相似，唯疗程、疗效和安全性各家报道不一。如长春新碱（VCR）静注，每次 1mg，每周 1 次，8 周为 1 疗程；噻喏哌（Thiotepa）静注，或肌肉注射，每次 10mg，隔天 1 次，20 天为 1 疗程。

3.雷公藤多甙 本药以卫矛科植物雷公藤的根去皮粉碎后提取，具有细胞免疫抑制作用，可抑制肾小球系膜细胞增值，改善肾小球滤过膜的通透性，此外还有非特异性抗炎作用。临床应用可使肾病综合征蛋白尿减轻；副作用较轻，但亦有骨髓抑制、粒细胞减少、性腺和肝功能损害等副作用，停药后多可恢复。有报告认为本药亦可致急性肾功能衰竭，这可能与制剂不纯有关。

用法：1.0~1.5mg·kg^{-1}·d^{-1}。

最近由雷公藤多甙中提取出雷公藤氯内脂醇 T4 单体，其免疫抑制作用和抗炎作用较雷公藤多甙强 100~200 倍。目前还在试用中。

（二）免疫刺激剂的应用

免疫刺激剂使用的目的是调节功能失调的免疫系统，刺激原发性肾小球疾病中降低了的免疫功能。有学者认为免疫刺激疗法可能改变传统免疫抑制疗法疗效不理想的窘境，可能是未来肾小球疾病治疗的希望。但是对免疫刺激疗法尚需进行更严格的观察与探索方可作出评价。

1.卡介苗（BCG）　可增强单核吞噬细胞系统功能、抑制 T 细胞的功能，促进免疫复合物的清除，又可抑制免疫复合物的形成和某些致病性淋巴毒素的释放。由于 BCG 同时可增强单核吞噬细胞系统的炎症效应和促进前凝血因子的生成，故 BCG 一般要与抗炎剂和抗凝剂联合应用方能收到满意的治疗效果。

（1）皮肤划痕法：要使用专供皮肤划痕的 BCG 乳白色液体，含量 50~75mg/ml，置于 "#" 字形的皮肤上划痕，每周 1~2 次，10~20 次为 1 疗程。

（2）皮内针刺法：用针于四肢作 20、40、60 点针刺，接种透明无色的专供皮内注射 BCG 液体。注射时间与疗程与（1）项相同。

（3）口服法：每周口服 1~2 次，每次 75~150mg，1 月后改为每周或 2 周 1 次，第 3 个月后改为每月 1 次，疗程 1 年。

2.左旋咪唑（Levamisole）　本药用于下列 2 种情况：①肾上腺皮质激素依赖型者撤药时。②微小病变型肾病综合征复发的预防。本药副作用较少，但部分患者可出现可逆性白细胞减少。

用法：150mg/d，可 2 周中连续服 3 天或每周连续服 2 天，半年为 1 疗程。

3.其他　对疗程与疗效尚未有统一的看法，免疫刺激剂还有以下几种：

（1）转移因子（Transfer factor）：用法：皮下注射于上臂内侧、大腿内侧腹股沟下，每次 2ml，部位可轮换使用，每周 1~2 次，治疗 4 周后改为每 2 周 1 次，6 次为 1 疗程，间歇 1 个月后可重复。

（2）胸腺素（Thymosin）：用法：每次 2~10mg 肌注.每日或隔日 1 次直至显效为止。

（3）甲氟哌酸（Pefloxacin）：本药除有广谱抗菌活性外，对试管中淋巴细胞和单核细胞有抗增殖作用，亦可使 IL2、mRNA 增加，IL2 受体下降 50%。有学者认为本药可能有免疫调节作用，试用于应用肾上腺皮质激素并环磷酰胺和硫唑嘌呤治疗无效、肾病综合征反复发作的病例收到良好效果，故建议把本药作为治疗微小病变和局灶节段性肾小球硬变的一线药物，因例数太少还需进一步观察。

（三）非免疫性药物的应用

在肾病综合征时，通过异常肾小球滤过膜的蛋白质对肾小球上皮细胞和近端肾小管细胞均有明显的损害作用，大量蛋白尿超过肾小管的重吸收能力形成管型加重肾小管上皮细胞损害及间质炎症，通过非免疫治疗途径减少尿蛋白，可减少因持续大量蛋白尿加重肾脏病变，避免肾小球硬化，这也是肾病综合征现代治疗的一重要内容。

1.血管紧张素转换酶抑制剂（ACEI）　ACEI 通过抑制 ACE，增加前列腺素（PGE）和缓激肽的作用等机制而引起降压作用。与其他降压药不同之处在于它可降低肾小球毛细血管床尤其是出球小动脉阻力，改善由于肾脏血液动力学改变而致的肾小球内高压和肾小球损害减少蛋白尿。ACEI 对以高灌注高滤过为病理基础的肾病早期和进行性糖尿病肾病有较好的疗效，对其他病因所致的肾病综合征也可作为进行综合治疗一环，但对晚期有广泛性肾小球硬化者并无减少蛋白尿和保护肾功能作用。此药不宜用于有肾动脉狭窄的肾脏病患者。

目前使用的 ACEI 有含巯基和不含巯基的；有短、中、长效的；经肾代谢和经肝脏代谢等 20 多种。目前临床常用的为卡托普利（巯甲丙脯酸）（Captopril）和苯丙脂酸（依那普利）（Ena1april）。个别患者应用此制剂后可加重蛋白尿。一般认为此副作用与剂量有关，当卡托普利剂量超过 150mg/d 时易发生。对于产生膜性肾炎的个别病例报告目前认为可能为过敏性血管炎。据报道，依那普利可引起短时 Ccr 降低、Scr 升高，故以卡托普利为好。

用法：卡托普利 50~150mg/d

依那普利 5~15mg/d

上述剂量均分 2~3 次口服，3~6 月为 1 疗程。

2.非甾体类抗炎药　此类药物是通过抑制前列腺素合成酶使肾血流量和肾小球滤过率降低，从而减少蛋白尿，可作肾病综合征的辅助治疗。有效率约为 40%~50%：但须注意由于药物过敏所致的急性间质性肾炎。本药只能短期（3~6 月）使用，当有肾功能减退及肾功能衰竭时不宜使用。

此类药物常用的有消炎痛（Indomethacine）.剂量为 75~150mg/d，分 3 次口服。

3.钙离子通道阻滞剂　此类药物是选择性干扰去甲肾上腺素对肾小球入球小动脉的收缩，降低肾小球血管床阻力，增加肾血流量和肾小球滤过率，降低肾血管抵抗力，并通过全身和肾小球性降压效应，抗血小板凝聚和纤维蛋白溶解。此外，并通过抑制钙化、减少氧化的细胞膜反应来治疗肾病综合征。临床已证明无论短程（4 周）或长程（1~2 年）治疗均无肾功能和肾血流动力学恶化情况。临床常用有以下几种。

（1）异搏定（Isoptin）：120~240mg/d，分 3 次口服，4 周为 1 疗程。

（2）硫氮䓬酮（Diltiazem）：90~180mg/d，分 3 次口服。

（3）心痛定（Nifedipine）：30mg/d，分 3 次口服。

（4）尼卡地平（Nicardipine）：60mg/d，分 3 次口服。

4.抗凝和血小板解聚药　肾病综合征患者往往存在高凝倾向，在人血白蛋白＜20g/L 或膜性肾炎时更为明显，易发生表浅性血栓性静脉炎，尤其是肾静脉血栓栓塞、肺静脉血栓栓塞等深部静脉炎，肾上腺皮质激素的使用更可促进高凝状态的发生，肾病综合征时，肾小球毛细血管内皮细胞损伤而致血小板粘附并沿内皮下胶原扩散并释放血栓素 A2、ADP、血清素等物质，促使血小板进一步聚集，导致肾小球内凝血，引起肾小球硬化。故抗凝及血小板解聚药对预防血栓形成及肾小球硬化均有一定好处。

抗凝疗法适应证：①血、尿（尤其尿）纤维蛋白降解物（FDP）持续升高。②血液流变学显示血粘度明显升高。③肾穿刺活检显示肾小球内有明显的纤维蛋白沉积，病理类型为膜性肾炎时应比其他病理类型更早、更积极地使用抗凝疗法。

常用药物有以下几种：

（1）肝素（Heparine）：在肾病综合征的治疗中，除应用肝素的抗凝作用外，还利用肝素对肾小球系膜细胞和基质增生的抑制，以及保护肾小球电荷屏障等非抗凝作用。用法：①肝素 100mg 置于 5%葡萄糖液中静脉滴注，每日 1 次，3~4 周为 1 疗程。②肝素 25mg 皮下注射每 6 小时 1 次，要求保持凝血时间在正常值的 1.5~2 倍，10~14 天为 1 疗程。

（2）苯丙酮香豆素钠（华法令，Warfarin）可由 2mg/d 渐增至 15mg/d，需依据凝血酶原时间监测来调整剂量，以维持凝血酶原时间在 25~30s 为佳，如有出血应立即停药。

（3）潘生丁（Persantin）：为血小板解聚药，300~600mg/d，分 3 次服用，部分患者因头痛不能耐受。

5.溶栓疗法　当出现深部静脉血栓栓塞尤其是肾静脉血栓栓塞时，近期形成的新鲜血栓一般在出现血栓临床症状 7 天内即行溶栓疗法往往能获满意效果。治疗可有助于侧支循环形成或栓塞段循环重开，防止肾小静脉栓塞发展为肾静脉血栓栓塞，并可防止肾外栓塞危及生命。而陈旧的血栓溶解往往要延长疗程，出血意外等并发症发生机会也就较多。

溶栓药物目前有 3 代产品：第 1 代溶栓药物有链激酶和尿激酶，从本世纪 60 年代开始用于临床，其特点是无选择性地降解纤维蛋白，在用药过程中体内纤维蛋白原浓度可下降至低于 0.5g/L。

（1）链激酶（Streptokinase，SK）：因本药半衰期为 30 分钟，故用药时先用 25 万 U 静滴，20~30 分钟滴完；然后再按 10~20 万 U/h 速度持续滴注 24~72 小时。须注意部份患者对本药可出现过敏反应如血压下降、皮肤潮红等。

（2）尿激酶（Urokinase，UK）：其半衰期为 15 分钟，开始用药时的前 30 分钟剂量为 4400U/kg，静滴；然后以 1100~5000ü·kg^{-1}·h^{-1} 叫速度静滴持续 12 小时以上，视病情可延至 72 小时，并据血浆纤维蛋白原浓度调节每小时滴入量。当患者对 SK 有过敏反应时可用本药替换。

第 2 代溶栓药物有重组组织纤维蛋白溶解酶激活酶、重组单链尿激酶和乙酰纤溶酶原—链激酶复合物。此类药物的特点是能较满意地选择性降解纤维蛋白，在溶栓治疗中纤维蛋白原降解程度有所减轻。

（1）重组组织纤溶酶（Recombinant tissue plasminogen activator，vt-PA），一般主张本药疗程总量应不超过 100mg。在开始时的第 1 小时滴速较快而以后 2~3 小时低速滴注。本药溶酶速度快于 SK 并无 SK 的过敏反应，但可出现全身纤维蛋白溶解酶血症、纤维蛋白原减少和出血意外，其副作用的发生与用药剂量成正比。

（2）乙酰纤溶酶原—链激酶复合物（Acylated Plasminogen-streptokinase activator complex，APSAC，商品名 Eminase）：本药因半衰期达 90 分钟，故只需 1 次静注 30U。其特点是可提高选择性纤溶效果，但与 SK 一样可引起过敏反应。

（3）重组单链尿激酶（Recombinant single chain urokinase，rscu-PA）：本药尚未大规模用于溶栓疗法，故其剂量疗程尚未统一。

第 3 代溶栓药物尚在试用和开发中。

在溶栓疗法过程中必须监测凝血指标和血浆纤维蛋白原浓度以便调整药物剂量和疗程。为防止治疗后重新出现血栓形成，有人提出溶栓治疗后给予肝素抗凝；也有主张联合应用抗凝药，如 rt-PA 与肝素、阿斯匹林等联合应用，疗效优于单纯溶栓疗法。

溶栓疗法最常见的并发症为出血意外，发生率约为 10%~20%。故必须掌握其用药适应证与禁忌症，避免用于有脑血管病史、近期消化道出血、先天性或获得性凝血功能障碍未纠正者和近期严重组织创伤或局部有伤口等患者。

（二）中医辨证论治

1.下焦湿热

主症：头面与双足浮肿，甚至全身浮肿，口苦口黏，口干不欲饮，纳呆，五心烦热，身热不扬.或痤疮感染，小便赤涩，尿色黄浊，舌红，苔黄腻，脉滑数。

立法：清热除湿，利水消肿。

方药：经验方。

处方：金银花 30g 野菊花 20g 蒲公英 20g 紫花地丁 20g 茯苓 30g 猪苓 20g 泽泻 30g 瞿麦 10g 车前子 10g 茵陈 15g 生地 30g 倒扣草 30g

2.脾肾阳虚

主症：周身浮肿，腰痛膝软，畏寒肢冷，小便不利或液尿增多。纳呆腹胀，便溏尿少，腰膝酸冷，舌质淡白，苔薄白或白腻，脉沉细或沉缓，两尺脉弱。若水肿消退，则可出现面目微肿，头晕耳鸣，少寐健忘遗精盗汗等阴虚症状。

立法：温阳利水。

方药：经验方。

处方：熟附子先煎 10g 白术 20g 茯苓 30g 白芍 10g 干姜 10g 猪苓 30g 泽泻 30g 桂枝 10g 黄芪 30g 人参 15g 大腹皮 15g 赤芍 10g 熟地 10g 牛膝 10g 车前子 10g

3.肺脾气虚

主症：水肿较轻，面色萎黄，少气乏力，纳呆腹胀便溏，舌淡胖，苔白腻或薄白，脉缓无力。

立法：益气健脾，利水消肿。

方药：经验方。

处方：黄芪 30g 白术 30g 人参 15g 防己 10g 茯苓 30g 猪苓 20g 泽泻 15g 陈皮 10g 苍术 10g 厚朴 15g

4.肝肾阴虚

主症：面部及肢体浮肿，汗出怕热，腰膝酸软，头晕耳鸣，心烦少寐，反复发作咽痛，咽干口燥，小便短涩，大便秘结。舌红，苔薄白腻或薄黄腻，脉细。

立法：滋阴清热利湿。

方药：经验方。

处方：知母 10g 黄柏 10g 龟板 10g 茯苓 30g 猪苓 15g 泽泻 15g 阿胶烊化 10g 滑石包 30g 车前子包 30g 生地黄 20g 丹皮 20g 薏苡仁 30g

5.瘀水互结

主症：浮肿尿少，或一侧肢体肿胀特别明显，局部疼痛，或腰痛如刺，固定不移，可有血尿，口唇及皮肤或有瘀点、瘀斑，舌质紫暗，苔薄腻，脉涩。

立法：活血化瘀利水。

方药：经验方。

处方：桂枝 10g 茯苓 30g 丹皮 20g 赤芍 15g 桃仁 10g 益母草 30g 泽兰 15g 丹参 30g 水蛭 6g 白茅根 30g

第四节　急性肾功能不全

【概述】

急性肾功能不全（急性肾功能衰竭）是一个综合征，是由各种原因使双肾排泄功能在短期内迅速减退，肾小球滤过功能下降低达正常值的 50% 以下，血尿素氮、血肌酐迅速升高，引起水、电解质、酸碱平衡失调、急性尿毒症症状的综合征。若急性肾功能不全发生于原有的慢性肾脏疾患肾功能不全基础上，肌酐清除率较原水平再下降 15%。

急性肾功能衰竭可见于各科疾病，尤其常见于内科、外科、产科、妇科疾病。不同的病因、病情和病期所引起的急性肾衰发病机理不同，临床表现不同，治疗和预后也不同。急性'肾衰与慢性肾衰不同，如能做到早诊断、抢救及时除当，则肾功能多可完全恢复，如延误诊治则可导致患者死亡。一部分病例病情严重，迁延不愈，肾功能不能恢复正常，遗留慢性肾功能不全或需依赖长期透析疗法以维持生命。

【病因病机】

急性肾功能衰竭根据病因可以分为肾前性衰竭、肾后性衰竭、肾实质性衰竭：

肾前性衰竭指由于各种肾前因素引起有效循环血容量减少，使肾血流灌注量急剧减少，肾小球滤过率降低，肾小球内压降低，对尿素氮、水、钠的重吸收增加，血尿素氮升高、尿量减少、尿比重增加。尿常规检查一般正常，渗透压升高，血尿素氮与肌酐比值>20:1，尿与血肌酐比值明显升高。

肾后性衰竭指各种原因尿路梗阻引起急性梗阻性肾病，占急性肾衰原因的 3.5%~8%，包括前列腺肥大、尿道损伤、炎症引起的水肿、狭窄，肿瘤、结石、血块等梗阻，泌尿系统外肿瘤、腹膜后纤维化等。

肾实质性衰竭指各种肾实质疾病发生不同病理改变引起的急性肾功能衰竭，是急性肾衰中最常见类型，可分为肾小管疾患（40%）、急性肾间质性疾患（9%）、肾小球疾患（26%）、肾血管病变及小血管炎（25%）。

中医学认为，本病多为感受外邪，或气机瘀血阻滞，导致肺气不宣，三焦不利，致使脾、肾功能受到影响，导致水液内停、浊毒壅阻。

【诊断要点】

症状体征

急性肾功能衰竭少尿型多见，临床表现大体可分为初期、少尿期、多尿期、恢复期 4 个阶段。

1.初期：若能及时发现及治疗，可能防止其进展，有利恢复。下列情况应考虑有发生急性。肾功能衰竭的可能：

（1）存在引起急性肾功能衰竭的原发病，而突然发生少尿；

（2）当休克病人液量已经补足，血压、心率正常，患者仍有少尿或无尿；

（3）尿量少，比重固定于 1.010 左右；

（4）尿液镜检发现有脱落的肾小管上皮细胞；

（5）尿钠>40mmol/L。

2.少尿期：尿量多<400ml/d。病程可长可短，短者数小时，长者达数周，平均 10 天左右。少尿期因体内代谢的废物不能排出体外，病程长必然出现尿毒症。

（1）症状和体征

①消化系统：厌食、恶心、呕吐、腹痛、腹泻，有时有消化道出血。

②呼吸系统：呼吸深大，呼出气体有尿液味。

③循环系统：可发生尿毒症性心包炎、心肌病、心力衰竭、心律失常。

④血液系统：血小板减少、贫血、溶血现象。

⑤神经系统：烦躁、嗜睡、惊厥、昏迷。

⑥泌尿系统：少尿或无尿。

（2）辅助检查

①尿比重 1.010 左右，可有蛋白尿、肾小管上皮细胞。

②多有低血钠、低血氯、高血钾、高血磷、高尿酸。

③血尿素氮和血肌酐升高，二氧化碳结合力降低。

④心电图可呈现高血钾的征象及心律紊乱。

3.多尿期：尿量逐渐增多，开始尿量>400ml/d，随后可每日多达数千毫升。持续时间 10 天左右。

（1）症状体征：尿量虽开始增加，早期尿毒症症状仍可继续加重，随后逐渐减轻。电解质代谢紊乱未见缓解，如低血钾、低血钠等，如处理不当，可发生脱水现象。

（2）辅助检查

①尿比重：降低。

②血尿素氮、肌酐：在多尿初期可继续升高，后期逐步降低。

③血钾：多尿初期降低不明显。

4.恢复期：各种症状和体征逐渐恢复正常。

【鉴别诊断】

急性肾功能不全以病因的不同，可为肾前性、肾性和。肾后性，三种情况治疗方法不尽相同。应注意鉴别。

（一）肾前性

由于各种原因引起血管内有效循环血容量减少所致。肾衰指数降低（<1），尿

素氮浓度、血肌酐浓度不成比例地升高。可见于以下情况：低血容量、有效血容量减少、心排出量减少、肾血管阻塞、肾血管动力学的自身调节紊乱等。

（二）肾性

因各种肾实质疾患所致，或因肾前性的病因未能及时去除致使病情发展所致。可见于以下疾病：肾小管疾患、肾小球疾患、急性肾间质性疾患、肾脏的小血管及肾脏的大血管疾患等。

（三）肾后性

可见于泌尿系结石、肿瘤、血块或坏死的肾组织、前列腺肥大所致尿路梗阻，或见于因肿瘤蔓延、转移或腹膜后纤维化所致的粘连、压迫所致的输尿管外梗阻，糖尿病等引起的神经性膀胱等。

【治疗方法】

（一）西医治疗

1.初期的治疗

（1）病因治疗：如纠正休克、停用对肾脏有损害的药物、积极控制感染等。

（2）应用利尿剂：以呋塞米200mg，静脉小壶内滴入，每6小时一次，可连续应用2~4次，如无效则不再应用。

（3）血管扩张剂：血压正常，血容量得到补充时，可试用血管扩张剂，如氨茶碱、罂粟碱，以及肾动脉扩张剂多巴胺，也可试用钙离子拮抗剂。

（4）肾脏局部可试用理疗、热敷等。

2.少尿期的治疗：对病人的预后至关重要。

（1）饮食：高热量、高糖、高维生素，低蛋白、低入液量、低电解质。轻度急性肾衰热量≥1500kcal，优质蛋白0.6g/(kg·d)；中度急性肾衰热量≥1500kcal，优质蛋白1.0s/(kg·d)；重度急性肾衰热量≥3000kcal，优质蛋白1.0g/(kg·d)。若蛋白质不能从胃肠道给予，可静脉输入，还可静脉输入肾用氨基酸。严格控制高钾食物的摄入。

（2）限制水的摄入：保持出入平衡，体内代谢产生的水约300ml应减去。最好能每日测体重，以判断给水量是否恰当。

（3）纠正电解质紊乱

①高血钾

对抗K+对心肌的作用：可应用10%葡萄糖酸钙或氯化钙10ml，静脉注射，1~2次，也可用10%葡萄糖酸钙或氯化钙2~4g，加入5%葡萄糖200ml液中静脉滴注。

房室传导阻滞：可用阿托品0.5~1.0mg，肌肉或静脉注射。

降低血钾：5%碳酸氢钠100~200ml，静脉滴注；20%~25%葡萄糖溶液，每4g糖加1U胰岛素，静脉滴注；排钾性利尿剂呋塞米等的应用。

②高血镁：同治疗高血钾

③纠正代谢性酸中毒：5%碳酸氢钠125~250ml，静脉滴注。

（4）预防及积极控制感染：在应用抗生素时，应注意使用对肾脏无损害的药物。

（5）透析治疗

①透析指征：血钾>6.5mmol/L，或每日上升 1mmol/L；尿素氮>32mmol/L，或每日上升 7.15mmoL/L；血肌酐>530umol/L；具有严重的尿毒症酸中毒的症状，经补液难以矫正者。

②透析方式的选择：

血液透析：效率高，起效快，但影响血液动力学较大。

腹膜透析：起效慢，但安全简易，易发生腹膜炎。有腹膜炎，近期手术或腹壁有感染者禁忌。

连续动静脉血液滤过（cAVH）或连续静脉血液滤过（CVVH）：危重者就地采取 CAVH 或 CVVH 更为方便和实用，可连续 24 小时不间断地进行治疗。

3.多尿期：虽然病情在逐步好转，应密切注意病情变化。

（1）饮食：若尿素氮不正常需限制蛋白质入量，若已正常可增加蛋白质入量。

（2）无脱水现象不宜大量补液。

（3）仍需注意电解质的紊乱。

（4）注意防治感染。

4.恢复期：此期注意不要应用对肾脏有损害的药物，不宜妊娠、手术。

（二）中医辨证论治

1.痰浊壅肺

主症：咳嗽气急，痰声辘辘，呼吸低微，或出现呼吸缓慢或深；或形寒肢冷，汗出不止，皮肤甲错或皱瘪凹陷。脉沉细而数，舌淡苔薄。

立法：健脾胜湿，温化痰饮。

方药：经验方。

处方：茯苓 20g 桂枝 10g 白术 10g 干姜 10g 半夏 10g 白芍 15g 细辛 1g 甘草 10g 瓜蒌 10g

若出现呼吸缓慢而深，形寒肢冷，汗出不止者，宜急用独参汤灌服。

2.浊邪上逆

主症：肿满不减，或肿消之后，出现神情淡漠，嗜睡不食，甚则神志昏迷，恶心欲吐，或呕吐清涎，头晕头痛，胸闷肢冷，神疲面白，少尿或无尿，舌淡苔腻，脉细数。

立法：化浊降逆。

方药：经验方。

处方：附子 6g 陈皮 10g 茯苓 20g 生大黄 10g 厚朴 10g 党参 10g 荷梗 10g 菖蒲 10g

加减：水肿明显，可加泽泻 20g、车前草 10g；恶心明显加砂仁 6g；急性肾功能不全的病人，可用灌肠治疗（生大黄 30g、生牡蛎 30g、蒲公英 30g、紫花地丁 30g、芒硝 10g）；病人出现血压下降，可用生脉注射液或参附注射液 100ml，静脉注射。

第五节　慢性肾功能不全

【概述】

慢性肾功能不全是−肾脏疾病或全身疾病如慢性肾炎、高血压等，引起肾损害和进行性恶化的必然结果，具有进行性、不可逆性的特点。对于慢性肾功能不全早期或中期的治疗，控制病情的发展是至关重要的。目前公认，中西医结合治疗慢性肾功能不全是比较有效的治疗途径。

【诊断要点】

（一）症状及体征

1.水、电解质紊乱和代谢性酸中毒：早期常为低比重尿，夜尿增多，随后尿量逐渐减少，以致出现无尿、高血压、水肿、心衰等，晚期可出现高血钾、代谢性酸中毒。

2.各系统症状

（1）消化系统：常见有食欲不振、恶心、呕吐、腹泻、胃肠道出血等，口腔中有尿味，且易发生炎症。

（2）血液系统：贫血是该病的主要症状之一，终末期可见全血细胞减少。

（3）心血管系统：常有高血压、心包炎、心肌病、冠心病等，终末期常出现心力衰竭。

（4）神经精神系统：早期常有乏力、头晕、头痛、记忆力减退、睡眠障碍等症状，进而出现表情淡漠、言语减少、意识障碍、无意识四肢运动等症状，重症可有谵妄、幻觉、木僵和昏迷等表现。脑电图常有明显异常，慢波增多，与血肌酐成正比。因患低钙血症，病人常可伴有抽搐。

（二）辅助检查

1.血生化检查：血钾至晚期常增高，血钠降低或增高，二氧化碳结合力常降低，血肌酐、尿素氮常成倍增高，肌酐清除率降低。血钙降低，血磷升高。

2.尿常规：尿比重降低，尿量减少，尿中有红白细胞和蛋白。进食减少时，还可见到尿酮体。

3.血常规：血色素降低，红细胞压积降低。

4.血 PTH：常升高。

（三）慢性肾功能不全的分期

1.肾功能不全代偿期：约相当于美国国家肾脏病基金会的"肾脏病生存质量指导"（K/DOQI）的第 2 期，GFR 减少至正常的约 50%~80%，血肌酐能维持正常，临床无症状。

2.肾功能不全失代偿期：约相当于 K/DOQI 第 3 期，是肾衰的早期，GFR 减少至正常的约 25%~50%，出现氮质血症，血肌酐高于正常，但<450μmol/L，通常无

症状，可有轻度贫血、多尿和夜尿、乏力、食欲减退。

3.肾功能衰竭期：约相当于 K/DOQI 第 4 期，GFR 减少至正常的约 10%~25%，血肌酐显著升高（约为 451~707μmol/L），贫血较明显，可见夜尿增多、水电解质紊乱、代谢性酸中毒、钙磷代谢紊乱，可有轻度胃肠道、心血管和中枢神经系统症状。

4.尿毒症期：约相当于 K/DOQI 第 5 期，是肾衰的晚期，GFR 减少至正常的 10%以下，血肌酐>707μmol/L，酸中毒症状明显，全身各系统症状严重。

【鉴别诊断】

慢性肾功能不全早期，容易与消化系统和血液系统疾病相混淆，应予注意。晚期则症状突出，易于诊断。

【治疗方法】

（一）西医治疗

1.非透析治疗：适用于尿毒症以前的病人治疗，主要措施如下：

（1）治疗基础疾病和导致慢性肾功能不全恶化的因素：如控制高血压，防治感染，调整血容量等。

（2）延缓慢性肾功能不全的发展

①饮食治疗：GFR 降至 50ml/min 以下时需进行蛋白质限制，其中优质蛋白占 50%~60%。GFR 为 10~20ml/min 者每日用 0.6g/kg，可配合必须氨基酸或仅一酮酸；大于 20ml/min 者蛋白总量可增加 5g。热量 30~35kcal/kg·d。

②应用 ACEI 和 ARB 制剂：无高血压时也可服用，Scr>350μmol/1 时停用。

（3）排泄代谢废物：中药大黄制剂口服或保留灌肠，或用吸附剂（如包醛氧化淀粉或药用活性炭口服）治疗。

（4）并发症的治疗

①纠正水、电解质及酸碱平衡。

②纠正肾陛贫血，补充叶酸、铁剂等造血原料，补充促红细胞生成素。

③治疗心力衰竭等。

④治疗继发性甲状旁腺亢进，补充阿法骨化醇，注意钙磷乘积，防治系统钙化。

2.透析疗法：可选用血液透析或腹膜透析。（见急性肾功能不全）。

3.肾移植。

（二）中医辨证论治

1.脾肾阳虚

主症：常见于前期阶段。偏脾阳虚者，可见少气乏力，面色无华，唇甲苍白，形寒腹胀，水肿，不思饮食，恶心呕吐，少尿或无尿，也有部分病人出现小便清长。偏肾阳虚者，可见腰膝酸软，四肢不温，面色眺白而晦滞，脉沉细，舌淡苔薄。

立法：温补脾肾。

方药：经验方。

处方：黄芪 15g 人参 10g 猪苓 20g 茯苓 20g 干姜 10g 肉桂 10g 泽泻 20g 陈皮 10g

加减：恶心者可加半夏 10g，水肿明显者加车前子 20g

2.浊犯中焦

主症：神疲乏力，四肢困重无力，面色无华，恶心呕吐，厌食腹胀，或有大便不通，舌淡胖有齿痕，脉沉细或濡细。

立法：温阳健脾，行气化浊。

方药：经验方。

处方：陈皮 10g 半夏 10g 枳壳 10g 竹茹 6g 厚朴 10g 生姜 10g 木瓜 10g 人参 10g 茯苓 20g 大黄 6g

3.浊犯上焦

主症：咳嗽气急，痰声辘辘，呼吸低微，或出现呼吸缓慢及深大，或有形寒肢冷，汗出不止，皮肤甲错或皱瘪凹陷，舌淡苔薄，脉沉细而数。有邪陷心包者，可见心悸气短，喘息不能平卧，甚则神志不清，烦躁不安，脉微欲绝。

立法：温化痰饮，健脾渗湿。

方药：经验方。

处方：茯苓 20g 桂枝 10g 白术 10g 干姜 10g 半夏 10g 人参 10g 猪苓 20g 泽泻 20g

4.浊犯下焦

主症：无尿，浮肿，抽搐，头痛，皮肤瘙痒；或见四肢厥冷，口中有尿味。舌或红而无苔或淡如白玉，脉沉细或数。

立法：阴虚者以平肝息风为主，阳衰者以回阳救逆为法。

方药：经验方。

处方：生龙骨 30g 生牡蛎 30g 龟板 10g 白芍 15g 五味子 10g 生地 30g 麦冬 10g 柴胡 10g 附子 10g 人参 10g 麦冬 10g 五味子 10g

5.血热血瘀

主症：心烦，或有血尿，皮肤粗糙，肌肤甲错，舌质偏红偏暗，或可见瘀斑瘀点，脉多偏数。

立法：清心凉血活血。

方药：经验方。

处方：生地 20g 水牛角 10g 滑石 12g 藕节 9g 桃仁 12g 当归 12g 山栀 9g 炙甘草 6g

6.风邪入肾

主症：患者平素多无明显临床症状，易感外邪，感邪时见头身疼痛，鼻塞流涕，咽痒咽痛，咳嗽咳痰，舌尖红，脉浮数等。

立法：疏风祛邪。

方药：经验方。

处方：金银花 12g 鲜芦根 15g 荆芥 6g 防风 6g 连翘 9g 桔梗 12g 杏仁 9g 僵蚕 6g 柴胡 12g

（陈玲 种敏敏 任思伟 李芬芬）

第五章　血液系统疾病

第一节　巨幼细胞性贫血

【概述】

巨幼细胞性贫血是由于维生素 B12 或叶酸缺乏所致或某些影响核苷酸代谢的药物导致细胞脱氧核糖核酸（DNA）合成障碍所致的贫血。此类贫血的幼红细胞 DNA 合成障碍，故又称之为红细胞增殖异常性贫血。

【诊断要点】

（一）症状及体征

1.贫血：起病大多缓慢，特别是维生素 B12 缺乏者。由于叶酸在体内贮存量少，当有胃肠道疾病、孕妇或长期肠外营养患者，也会急性发作。临床上表现为中度至重度贫血。除一般贫血症状，如乏力、头晕、活动后心悸、气短外，部分患者可出现黄疸。

2.胃肠道症状：食欲不振、腹胀、便秘或腹泻。舌红，舌乳头萎缩而致表面光滑（牛肉舌）。

3.神经系统症状：维生素 B12 缺乏患者可出现神经系统症状。主要是由于周围神经、脊髓后侧束联合变性或脑神经受损，表现为手足对称性麻木、深感觉障碍、共济失调，部分腱反射消失及锥体束征阳性，特别是老年患者可出现精神异常、无欲、抑郁、嗜睡等，有时神经系统症状可于贫血之前出现。

（二）辅助检查

1.血常规：属于大细胞性贫血（MCV>100fl）。可呈现全血细胞减少。血涂片中红细胞大小不等，以大卵圆形红细胞为主。中性粒细胞分叶过多，可有 6 叶或更多分叶。网织红细胞正常或轻度增多。

2.骨髓象：骨髓增生活跃，以红细胞最为显著。各系细胞均可见到"巨幼变"。细胞体积增大，核发育明显落后于胞浆。巨核细胞减少，也可见体积增大及分叶过多。骨髓铁染色增多。

3.生化检查

（1）叶酸缺乏所致的贫血：血清维生素 B12 水平正常，血清叶酸降低低于 6.8μmol/L，红细胞叶酸水平降低低于 227nmol/L。

（2）维生素 B12 缺乏所致贫血：血清叶酸水平正常，维生素 B12 水平降低低于

74nmol/L，红细胞叶酸水平降低。

（3）血清铁及转铁蛋白饱和度：正常或高于正常。

（4）血清胆红素：可稍增高。

4.内因子抗体测定：内因子抗体阳性者为恶性贫血。

5.血清甲基丙二酸水平：如果升高（>270 nmol/L）提示巨幼细胞贫血是由于维生素 B12 缺乏，若在正常范围（70~270 nmol/L）提示巨幼细胞贫血是由于叶酸缺乏。

【鉴别诊断】

1.根据病史、临床表现及各项实验室检查，诊断本病不难，但维生素 B12 和叶酸缺乏临床上有相似之处，但治疗用药效果不同，须注意鉴别。

2.本病常以消化道症状为首发症状，易误诊为胃病、慢性胃肠炎、幽门梗阻、肠结核等，只要行血常规、骨髓象检查即可鉴别。出血伴全血细胞减少，含有幼稚红细胞者，需与再障、紫癜、白血病和红血病鉴别。

3.在红细胞形态上应注意正常幼红细胞和巨幼红细胞鉴别，巨幼红细胞和类巨幼红细胞鉴别。

4.注意与恶性疾病鉴别：如红白血病、骨髓增生异常综合征等出现的类巨幼变相鉴别。本病对叶酸、维生素 B12 的治疗反应良好，用药后巨幼细胞可迅速改善，而类巨幼变相则治疗无效，可资鉴别。

【治疗方法】

（一）西医治疗

1.治疗基础病，去除病因。

2.补充叶酸或维生素 B12；原则上应该是缺什么补什么。

（1）叶酸的补充：

①叶酸：5~10mg/次，3 次/日，口服，直至血红蛋白恢复正常。

②四氢叶酸钙：5~10mg/次，1 次/日，肌注，直至血红蛋白恢复正常。

（2）维生素 B12 补充：

①维生素 B12；100μg/次，1 次/日，肌注，直至血红蛋白恢复正常。以后100μg/次，1~2 次/周，肌注，以补充储备。

②对恶性贫血或胃切除的患者需终生用维生素 B12 维持治疗，100μg/次，1 次/月，肌注。

3.叶酸及维生素 B12 补充治疗后，应注意钾盐及铁的补充。

（1）部分老年有心脏疾病者对血红蛋白恢复后血清钾降低不能耐受，特别是进食较差者，应注意及时补充。

（2）营养性叶酸或维生素 B12 缺乏患者往往同时缺铁，如果补充治疗后血象开始改变显著，以后改变缓慢或无改变，要考虑有缺铁的可能，应及时予以补充。

（二）中医辨证治疗

1.心脾两虚

主症：面色苍白，疲乏无力，食少纳呆，腹胀便溏，心悸怔忡，少眠多梦，口干舌痛，舌质红干，少苔或无苔，脉细数。

治法：健脾益气，养血安神。

方药：归脾汤加减。

黄芪 20g 党参 20g 白术 10g 炒枣仁 15g 当归 12g 龙眼肉 10g 熟地 12g 白芍 10g 五味子 10g 甘草 10g

加减：阴虚火旺明显者加丹皮、白薇、生地；脾虚不运，食少便溏，腹胀明显者加砂仁、陈皮、木香、焦三仙

2.气血两虚

主症：疲乏无力，面色苍白，头晕耳鸣，眼花心悸，肌肤甲错，头发稀疏枯槁，月经失调，经量过少，舌质淡或质红无苔，或镜面舌，脉细数无力。

治法：补气养血。

方药：八珍汤加减。

党参 20g 白术 10g 茯苓 15g 甘草 10g 当归 12g 熟地 12g 白芍 12g 五味子 10g 陈皮 10g 大枣 10g

加减：血虚明显而现阴虚者，加生地、枸杞子；气虚明显者可加黄芪；肌肤甲错明显伴痒者，可加赤芍、浮萍、防风。

3.脾肾两虚

主症：头晕耳鸣，心悸气短，腰酸腿软，畏寒肢冷，腹胀便溏，尿频，夜尿多，或下肢麻木不仁，舌质淡，苔薄或无苔，脉沉细。

治法：健脾益肾。

方药：十四味健中汤（《和剂局方》）加减。

党参 20g 黄芪 20g 茯苓 15g 白术 10g 熟地 12g 白芍 12g 麦冬 10g 肉桂 6g 附片 10g 肉苁蓉 12g 制半夏 10g 甘草 10g

加减：腰痛下肢不仁者加桂枝、鸡血藤；腹胀便溏者加补骨脂、吴茱萸。

第二节　再生障碍性贫血

【概述】

再生障碍性贫血（Aplastic Anemia，AA）简称再障，是由多种病因引起的骨髓造血功能衰竭，临床呈全血细胞减少的一组综合病征。

【病因】

（一）造血祖细胞内源性增殖缺陷

在体外检测造血祖细胞应激试验中，尽管加有最适量的单一或复合性的造血生长因子，粒系（CFU-C）和红系（BflU-E）造血祖细胞的增殖能力仍是降低的，这

些骨髓的集落生长不仅在数量上而且在形态上均有严重异常，只有很少数病例的这种增殖缺陷能得以矫正数年以上，而大多数病例，不管他们初始的假设"病因"如何，这种增殖缺陷是长期存在的，很多患者呈持续性轻度全血细胞减少和骨髓形态学示骨髓增生异常综合征（MDS）特点，这些患者在晚期有发展为克隆性疾病如阵发性睡眠性血红蛋白尿（PNH）、急性非淋巴细胞白血病（ANLL）的危险。

（二）对造血组织的免疫反应

体外骨髓培养发现 AA 病理生理改变，主要与 T 淋巴细胞有关（主要表现为 CD8 细胞增多），该细胞在急性期被激活。有些学者发现，单核细胞和巨噬细胞在培养时可抑制集落形成。少数病例 B 细胞产生的抗体可抑制骨髓功能，最近发现 AA 患者细胞释放的淋巴因子、α–干扰素（IFN-α），α–肿瘤坏死因子（TNFα）在体外可抑制造血。

（三）微环境支持功能的缺陷

支持造血的多数微环境细胞属免疫系统，AA 时中性粒、单核和淋巴细胞均减少。T 细胞、B 细胞、巨噬细胞和自然杀伤细胞功能均异常，因而免疫活性细胞在本病过程中有不同程度的改变。患者的骨髓基质细胞有不同程度受累，因为多数患者在严重抑制时无基质细胞生长，治疗后自身骨髓造血功能恢复时基质细胞增殖活力可恢复，但仍低于正常，提示基质细胞在本病发展过程中有不同程度的影响。

（四）遗传因素

与其他免疫介导疾病相似，AA 常有 HLA–Ⅱ抗原联锁的遗传倾向。HLA–DR2 发现率增高，父母有 DR 抗原者较多，儿童 AA，HLA–Ⅱ抗原 DPW。显著增高，患者亲属中造血祖细胞增殖活力明显降低，这表明可能存在脆弱骨髓的遗传倾向。

【诊断要点】

（一）症状及体征

主要临床表现为贫血、出血和感染。根据症状发生的急缓、贫血的严重程度可分为急性重型再障和慢性再障。

1.急性重型再障：起病急，进展迅速。常以出血和感染为首发。贫血进行性加重，伴明显的乏力、头晕及心悸等。出血部位广泛，除皮肤、黏膜外，常有深部出血（如颅内出血、子宫出血），危及生命。皮肤感染、肺部感染多见，严重者可发生败血症，病情险恶，一般常用的对症治疗不易奏效。

2.慢性再障：成人较儿童多见。起病及进展较缓慢。贫血往往是首发和主要表现。出血较轻，以皮肤、黏膜为主。除妇女易有子宫出血外，很少有内脏出血。感染以呼吸道多见，合并严重感染者少。

（二）辅助检查

1.血常规：全血细胞减少。三种细胞减少的程度不一定平行，网织红细胞计数降低明显。重型再障的血象降低程度更为严重（网织红细胞<0.01，绝对值<5×10⁹/L，中性粒细胞绝对值<0.5×10⁹/L，血小板<20×10⁹/L）。

2.骨髓象：骨髓穿刺物中骨髓颗粒很少，脂肪滴增多。大多数患者多部位穿刺涂片呈现增生不良，粒系及红系细胞减少，淋巴细胞、浆细胞、组织嗜碱细胞相对增多。巨核细胞很难找到或缺如。

【鉴别诊断】

（一）阵发性睡眠性血红蛋白尿

本病出血和感染较少见，网织红细胞增高，骨髓幼红细胞增生，尿中含铁血黄素，糖水试验、Ham 试验及蛇毒因子溶血试验呈阳性反应，成熟中性粒细胞碱性磷酸酶活力低于正常，外周血红细胞、中性粒细胞或淋巴细胞 CD59 和 CD55 标记率测定等，均有助于鉴别。

（二）骨髓增生异常综合征

本病难治性贫血型易和不典型再障相混淆。MDS 虽有全血细胞减少，但以病态造血为特征，外周血常显示红细胞大小不均，易见巨大红细胞及有核红细胞，单核细胞增多，可见幼稚粒细胞和畸形血小板。骨髓增生多活跃，有 2 系或 3 系病态造血，巨幼样及多核红细胞较常见，中幼粒细胞增多，核浆发育不平衡，可见核异常或分叶过多。巨核细胞不少，淋巴样小巨核多见，组化显示有核红细胞糖原（PAS）阳性，环状铁粒幼细胞增多，小巨核酶标阳性。进一步可依据骨髓活检、白血病祖细胞培养（CFU-L）、染色体、癌基因等检查加以鉴别。

（三）急性造血功能停滞

常由感染和药物引起，儿童与营养不良有关。起病多伴高热，贫血重，进展快，多误诊为急性再障。下列特点有助于鉴别：①贫血重，网织红细胞可以为 0，伴粒细胞减少，但血小板减少多不明显，出血较轻；②骨髓增生多活跃，2 系或 3 系减少，但以红系减少为著，片尾可见巨大原始红细胞；③病情有自限性，不需特殊治疗，2~6 周可恢复；④血清铜显著增高，红细胞铜减低。

（四）急性白血病

特别是低增生性白血病可呈慢性过程，肝、脾、淋巴结肿大，外周血全血细胞减少，骨髓增生减低，易与再障相混淆。应仔细观察血象及多部位骨髓象，可发现原始粒细胞、单或淋巴细胞明显增多。骨髓活检也有助于明确诊断。

（五）骨髓纤维化

慢性病例常有脾肿大，外周血可见幼稚粒细胞和有核红细胞，骨髓穿刺多次干抽，骨髓活检显示胶原纤维和网状纤维明显增生。

（六）恶性组织细胞病

常伴有非感染性高热，进行性衰竭，肝、脾、淋巴结肿大、黄疸、出血较重，外周血全血细胞明显减少，可见异常组织细胞。多部位骨髓检查可找到异常组织细胞，常有吞食现象。

（七）其他

需除外的疾病有纯红细胞再障、巨幼红细胞贫血、骨髓转移癌、肾性贫血、脾功能亢进等。

【治疗方法】

（一）西医治疗

（一）支持疗法

对严重再障患者的支持治疗主要是成分输血。为了降低对次要同种抗原（Minor alloantigens）的致敏，应避免不必要的输血，多次输血后致敏的患者在骨髓移植后移植物被排斥的危险性增高，可输用浓缩红细胞纠正症状性贫血，通常使血红蛋白保持在 70~80g/L，少白细胞的、洗涤的红细胞可防止或延迟发生对次要"移植物"抗原的免疫反应。血小板低于 20×10⁹/L 时，出血的危险性增加，故应输血小板，但多次输注血小板后可能失效，此时静脉注射丙种球蛋白可使输入的血小板寿命延长。一般不主张预防性输注中性粒细胞，但对粒细胞缺乏症（中性粒细胞计数<500/mm³），并证实为革兰阴性菌或霉菌败血症者，可输白细胞悬液；但要应用足够量的抗生素治疗，有真菌感染的加用两性霉素 B。

（二）SAP 或 SLA 方案联合治疗

SAP 方案（康力龙、山莨菪碱、多抗甲素）和 SLA 方案（康力龙、左旋咪唑、山莨菪碱）治疗再障，是根据其再障发病的三种主要机制设计的。康力龙可驱使 G0 期细胞进入增殖周期，加强了干细胞增殖分化作用。654-2 是通过调节植物神经的作用，改善骨髓造血微环境，刺激造血干细胞生长。左旋咪唑可增强辅助 T 细胞功能，起到调节再障患者细胞免疫作用，发挥治疗效果。多抗甲素是我国近年来研制的一种新型免疫增强剂，它具有明显的免疫活性，并直接影响免疫器官，增强 TH 细胞功能，起到调节再障患者细胞和体液免疫的作用。康力龙用量为每日 6~12mg，口服，疗程至少 3 个月以上。用药 3 个月后缓解率达 35%~53%，6 个月达 45%~60%。约有 25%~50%有效患者停药后复发，但复发后再用药仍有效。康力龙治疗再障疗效虽然较高，但对肝脏损害发生率较高。654-2（每天 30~60mg）与康力龙联合应用有预防康力龙所致的肝损害作用，SAP 联合方案治疗患者，在治疗中肝功能始终正常，从而保障坚持用药。相反，单用康力龙患者由于长期用药后 GPT 升高，使半数患者未能坚持，致影响疗效。

（三）骨髓移植

自 1969 年 Thomas 等在西雅图成功地对 1 例重型再障（SAA）患者进行了 HLA 匹配同胞异基因骨髓移植（allo-BMT）以来，骨髓移植（BMT）治疗 SAA 有了很大进步。至今已有千余例 SAA 患者接受了此种治疗，其中 60%~80%的患者恢复正常造血并长期生存。疗效与年龄有明显关系，小于 18 岁者生存率达 85%~95%，一般对 40 岁以下有 HLA 配型同胞供髓者，应首选 BMT。预处理方案为大剂量环磷酰胺 50mg/kg，于-5、-4、-3、-2 天连续给药，加用全身淋巴结照射可促进移植细胞植入，但移植相关死亡率也增加。采髓细胞数的下限为 2×108 有核细胞/kg 者体重。若供髓者与受者的 ABO 血型不合，为预防溶血反应，可除去骨髓中的红细胞，或受者血浆中的红细胞抗体，后者的方法是血浆交换或反复小量输红细胞将抗体吸附。血浆交换的指征是抗体滴度>1:500，受者的抗体不仅引起溶血，也阻碍红系细胞植入。目前，环孢菌素 A（CSA）或 CSA 短期联用甲氨喋呤（MTX），预防 GVHD 效果最好。从 BMT 前 1 天开始，在全血减少期和有潜在急性移植物抗宿主病（GVHD）时，持续静滴 CSA2~5mg/kg，然后口服 CSA5~10mg·kg^{-1}·d^{-1}，根据副作用，GVHD 严重程度和血浆 CSA 浓度调整剂量，由于 SAA 可发生延迟排异反应，BMT 后应持续用 CSA6~12 个月。MTX 的用法为+1 天 10mg/m^2，+3 天和+6 天 6mg/m2，静注。未能证明除去移植物中的 T 细胞可预防 GVHD，用任何方法耗竭 T 细胞，移植失败率都相当高。移植物的植入一般需要 2~3 周，造血功能的重建取决于有无急性和慢性 GVHD，已经植入不伴或仅有轻度 GVHD 的患者无病生存率最高，BMT 后 AA 复发者罕见，然而减量或停用 CSA 后可再发生全血细胞减少。

（四）抗淋巴细胞或抗胸腺细胞球蛋白

对不适合进行 BMT 的患者，免疫抑制为基本治疗手段，可使 50%~80%患者的骨髓功能改善，应用人的外周血或胸导管淋巴细胞或胸腺细胞免疫动物（马和兔），再将这些动物血清的球蛋白纯化浓缩，即为抗淋巴细胞或抗胸腺细胞球蛋白（ALG，ATG），据认为这些制剂对因免疫抑制造血所致的严重再障有效。因为细胞毒淋巴细胞可抑制某些严重再障患者的造血干细胞。用 ALG 或 ATG 排除这些淋巴细胞将使造血功能恢复正常。近 10 年来，对 ALG 和 ATG 的应用作了很多研究，10%~25%的严重再障患者对 ALG 或 ATG 有完全的反应，20%~45%有部分反应，显示血细胞计数改善，不需再输血，一年存活率达 50%~70%，2 年存活率达 45%~55%。目前，多数应用 ALG 或 ATG 静脉输注共 5 天（ALG 每日 12mg/kg、ATG 每日 2.5~5mg/kg）。在 ALG 与 ATG 的治疗问题上，欧美学者报道两者有效率无差异，而日本学者报告 ALG 有效率为 6.3%~27.5%，ATG 有效率为 42.9%，认为 ATG 疗效较高。应用 ALG 或 ATG 治疗后 1~3 个月内可获得完全或部分疗效反应。副作用有发热、寒战、皮疹、头痛、低血压和过敏反应。同时应用皮质醇可预防或减轻以上的症状，用这些制剂可发生暂时性白细胞减少及血小板减少。因此治疗时要同时给予输血小板，每天 12U。也有学者报道，应用这些制剂，个别患者可发生阵发性睡眠性血红蛋白尿，kaposi 肉瘤，值得注意。

（五）环孢菌素 A

CSA 是一种新免疫抑制剂，Strykmans 等报道 CSA 对重型再障（SAA）有效以来，国外陆续有报道。SAA 的治疗是血液病攻关难题之一。由于发病机制尚未完全阐明，治疗上难度大，预后甚差。应用传统治疗如 ALG 或 ATG，大剂量泼尼松和雄激素失败后，多数患者对 CSA 有部分疗效反应。虽然自然恢复或以前治疗的晚期效应不能排除，但血液学的恢复似乎是用了 CSA 的原因。CSA 治疗再障的作用机制可能是：①抑制 T 淋巴细胞功能，减少白细胞介素。（IL-2）产生。②抑制细胞毒性 T 细胞。③阻断 CFU-C，抑制.性细胞的激活。治疗开始 2~10 周后可见治疗反应，T 细胞亚群功能得到恢复，部分患者随访 2 年以上，血象、骨髓象基本正常，说明 CSA 治疗 SAA 远期效果好。但大多数患者需长期进行免疫抑制治疗，许多患者对 CSA 有依赖性，当药物减量或停用后就复发。然而亦有一些患者停用 CSA 后 3 个月不用输血的报告。CSA 的用量通常为每日 5~12mg/kg，须监测药物浓度和经常测定肾功能，因该药对一些患者可能有毒性。CSA 的毒副作用是：对肝肾功能的损害，引起多毛，牙龈增生，个别可引起高血压、局部水肿、震颤，女性可引起闭经。

（六）大剂量甲基泼尼松龙

1979年Bacigalupo首先报道用大剂量甲基泼尼松龙（HDMP）治疗SAA取得显著疗效。国外单用HDMP治疗成人再障有效率达12.5%~50%，大多数在30%左右。国内邑唷HDMP治疗小儿SAA的报道，但治疗成人的报道较少，有效率20%。初步结果表明HDMP对SAA-Ⅱ疗效较SAA-I为好。治疗方法：第1~3天甲基泼尼松龙剂量每日20~30mg/kg，静脉滴注；第4~6天，每日10~15mg/kg；第7~9天，每日5~8mg/kg第10~12天，每日3~4mg/kg；第13~15天，每天2mg/kg；第15~30天，每日1mg/kg。HDMP的主要副作用是掩盖或加重感染，因此治疗须在无感染时进行，对有感染者要在彻底控制感染后进行。在治疗过程中一旦出现感染即给予强有力的抗菌药物治疗。另外，大剂量激素治疗，易引起霉菌感染和消化道出血，须并用抗酸护胃制剂，注意预防感染发生。

（七）静脉输注丙种球蛋白

再障是骨髓干细胞生成红细胞、粒细胞及血小板减少，引起外周血全血细胞减少。主要由于异常免疫反应抑制造血干细胞恢复及分化所致。有人证明在骨髓干细胞中有微小病毒与再障有关。静注丙种球蛋白的机制是：①能根除骨髓微环境中的微小病毒或巨细胞病毒，使正常干细胞恢复并分化。②免疫介导破坏了抑制正常造血细胞的淋巴细胞克隆。③与干扰素一类的淋巴因子结合，阻止其抑制造血干细胞恢复及分化。（1988）有报道1例11岁的女性再障患者，用泼尼松+康力龙治疗效果欠佳，改用大剂量丙种球蛋白治疗后，2个月不需输血，血象恢复正常。（1990）另有报道1例7岁男性的再障患者，应用抗胸腺细胞球蛋白及大剂量肾上腺皮质激素治疗无效，改用静注丙种球蛋白治疗后，2个月后血象恢复正常，不用输血，一般情况良好。静注丙种球蛋白虽毒性小，但价钱昂贵。用法：静注丙种球蛋白每次1g/kg，每4周一次，共用6个月。

（八）重组人粒—巨噬细胞集落刺激因子（r-hGM-CSF）

在体外已证明多种造血因子有刺激骨髓祖细胞生长的功能。GM-CSF、是一种糖蛋白激素，在体外能诱导造血祖细胞形成粒、巨噬、嗜酸细胞集落，在某种情况下对红、巨核细胞集落的形成也有作用。另外，GM-CSF对成熟中性粒细胞的功能亦有显著作用。（1992）有报道一组用r-hGM-CSF治疗5例再障患者，平均年龄41岁（29~64岁）从诊断开始即用r-hGM-CSF治疗，平均时间为34个月。治疗方案：长期（2~11个月）经静脉或皮下注射r-hGM-CSF，剂量分别为250~500μg/d和75~300μg/d。治疗后1个月，所有患者外周血白细胞数显著增加，中性粒细胞绝对数增加27倍，单核细胞和淋巴细胞随白细胞数波动，一般增加2倍。除1例患者血小板上升外，余4例血小板未见增加。治疗后骨髓细胞克隆明显改善，粒/红比值上升。粒系绝对数平均增加22倍（5~70倍），有2例患者红系分别增加5倍和23倍。干细胞分析显示，治疗后所有患者粒系干细胞恢复正常或接近正常，3例患者红系干细胞亦增加。上述结果提示，顽固性AA经r-hGM-CSF、长期治疗后，至少可促动残留的粒系和红系干细胞，并能诱导患者这两个细胞系的反应。R-hGM-

CSF、最常见的不良反应是发热，可用扑热息痛处理而缓解。其他副反应为皮疹。较少见的依次为低血压、恶心、水肿、胸痛、骨痛和腹泻。

（九）促红细胞生成素（EPO）

基因重组技术生产的促红细胞生成素 r-EPO 是一种糖蛋白细胞因子，试用于治疗再障有一定疗效。EPO 主要作用于红系祖细胞 BFU-E 和 CFU-E，促进红细胞成熟，也可刺激巨核细胞生长，使血小板计数升高。EPO 治疗慢性再障有一定疗效。用量 50~300U/kg，皮下或静滴，每周 3 次。副作用是引起高血压、血栓形成，个别可引起头痛、恶心、呕吐、关节痛、胸痛、腹泻等。

（十）白细胞介素 I（白介素 I）

白介素 I（I L⁻¹）是一种多肽，与免疫系统的局部功能调节有关。它能增强 T 细胞和 B 细胞的活性，刺激其他作用于 T 细胞及 B 细胞生长和分化因子的释放。因此有调节造血功能的作用。Nakao 在再障患者末梢血单核细胞加以脂聚糖培养的上清液中测定 IL⁻¹ 的活性，结果表明，17 例再障患者中有 10 例 IL⁻¹ 活性显著低下。此 10 例中有 5 例未能测出 IL⁻¹，此 10 例 IL⁻¹ 低下的患者皆为重症，而 7 例未见 IL⁻¹ 低下的病例中有 5 例属于轻症。可见重症再障 IL⁻¹ 生成低下。Gascon 对重症再障患者末梢血单核细胞进行 IL⁻¹ 生成能力测定，结果发现，15 例中有 12 例为低值，应用 ATG 治疗，病情改善，患者末梢血单核细胞的 IL⁻¹ 生成能力改善，ATG 治疗未获改善者 IL⁻¹ 则依然处于低值。目前 IL⁻¹ 已开始用于再生障碍性贫血治疗。副作用是发热，用扑热息痛可退热；对肝肾功能损害者，要定期复查肝肾功能。

（二）中医辨证论治

1.热伤营血（急性再障或慢性再障合并感染）

主症：高热恶寒，头痛身痛，衄血紫斑，舌淡，脉虚数。

治法：清热解毒，凉血化瘀止血。

方剂：清瘟败毒饮加减。

处方：生地黄 15g 水牛角 30g 赤芍 10g 丹皮 10g 石膏 30g 知母 10g 黄芩 10g 黄连 10g 山栀 10g 连翘 15g 玄参 15g 三七粉 3g 冲服甘草 10g

2.气血两虚

主症：面色萎黄，身倦乏力，头晕心悸，舌淡，脉细弱。

治法：益气养血。

方剂：八珍汤加减。

处方：人参 10g 白术 10g 茯苓 10g 黄芪 30g 当归 10g 熟地黄 10g 白芍 10g 川芎 10g 龙眼肉 10g 甘草 10g

3.脾肾阳虚

主症：面色萎黄或苍白无华，神疲乏力，头晕心悸，腰酸，畏寒肢冷，纳呆便溏，舌淡胖，脉沉细。

治法：温补脾肾。

方剂：右归丸加减。

处方：熟地黄 20g 山药 20g 山茱萸 20g 鹿角胶 10g 菟丝子 15g 枸杞子 15g 附子

10g 肉桂 5g 杜仲 10g 当归 10g

4.肝肾阴虚

主症：面色萎黄或苍白无华，神疲乏力，头晕心悸，视物模糊，腰酸盗汗，五心烦热，舌淡红少苔，脉细数。

治法：滋补肝肾。

方剂：左归丸加减。

处方：熟地黄 20g 山药 20g 山茱萸 20g 鹿角胶 10g 菟丝子 15g 枸杞子 15g 龟板胶 10g 牛膝 10g 当归 10g 白芍 10g

第三节　溶血性贫血

【概述】

溶血是指红细胞非自然衰老而提前遭受破坏的过程。由于骨髓有相当于正常造血能力 6~8 倍的代偿潜力，所以当发生溶血而骨髓造血能够代偿时，不会出现贫血，此时称为代偿性溶血性疾病。只有当溶血程度超过骨髓造血代偿能力时，才会发生溶血性贫血。溶血伴有的黄疸称为溶血性黄疸。黄疸的有无除取决于溶血的程度外，还与肝处理胆红素的能力有关，因此溶血性贫血不一定都有黄疸。总之，溶血性贫血是指各种原因使红细胞寿命缩短（降至 15~20 天以下），破坏加速，而骨髓造血代偿能力不足以补偿红细胞耗损所引起的贫血。

【诊断要点】

（一）症状及体征

溶血性贫血主要表现为急性和慢性两型：

1.急性溶血性贫血：起病急骤，病情严重。多见于葡萄糖-6-磷酸脱氢酶缺乏所致的蚕豆病及伯奎或磺胺型溶血、重型阵发性睡眠性血红蛋白尿等血管内溶血及自身免疫性溶血性贫血。

（1）症状：突然周身不适，腰背及四肢酸痛，头痛，寒战，高热，腹痛，伴有恶心呕吐，腹泻，并有尿色红褐。

（2）体征：面色苍白，皮肤黏膜及巩膜黄染（黄疸），甚至因缺氧而呼吸急促，心率加快，烦躁不安，甚至心衰、休克。部分患者腹肌痉挛，颇似急腹症。严重者可出现少尿、无尿、水肿等，系溶血产物沉积于肾小管引起肾小管阻塞及肾小管细胞坏死而致急性肾功能衰竭。

（3）再障危象：贫血突然加重，但无黄疸，血胆红素不高，网织红细胞明显降低，白细胞、血小板亦可轻度减少，骨髓红受抑，有核红细胞甚少，或骨髓增生活跃，但红系停止于幼稚阶段。

2.慢性溶血性贫血：起病缓慢，症状轻微。多见于血红蛋白病、遗传性球形细胞增多症等。典型者有慢性贫血、轻度黄疸、显著肝脾肿大三大特征。轻症患者可无明显临床表现，仅在查体时被发现。

（1）贫血：多数呈轻中度贫血，临床症状轻微。

（2）黄疸：多轻微或无，或长期轻度黄疸，或因轻度感染等诱发"溶血危象"而见明显黄疸。

（3）肝脾肿大：多有，尤其是脾大，呈轻至中度，甚至巨脾。由于长期高胆红素血症可并发胆结石和肝功能损害等。

（4）骨骼畸形：生长发育高峰期患严重溶血性贫血者可见，特别是严重地中海贫血。表现为头大、眉距增宽、鼻梁塌陷、颧骨突起、身材矮小等。

（5）溶血危象：贫血突然加重，伴黄疸，血胆红素升高，网织红细胞增高。

（二）辅助检查

1.提示红细胞破坏的实验室检查：血清总胆红素升高，以游离（间接）胆红素升高为主，占总胆红素的80%以上，粪胆原排出增多，尿胆原排出增多，血浆游离血红蛋白升高，血清结合珠蛋白降低，血红蛋白尿，尿中无红细胞但显示隐血与尿蛋白阳性，尿含铁血黄素试验阳性。

2.提示骨髓代偿性增生的实验室检查：网织红细胞增多，周围血液中出现幼红细胞骨髓象，骨髓增生明显活跃，以红系为主，各期红细胞均增多，以中晚幼红细胞为主，形态多正常；粒红比例下降，甚至倒置。

3.不同种类溶血性贫血的特异性实验室检查：

（1）葡萄糖-6-磷酸脱氢酶缺乏所致的溶血性贫血：高铁血红蛋白还原试验（+）、葡萄糖-6-磷酸脱氢酶活性降低。

（2）阵发性睡眠性血红蛋白尿：酸溶血试验（+）、蛇毒溶血试验（+）、尿含铁血黄素试验（+）。

（3）海洋性贫血：血红蛋白电泳可见异常血红蛋白增高、红细胞脆性试验（+）。

（4）自身免疫性溶血性贫血：温抗体型：抗人球蛋白实验（+）。

【鉴别诊断】

下列情况易与溶血性疾病相混淆：

1.有贫血及网织红细胞增多者，如失血性、缺铁性或巨幼细胞贫血的恢复早期。

2.兼有贫血及非胆红素尿性黄疸者，如无效性红细胞生成；

3.患有非胆红素尿性黄疸而无贫血者，如家族性非溶血性黄疸；

4.有幼粒—幼红细胞性贫血、成熟红细胞畸形、轻度网织红细胞增多，如骨髓转移瘤。

【治疗方法】

（一）西医治疗

溶血性贫血最合理的治疗方法是纠正贫血的原因，如无法纠正病因，则针对发病机制进行治疗。

1.去除病因：如药物诱发的溶血性贫血，停用药物后，溶血很快停止。

2.药物治疗：糖皮质激素及免疫抑制剂可用于自身免疫性溶血性贫血，糖皮质激素还可用于阵发性睡眠性血红蛋白尿。

3.输血：输血虽可暂时改善患者贫血，但可能加重自身免疫性溶血性贫血或诱发阵发性睡眠性血红蛋白尿。所以输血指征宜从严掌握。较重的海洋性贫血需长期依赖输血，但过多输血可造成血色病，必要时应使用去铁胺以减轻身体的铁负荷。

4.脾切除术：对遗传性球形细胞增多症最有价值，贫血可能永久消失。需要较大剂量糖皮质激素维持治疗的自身免疫性溶血性贫血、丙酮酸激酶缺乏所致的贫血及部分海洋性贫血，脾切除后红细胞寿命延长，贫血将有所减轻。

（二）中医辨证论治

1.湿毒化火，伤及气营

主症：起病急骤，高热寒战，烦躁，头痛腰背痛，四肢酸痛，腹痛，恶心呕吐，面色苍白，目黄身黄小便黄，舌红，苔黄，脉数。

治法：气营两清。必须配合西医救治。

方药：清营汤合茵陈蒿汤加减。

处方：水牛角 30g 生地黄 20g 赤芍 15g 丹皮 15g 玄参 15g 金银花 30g 连翘 20g 黄连 10g 茵陈蒿 20g 山栀子 10g 石膏 30g 麦冬 30g

2.湿热蕴蒸（湿重于热）

主症：目黄身黄小便黄，身热不扬，恶心呕吐，纳呆，渴而不欲饮，乏力体倦，舌淡，苔黄腻，脉濡数。

治法：清热利湿。

方药：茵陈四苓汤加减。

处方：茵陈蒿 30g 茯苓 20g 猪苓 10g 泽泻 10g 白术 15g 黄芪 30g 丹参 20g 郁金 10g

3.气血两虚

主症：面色萎黄或苍白，唇甲淡白，头晕目眩，神疲乏力，少气懒言，心悸失眠，巩膜微黄，小便时黄，舌淡，苔白，脉细弱。

治法：益气补血。

方药：八珍汤加减。

处方：党参 15g 白术 30g 茯苓 30g 熟地 15g 白芍 20g 当归 15g 川芎 15g 黄芪 30g 茵陈蒿 30g 甘草 10g

4.脾肾亏虚

主症：面色苍白，头晕耳鸣，腰膝酸软，纳呆腹胀，形寒肢冷，或目黄，小便黄，舌淡，苔白，脉沉细无力。

治法：补益脾肾。

方药：金匮肾气丸合四君子汤加减。

处方：熟地黄 10g 山药 20g 山茱萸 10g 茯苓 30g 泽泻 15g 肉桂 5g 补骨脂 10g 党参 15g 白术 30g 茵陈蒿 30g 甘草 10g

5.肝肾亏虚

主症：头晕耳鸣，腰膝酸软，面色无华，口燥咽干，潮热盗汗，或有目黄，小便黄，舌淡边尖红，苔少，脉细数。

治法：滋补肝肾。

方药：知柏地黄汤加减。

处方：知母 10g 黄柏 10g 熟地黄 10g 山药 20g 山茱萸 10g 茯苓 10g 泽泻 10g 丹皮 10g 何首乌 20g 阿胶 10 烊化龟板 10g 茵陈蒿 30g

6.气虚血瘀

主症：胁下痞块，肢体疼痛，痛处固定，或见脱疽，小便褐黑，面色黧黑或少华，头晕眼花，心悸气短，唇舌紫暗或有瘀斑瘀点，脉细涩。

治法：益气活血，祛瘀生新。

方药：补阳还五汤加减。

处方：黄芪 30g 赤芍 10g 川芎 10g 当归 10g 地龙 10g 桃仁 10g 红花 10g 丹参 30g 鸡血藤 30g 三七 10g 甘草 10g

第四节　特发性血小板减少性紫癜

【概述】

特发性血小板减少性紫癜是指血小板免疫性破坏，外周血中血小板减少的出血性疾病。

【诊断要点】

主要根据出血征象，血小板减少，巨核细胞质与量的改变，并注意除外继发性血小板减少症。诊断标准包括：多次化验检查有血小板减少，脾不大或轻度增大，巨核细胞增多或正常、有成熟障碍，且具备下列五项中任何一项者：泼尼松治疗有效；切脾治疗有效；PAIg 阳性；PAC3 阳性；血小板寿命缩短。

（一）症状及体征

临床可分为急性型和慢性型，前者常有自限性，多见于儿童；后者多见于 40 岁以下的中青年女性，很少有自发性缓解。

1.急性型：起病急骤，约 80%，于发病前 1~2 周有上呼吸道感染史，特别是病毒感染史。部分患者可有寒战、发热。全身皮肤、黏膜出血较重。皮肤有瘀点、瘀斑，以下肢多见，有时出现皮下血肿。黏膜有鼻出血、牙龈出血，量多，不能自止，口腔出现血疱。内脏出血可出现呕血、黑便、咯血、血尿、阴道出血等。颅内出血可危及生命。出血量过大或范围过于广泛者，可出现程度不等的贫血、血压降低甚至失血性休克。

2.慢性型：起病隐袭，一般无前驱症状，全身皮肤、黏膜出血较轻，皮肤可有少量瘀点或外伤后出现瘀斑。鼻出血、牙龈出血常见，但量不多，可自止。内脏出血少见，但月经过多很常见，部分患者可为唯一症状。长期月经过多可导致失血性贫血。部分患者可因感染等而骤然加重，出现广泛、严重内脏出血。部分患者病程超过半年者，可有轻度脾大。

（二）辅助检查

1.血常规：血小板（PLT）明显减少，急性型血小板$<20\times10^9$/L，慢性型血小板$<50\times10^9$/L。

2.出血时间（BT）及血块收缩时间（CRT）：BT延长，血块收缩不良。

3.骨髓象：骨髓巨核细胞大多增加，急性型骨髓巨核细胞轻度增加或正常，慢性型骨髓巨核细胞显著增加；巨核细胞发育成熟障碍，急性型尤甚，表现为巨核细胞体积变小，胞质内颗粒减少，幼稚巨核细胞增加；有血小板形成的巨核细胞显著减少（<30%）。

4.血小板表面相关抗体（PAIg）及血小板相关补体（PAC3）测定：80%以上阳性（PAIg>7.22fg，PAC3>2.234fg）。

5.血小板寿命测定：血小板生存时间缩短。

【鉴别诊断】

（一）过敏性紫癜

本病为一种血管变态反应性疾病，临床特点除皮肤紫癜，常有过敏性皮疹及血管神经性水肿、关节痛、腹痛及血尿等症状。

实验室检查：血小板计数、出凝血时间均正常；毛细血管脆性试验阳性；血象、骨髓象巨核细胞一般正常，可有嗜酸细胞增多。

（二）生成障碍性血小板减少症

无巨核细胞性血小板减少性紫癜、再生障碍性贫血，药物引起的巨核细胞生成障碍、维生素B12或叶酸缺乏引起的恶性贫血、阵发性睡眠性血红蛋白尿后期，在这些患者，血小板减少、巨核细胞减少，少数虽可增多，但血小板寿命正常。

（三）微血管病

本病使血小板破坏增加，导致血小板减少。见于各种原因所引起的小血管炎、海绵状血管瘤及人工心脏瓣膜综合征等。在这些疾病中，血小板减少，常伴红细胞破坏所致贫血。此外，尚有原发病或病因的表现。

（四）脾功能亢进

本病使血小板在脾脏内阻留和破坏增多，引起血小板减少。除有脾大及血小板减少外，尚有白细胞减少及贫血，且有引起脾功能亢进的原发病。

（五）Evans综合征

这是ITP伴免疫性溶血性贫血的一种综合征，可以是原发性或继发性，临床上除有血小板减少所引起的出血症状外，尚有黄疸、贫血等，抗球蛋白试验阳性，抗核因子阳性率也相当高。

【治疗方法】

（一）西医治疗

1.一般治疗：出血严重应绝对卧床休息，避免外伤及使用降低血小板及抑制血小板功能的药物如消炎痛、阿司匹林、噻氯匹啶等。

2.糖皮质激素：一般情况下为首选。其作用机制是：减少血小板表面相关抗体（PAIg）的生成及减轻抗原抗体反应；抑制单核—吞噬细胞系统对血小板的破坏；改善毛细血管的通透性；刺激骨髓造血及血小板向外周血的释放。常选用下列药物：

泼尼松 30~60mg/d，分次或顿服，待血小板升至正常后，逐渐减量（每周减5mg），最后以 5~10mg/d 维持治疗，持续 3~6 个月。

地塞米松或甲泼尼龙静脉滴注，适用于病情严重时，好转后改为口服。

3.脾切除：适用于糖皮质激素治疗 3~6 个月无效或有使用糖皮质激素禁忌证者。

4.免疫抑制剂治疗：不宜作首选。适用于糖皮质激素治疗、切脾无效者，或有使用糖皮质激素禁忌、切脾禁忌证者。可选用：

长春新碱 1mg/次，1 次/周，静脉滴注，6~8 周一疗程。

环磷酰胺 50~100mg/d，口服，3~6 周一疗程，出现疗效后渐减量，维持 4~6 周。

硫唑嘌呤 100~200mg/d，口服，3~6 周一疗程，随后以 25~50mg/d，维持 8~12 周。

环孢素 A250~500mg/d，口服，3~6 周一疗程，维持量 50~100mg/d，可持续半年。

5.严重出血的处理

止血敏 3g/次，1 次/日，静脉滴注。

止血芳酸 0.4g/次，1 次/日，静脉滴注。

血小板悬液输注 6~16U/次，可根据病情反复输注。

丙种球蛋白 0.4g/kg，静脉滴注，4~5 日一疗程，一个月后可重复。

甲泼尼龙 lg/d，静脉注射，3~5 日一疗程。

必要时进行血浆置换。

6.其他治疗

达那唑 300~600mg/d，分 2~4 次口服，2~3 个月为一疗程。其作用机制与抗雌激素及免疫调节有关，与糖皮质激素有协同作用。

（二）中医辨证论治

1.热盛迫血

主症：起病急骤，发热，皮肤出血点较多或呈紫斑，色红成片，可有多部位出血如鼻衄、齿衄、尿血、便血等，心烦口渴，尿赤便秘，舌红，苔黄，脉滑数。

治法：清热解毒，凉血止血。

方药：清热地黄汤加减。

处方：水牛角 30g 生地黄 20g 赤芍 15g 丹皮 15g 玄参 15g 茜草 15g 紫草 15g 地榆 10g 大青叶 30g 连翘 15g

2.阴虚火旺

主症：起病缓慢，病程较长，皮肤瘀点或瘀斑时轻时重，或鼻衄、齿衄，或月经量多，伴头晕耳鸣，五心烦热，盗汗颧赤，舌红，少苔，脉细数。

治法：滋阴降火，凉血止血。

方药：大补阴丸或茜根散加减。

处方：熟地黄 15g 龟板 15g 知母 10g 黄柏 10g 茜草 10g 侧柏叶 15g 阿胶烊化 10g 旱莲草 20g

3.气不摄血

主症：久病不愈，皮肤瘀点反复出现，色淡，遇劳加重，或月经量多色淡，神疲乏力，食欲不振，面色萎黄，舌淡，苔白，脉细弱。

治法：补气摄血。

方药：归脾汤加减。

处方：党参 20g 黄芪 30g 白术 15g 茯苓 10g 当归 10g 桂圆肉 10g 酸枣仁 10g 仙鹤草 20g 阿胶烊化 10g 白芍 10g 木香 5g 甘草 10g

4.瘀血阻络

主症：病程迁延，面色黧黑，皮肤紫斑色暗，时起时消，消退较慢，腹中有块或腹痛，痛有定处或经血紫暗有块，舌紫暗或有瘀点，脉细涩。

治法：活血化瘀止血。

方药：桃红四物汤加减。

处方：红花 10g 桃仁 10g 赤芍 10g 生地黄 10g 当归 10g 川芎 10g 郁金 20g 五灵脂 15g 蒲黄 20g 三七粉冲服 3g

（陈玲　任思伟　刘文婷　王玲　付娟）

第六章 内分泌及代谢性疾病

第一节 糖尿病

【概述】

糖尿病是因胰岛素分泌及（或）作用缺陷导致的以血糖升高为主要特征的代谢性疾病。糖尿病早期无临床症状，症状期可出现多尿、烦渴、多食及体重减轻等临床表现，病情严重或机体处于应激状态时可发生急性代谢紊乱，如酮症酸中毒、高渗性昏迷等。长期血糖控制不佳的糖尿病患者，可导致身体器官病变，尤其是眼部、心脏、血管、肾脏、神经系统损害，甚至脏器功能不全或衰竭，导致患者残废或者早亡。

【诊断要点】

（一）症状

临床表现可归纳为糖、脂肪及蛋白质代谢紊乱症候群和不同器官并发症、伴发病的功能障碍两方面表现。初诊时糖尿病患者可呈现以下一种或几种表现：

1.慢性物质代谢紊乱：多尿，烦渴，多饮，乏力，体重减轻，视物模糊，易饥，多食，儿童尚可见生长发育受阻。

2.急性物质代谢紊乱：呈酮症酸中毒或非酮症性高渗综合征。

3.器官功能障碍：患者可因眼、肾、神经、心血管疾病等并发症或伴发病导致器官功能不全等表现方始就诊而发现糖尿病。

4.感染：患者可因并发皮肤、外阴、泌尿道感染或肺结核就诊而发现糖尿病。

5.无糖尿病症状：患者无任何糖尿病症状，仅在常规健康检查、手术前或妊娠常规化验中被发现。必须指出，糖尿病流行病学调查表明，至少约半数糖尿病患者无任何症状，仅在检测血糖后方始确诊。

（二）辅助检查

1.血糖测定

糖尿病的诊断标准如下：

糖尿病症状+任意时间血浆葡萄糖水平≥11.1mmol/l（200mg/dl），或空腹血浆葡萄糖（FPG）水平≥7.0mmol/l（126mg/dl），或OGTT、试验中2小时PG水平≥11.1mmol/l（200ng/dl）。

无糖尿病症状，不同时间两次的任意时间血浆葡萄糖水平≥11.1mmol/l

（200mg/d1），或空腹血浆葡萄糖（FPG）水平≥7.0mmol/L（126mg/d1），或OGTT试验中2小时PG水平≥11.1mmol/L（200ng/d1）。

2.尿糖测定：尿糖阳性是诊断糖尿病的重要线索，但尿糖阴性不能排除糖尿病的可能。尿糖的自我监测是血糖自我监测不能实行时的替代方法，尿糖的控制目标是阴性。

3.葡萄糖耐量试验：当血糖高于正常范围而又未达到诊断糖尿病的标准者，即空腹血糖（FPG）在6mmol/L~7 mmol/L之间，需进行口服葡萄糖耐量试验（OGTT）。OGTT是指以75g无水葡萄糖为负荷量，溶于水内口服（如为含1分子水的葡萄糖则为82.5g），测定2小时血浆葡萄糖（2HPG），2HPG<7.8mmol/L为正常；7.8mmol/L~11.1mmol/L为糖耐量减低；2HPG>11.1mmol/L考虑糖尿病。

4.糖化血红蛋白测定：HbAlC已被当作评价糖尿病患者所采用的血糖控制方案的金标准，可反映8~12周内的血糖平均水平，不能作为检测血糖控制的指标。血糖控制达到目标的糖尿病患者应每年检查2次HbAlc，血糖控制未达到目标或治疗方案调整后的糖尿病患者应每3个月检查1次HbAlC。

5.血浆胰岛素和C肽的测定：血浆胰岛素和C肽的测定对评价胰岛B细胞功能有重要意义。胰岛素水平正常为5~25mU/L，1型糖尿病者减少或不能测得，2型糖尿病者偏低、正常或略高。基础血浆C肽水平正常为400pmol/L，1型糖尿病者减少或不能测得，2型糖尿病者正常或偏低。

（三）糖尿病临床分型

糖尿病分型包括临床阶段及病因分型两方面。

1.临床阶段：指无论病因类型，在糖尿病自然病程中患者的血糖控制状态可能经过以下阶段：

（1）正常血糖—正常糖耐量阶段。

（2）高血糖阶段：又分为两个时期：①糖调节受损；②糖尿病。

糖尿病在病情进展过程中可以依次经过不需使用胰岛素阶段、为控制糖代谢而需使用胰岛素阶段、为了生存而需使用胰岛素阶段三个过程。患者在病情进展过程中可在上述三阶段间逆转（如经生活方式或药物干预后）、可进展、或停滞于某一阶段。糖尿病患者可毕生停滞于病情的某一阶段，不一定未必最终进展为均进入需使用胰岛素维持生存的阶段状态。

2.病因分型：根据目前对糖尿病的病因的认识，将糖尿病分为四大类型，即1型糖尿病，2型糖尿病、其他特殊类型糖尿病、妊娠糖尿病。其中1型糖尿病又分为2个亚型，其他特殊类型糖尿病有8个亚型。

4.妊娠糖尿病（GDM）：指妊娠过程中初次发现的任何程度的糖耐量异常，不包括妊娠前已知的糖尿病患者（糖尿病合并妊娠）。

（四）并发症的诊断

1.糖尿病酮症酸中毒：是糖尿病最常见的急性并发症，常见于1型糖尿病，多发生于代谢控制不良、伴发感染、严重应激、胰岛素治疗中断以及饮食失调等情况。2型糖尿病如代谢控制差、伴有严重应激时亦可发生。常见诱因有感染、胰岛素治疗中断或不适当减量、饮食不当、创伤、手术、妊娠和分娩。在幼龄或高龄、昏迷或低血压的患者死亡率更高。

临床表现：①酮症发展期：多尿、烦渴、无力加重；②酮症酸中毒代偿期：食欲不振、头痛，可有恶心呕吐，上腹部不适或疼痛，呼吸较深；③酮症酸中毒失代偿期：脱水明显，呼吸深大，呼气有烂苹果气味，口唇发红，脉速，神志障碍程度不等，严重者昏迷。最后血压下降，循环衰竭。

实验室检查：血糖多数在 16.7~33.3mmol/L，有时可达 55.5mmol/L；血酮体升高，多在 4.8mmol/L 以上；CO_2 结合力下降，轻者 13.5~18.0mmol/L，重者在 9.0 mmol/L 以下；$PaCO_2$ 降低，pH<7.35；血白细胞、中性粒细胞比例升高，即使无合并感染，也可达 $10×10^9/L$；尿糖、尿酮体强阳性。当肾功能严重损害而阈值严重增高时，尿糖、尿酮体阳性程度与血糖、血酮体数值不相称。可有蛋白尿和管型尿。

2.糖尿病非酮症性高渗综合征：是糖尿病急性代谢紊乱的另一临床类型。多见于老年人，好发年龄为 50~70 岁，约 2/3 患者于发病前无糖尿病史，或仅有轻度症状。常见诱因有感染、急性胃肠炎、胰腺炎、脑血管意外、严重肾病、不合理限制水分，以及某些药物（糖皮质激素、免疫抑制剂、噻嗪类利尿剂和 B 受体阻滞剂等），有时在病程早期因误诊而输入葡萄糖，或口渴而大量饮用含糖饮料等诱发或促使病情发展恶化。本综合征病死率极高，即使在水平高的医院死亡率仍可高达 15%。

临床表现：起病时常先有多尿、多饮，但多食不明显，或反而食欲减退而至常被忽视。失水随病情进展逐渐加重，出现神经精神症状，表现为嗜睡、幻觉、定向障碍、偏盲、上肢拍击样粗震颤、癫痫样抽搐等，最后陷入昏迷。就诊时常已有显著失水甚至休克，无酸中毒样深大呼吸。

实验室检查：血糖常高达 33.3mmol/L 以上，一般为 33.3~66.6mmol/L；血钠升高达 155mmol/L；血浆渗透压显著增高达 350~460mmol/L，一般在 350mmol/L 以上；尿糖强阳性，但无酮症或较轻，血尿素氮及肌酐升高。

3.乳酸性酸中毒：本病主要是体内无氧酵解的糖代谢产物乳酸大量堆积，导致高乳酸血症，进一步出现血 pH 降低，即为乳酸性酸中毒。糖尿病合并乳酸性酸中度的发生率不高，但病死率很高。大多发生于伴有肝、肾功能不全，或伴有慢性心肺功能不全等缺氧性疾病患者，尤其见于同时服用苯乙双胍者。

4.心血管并发症：心血管疾病是糖尿病患者致残、致死，造成经济损失的主要原因，2 型糖尿病是冠心病的独立危险因素。糖尿病动脉内皮细胞功能障碍、动脉内皮损伤，继之对血管损伤的反应提早发生和加速动脉粥样硬化是增加冠心病事件及死亡的重要原因。同时，糖尿病心肌病，左室舒张功能障碍，易发生充血性心力衰竭和心脏自主神经病变所致的心律失常，亦为增加心血管疾病死亡的重要原因。血管内皮功能障碍与损伤及动脉粥样硬化的发生基础，是糖尿病胰岛素抵抗及其相伴的多种危险因素。作为心血管疾病多危险因素的代谢综合征不仅见于糖尿病期，而且见于糖尿病前期，如糖耐量受损阶段即已存在。因此处理糖尿病时，应有效地进行早期的干预防治，以最大限度地降低心血管疾病的发生率与死亡率。

5.糖尿病脑血管病：糖尿病脑血管病以脑动脉粥样硬化所致缺血性脑病最为常见，糖尿病血管病中的脑血栓形成多发生于大脑中动脉，腔隙性脑梗死则多见于脑内深穿支的供血区，如壳核、内囊、丘脑及脑桥基底等。由于糖尿病高血压发生率甚高（20%~60%），亦可发生出血性脑病。糖尿病者脑血管病发生率较非糖尿病者明显增高，女性尤甚。

糖尿病脑血管病的危险因素包括高血糖、高血压、血脂异常、血液流变学异常、吸烟以及慢性炎症状态等。其中高血压尤为重要，为糖尿病缺血性脑病的独立危险因素。在缺血性脑卒中患者中，77%的患者血压未控制，因此降压治疗对降低脑卒中的发病率十分重要，这也为 UKPDS 及其他降压治疗的临床试验，如 HOPE、HOT、LIFE 等试验所证实。老年人心肌梗死亦为脑卒中的危险因素，国外研究121432 例 65 岁以上的急性心肌梗死住院患者，出院后发生脑事中的危险性较无心肌梗死者高 2.5 倍。

6.糖尿病眼病：糖尿病患者眼的各部位均可出现病变，如角膜异常、虹膜新生血管、视神经病变等，糖尿病患者青光眼和白内障的患病率高于相同年龄非糖尿病患者。糖尿病视网膜病变是糖尿病患者失明的主要原因，各型糖尿病的视网膜病变患病率随患病时间和年龄的增长而上升。99%的 1 型糖尿病和 60%的 2 型糖尿病，病程在 20 年以上者，几乎都有不同程度的视网膜病变。10 岁以下患糖尿病的儿童则很少发生视网膜病变，青春期后糖尿病视网膜病变的危险性上升。

7.糖尿病肾病：大约 20%~30%的 1 型或 2 型糖尿病患者发生糖尿病肾病，其中一部分进展为终末期肾病。如未进行特别干预，在有持续性微量白蛋白尿的 1 型糖尿病患者中约 80%的人于 10~15 年内发展为临床肾病，此时可出现高血压。一旦临床。肾病发生，如不进行有效干预，几年之内肾小球滤过率逐渐下降，10 年后50%、20 年后 75%以上的患者将发展为终末期肾病。2 型糖尿病患者糖尿病确诊后，不少人旋即出 现微量白蛋白尿，甚至显性肾病，如无特殊干预，其中 20%~40%的患者进展为临床肾病，20 年后约 20%进展为终末期肾病。因 2 型糖尿病患者的数量大，故目前在西方国家进行透析的肾病患者中一半以上为糖尿病患者。1 型或 2 型糖尿病患者微量白蛋白尿的出现，不仅标志着早期肾病的存在，而且极大地增加心血管疾病患病率及死亡危险性，因此应予以高度重视。

8.糖尿病神经病变：糖尿病性神经病变部位以周围神经病变最常见，其次为植物神经病变。

（1）周围神经病变：临床表现为对称性多发性周围神经病变和非对称性多发性单神经病变。前者常见症状为两下肢麻木伴有针刺样、烧灼样感觉异常，四肢远端对称性"手套、袜套型"感觉障碍，后者常见症状为运动障碍，肌无力、肌痛、肌萎缩，感觉障碍多不明显。

（2）植物神经病变：临床表现常有瞳孔改变，多汗或少汗，体位性低血压，胃排空延迟，腹泻，便秘，尿失禁、尿潴留、阳痿等。

9.糖尿病足：是糖尿病下肢血管病变、神经病变和感染共同作用的结果，严重者可致足溃疡，甚至截肢。美国 1989~1992 年每年因糖尿病所致的截肢平均为 1605

例，足溃疡是截肢的主要因素。成年人中 40%的足和下肢截肢为糖尿病所致。英国的一项研究随访了 469 例既往无足溃疡的糖尿病患者，连续 4 年发现 10.2%的患者发生足溃疡。糖尿病男性与女性截肢率要比同性别的非糖尿病人群分别高 10.3 倍和 13.8 倍。我国有关糖尿病足的流行病学资料尚缺乏。

10.糖尿病骨关节病：发生率约为 0.1%~0.4%，主要系神经病变所致，感染可加重其损伤。本病发生率虽然不高，但可致关节脱位、畸形，严重影响关节功能，使患者生活质量降低。

11.糖尿病与口腔疾病：糖尿病患者机体对细菌的抗感染能力下降，口腔颌面部组织及口腔内的牙龈和牙周组织易发生感染，可引起齿槽溢脓、牙槽骨吸收、牙齿松动。发生在颌面部软组织的感染，起病急，炎症扩展迅速，发病初期就可以使全身情况突然恶化，治疗不及时可引起死亡。

【鉴别诊断】

糖尿病性葡萄糖尿须与非糖尿病性葡萄糖尿鉴别。

（一）饥饿性糖尿

饥饿相当时间后忽进大量糖类食物，胰岛素分泌一时不能适应，可产生糖尿、葡萄糖耐量减低，鉴别时注意分析病情，注意饮食史、进食总量，空腹血糖常正常甚可偏低，必要时可给糖类每日 250g 以上 3 日后重复糖耐量试验。

（二）肾性糖尿

因肾小管重吸收糖的能力减低，肾糖阈低下，血糖虽正常而有糖尿，见于少数妊娠妇女暂时性肾糖阈降低时，必须进行产后随访，以资鉴别。肾炎、肾病等也可因。肾小管重吸收功能损伤而发生肾性糖尿，应与糖尿病性肾小球硬化症鉴别。患者可进行肾糖阈测定，肾小管最大葡萄糖吸收率测定等以资鉴别。

（三）应激性糖尿

见于脑出血、大量消化道出血、脑瘤、颅骨骨折、窒息、麻醉时、有时血糖呈暂时性过高伴糖尿，可于病情随访中加以鉴别。

【治疗方法】

（一）西医治疗

1.饮食：饮食治疗是所有糖尿病治疗的基础，是糖尿病自然病程中任何阶段预防和控制糖尿病必不可少的措施，不良的饮食习惯还可导致相关的心血管危险因素如高血压、血脂异常和肥胖。饮食治疗的目标和原则如下：

（1）膳食总热量的 20%~30%应来自脂肪和油料，其中少于 1/3 的热量来自于饱和脂肪，单不饱和脂肪酸和多不饱和脂肪酸之间要达到平衡。如患者的低密度脂蛋白胆固醇水平≥100mg/dl（2.6mmol/L），应使饱和脂肪酸的摄入量少于总热量的 10%。食物中的胆固醇含量应<300mg/d。如患者的低密度脂蛋白胆固醇水平≥100mg/dl（2.6mmol/L），食物中的胆固醇含量应减少至<200mg/d。

（2）碳水化合物所提供的热量应占总热量的 55%~65%，应鼓励患者多摄入复合碳水化合物及富含可溶性食物纤维素的碳水化合物和富含纤维的蔬菜。对碳水化合物总热量的控制比控制种类更重要。在碳水化合物总热量得到控制的前提下，没有必要严格限制蔗糖的摄入量。

（3）蛋白质不应超过需要量，即不多于总热量的 15%。微量白蛋白尿的患者，蛋白质的摄入量应限制在低于 0.8~1.0g/kg 体重之内。显性蛋白尿的患者，蛋白质的摄入量应限制在低于 0.8g/kg 体重。

（4）限制饮酒，特别是肥胖、高血压和（或）高甘油三酯血症的患者。酒精可引起应用促胰岛素分泌剂或胰岛素治疗的患者出现低血糖。为防止酒精引起的低血糖，饮酒的同时应摄入适量的碳水化合物。

（5）可用无热量非营养性甜味剂。

（6）食盐限量在 6g/d 以内，尤其是高血压患者。

（7）妊娠的糖尿病患者应注意叶酸的补充以防止新生儿缺陷。钙的摄入量应保证 1000~1500mg/d，以减少发生骨质疏松的危险性。

2.运动：具有充沛体力活动的生活方式可加强心血管系统的功能和体能感觉，改善胰岛素的敏感性、改善血压和血脂。经常性的运动可改善血糖的控制并减少降糖药物的用量。因此，运动治疗应成为所有糖尿病患者糖尿病管理方案中的一个必不可少的组成部分，所有患者均应在制定运动计划之前进行医学检查。

运动治疗的原则是适量、经常性和个体化。运动计划的制订要在医务人员的指导下进行。以保持健康为目的的体力活动为每日至少 30 分钟中等强度的活动，如慢跑、快走、骑自行车、游泳等。但是，运动项目要和患者的年龄、健康状况、社会、经济、文化背景相适应，即运动的项目和运动量要个体化。应将体力活动融入日常的生活中，如尽量少用汽车代步和乘电梯等。

3.口服降糖药治疗：降糖药物包括口服降糖药、胰岛素和胰岛素类似物。目前批准使用的口服降糖药包括促胰岛素分泌剂（磺脲类药物、格列奈类药物）和非促胰岛素分泌剂（α-糖苷酶抑制剂、双胍类药物和格列酮类药物）。上述药物降糖的机制各不相同。促胰岛素分泌剂刺激胰岛素分泌胰岛素，增加体内胰岛素的水平。双胍类药物主要抑制肝脏葡萄糖的产生，还可能有延缓肠道吸收葡萄糖和增强胰岛素敏感性的作用。α-糖苷酶抑制剂延缓和减少肠道对淀粉和果糖的吸收。格列酮类药物属胰岛素增敏剂，可通过减少胰岛素抵抗而增强胰岛素的作用。

（1）决定降糖药物选择的因素：肥胖，特别是向心性肥胖是胰岛素抵抗的主要决定因素，也是选择降糖药物的重要参考指标。其他决定药物选择的因素包括药物是否在市场上供应、副作用、过敏反应、年龄及、其他健康状况如肾病和肝病。2型糖尿病是进展性的疾病，多数患者在采用单一的口服降糖药物治疗一段时间后都可出现治疗效果的下降。因此常采用两种不同作用机制的口服降糖药物进行联合治疗。如口服降糖药物的联合治疗仍不能有效地控制血糖，可采用胰岛素与一种口服降糖药物联合治疗。三种降糖药物之间的联合应用虽然可在两种药物联合应用的基础上进一步改善血糖，但这种联合治疗方法的安全性和成本—效益比尚有待评估。

严重高血糖的患者应首先采用胰岛素降低血糖，减少发生糖尿病急性并发症的危险性。待血糖得到控制后，可根据病情重新制订治疗方案。

（2）肥胖或超重的 2 型糖尿病患者的药物选择和治疗程序：肥胖或超重的 2 型糖尿病患者在饮食和运动不能满意控制血糖的情况下，应首先采用非胰岛素促分泌剂类降糖药物治疗（有代谢综合征或伴有其他心血管疾病危险因素者应优先选用双胍类药物或格列酮类，主要表现为餐后高血糖的患者也可优先选用 α–糖苷酶抑制剂。）两种作用机制不同的药物间可联合用药。如血糖控制仍不满意可加用或换用胰岛素促分泌剂。如在使用胰岛素促分泌剂的情况下血糖仍控制不满意，可在口服药基础上开始联合使用胰岛素或换用胰岛素。

（3）体重正常的 2 型糖尿病患者的药物选择和治疗程序：非肥胖或超重的 2 型糖尿病患者在饮食和运动不能满意控制血糖的情况下，可首先采用胰岛素促分泌剂类降糖药物或仅一糖苷酶抑制剂。如血 糖控制仍不满意可加用非胰岛素促分泌剂（有代谢综合征或伴有其他心血管疾病危险因素者优先选用双胍类药物或格列酮类，α–糖苷酶抑制剂适用于无明显空腹高血糖而餐后高血糖的患者）。在上述口服药联合治疗的情况下血糖仍控制不满意，可在口服药基础上开始联合使用胰岛素或换用胰岛素。

（4）2 型糖尿病控制目标

（5）治疗糖尿病口服药物分类

①磺脲类：第一代：甲苯磺丁脲，氯磺丙脲

第二代：格列本脲，格列奇特，格列吡嗪，格列喹酮

第三代：格列美脲

②非磺脲类胰岛素促分泌剂：瑞格列奈，那格列奈。

③双胍类：苯乙双胍，二甲双胍。

④a 糖苷酶抑制剂：阿卡波糖，伏格列波糖，米格列醇。

⑤胰岛素增敏剂——噻唑烷二酮类：罗格列酮，吡格列酮。

（6）口服降糖药物适应症：用于治疗 2 型糖尿病饮食控制及运动治疗，血糖控制不达标者。

（7）磺脲类药物

①作用机理：刺激胰岛 b 细胞分泌胰岛素；可与 β 细胞膜上的 SU 受体特异性结合关闭 K^+ 通道，使膜电位改变开启 Ca^{2+} 通道，细胞内 Ca^{2+} 升高，促使胰岛素分泌；部分磺脲类药物有外周作用；减轻肝脏胰岛素抵抗；减轻肌肉组织胰岛素抵抗。

②主要不良反应：低血糖（最常见的为格列本脲）、体重增加（高胰岛素血症）。

③磺脲类药物总结：适用于 b 细胞功能尚存的 2 型糖尿病患者；临床应用时根据每种药物的特点选择；主要不良反应为低血糖，尤以格列苯脲多见；肾功能不全的患者大多数药物禁忌使用；诺和龙没有。肾功能不全的禁忌证。

（8）非磺脲类胰岛素促泌剂：降糖作用快而短，模拟胰岛素生理性分泌，主要用于控制餐后血糖。

①常用药物：瑞格列奈、那格列奈。

②剂量及用法：推荐起始剂量（单独或联用），餐前即刻服用

0.5~4mg/次，1次/日，最大剂量16mg/d；那格列标，常用剂量120mg/次，每餐前口服。

（9）双胍类药物

①种类：二甲双胍、苯乙双胍

②作用机理尚未完全阐明，包括减少肝脏葡萄糖的输出；促进外周葡萄糖利用，尤其是肌肉降低脂肪和葡萄糖的氧化；减少小肠葡萄糖的吸收。

③二甲双胍常用剂量1.5~2.0g/d，最大剂量2.5g/d；二甲双胍缓释片：起始剂量500mg/d，最大剂量2000mg/d。

④不良反应：常见有消化道反应（恶心、呕吐、腹胀、腹泻）、乳酸性酸中毒（多发于老年人，缺氧，心肺、肝、肾功能不全的患者尤要注意，服用苯乙双胍的患者相对多见）。

⑤特点：因作用特点，故不增高血胰岛素水平，不增加体重，临床适用于肥胖患者；乳酸性酸中毒在苯乙双胍相对多见，二甲双胍在治疗剂量使用时少见；单独使用不会引起低血糖。

（10）胰岛素增敏剂——噻唑烷二酮类

①种类及用法：罗格列酮4~8 mg（1~2次/天）；吡格列酮15~45mg（1~2次/天）。

②不良反应：头痛、乏力、腹泻；与磺脲类及胰岛素合用，可出现低血糖；部分患者的体重增加；可加重水钠潴留；可增加心脏负荷，一2级以上心功能不全患者禁忌使用；可引起贫血和红细胞减少。

（11）α-葡萄糖苷酶抑制剂：常见有阿卡波糖、伏格列波糖用法为50~100mg/次，每日3次，同第一口饭嚼服；伏格列波糖用法为0.29g/次，每日3次，进食第一口食物后服用。主要不良反应为消化道反应，结肠部位未被吸收的碳水化合物经细菌发酵导致腹胀、腹痛、腹泻个别患者出现黄疸。

（12）口服药联合应用的目的和意义：单药治疗疗效有限；继发失效；2型糖尿病不同的发病机理，作用机制不同的药物联合应用疗效相加。

（13）口服药联合应用的益处：改善糖代谢，长期良好的血糖控制；保护B细胞功能，延缓其衰竭；减轻胰岛素抵抗；延缓、减少并发症的发生和死亡；减少不良反应。

4.胰岛素治疗：正常人胰岛素的生理性分泌可分为基础胰岛素分泌和餐时胰岛素分泌。基础胰岛素分泌占全部胰岛素分泌的40%~50%，其主要的生理作用是调节肝脏的葡萄糖输出速度以达到与大脑及其他器官对葡萄糖需要间的平衡。餐时胰岛素的主要生理作用为抑制肝脏葡萄糖的输出和促进进餐时吸收的葡萄糖的利用和储存。

（1）1型糖尿病患者的胰岛素替代治疗：1型糖尿病患者因体内自身胰岛素分泌的绝对缺乏，基本或完全需要靠外源性胰岛素替代来维持体内血糖的代谢和其他体内需要胰岛素的生命活动。因此，无论是采用多次的胰岛素注射还是连续皮下胰岛

素输注来补充，均要模拟体内生理的胰岛素分泌方式。目前，常采用中效或长效胰岛素制剂提供基础胰岛素（睡前和早晨注射中效胰岛素或每日注射1~2次长效胰岛素），采用短效或速效胰岛素来提供餐时胰岛素。如无其他的伴随疾病，1型糖尿病患者每日的胰岛素需要量约为0.5~1.0U/kg体重。在出现其他的伴随疾病时（如感染等），胰岛素的用量要相应增加。儿童在生长发育期对胰岛素的需要量相对增加。

（2）2型糖尿病的胰岛素补充治疗：2型糖尿病患者的基本病因之一为胰岛B细胞功能的缺陷且进行性减退。在2型糖尿病病程的早期，因高血糖导致的葡萄糖毒性可抑制B细胞的胰岛素分泌，体内可出现严重的胰岛素缺乏。如患者对饮食控制和药物治疗效果不佳，可采用短期的胰岛素强化治疗使血糖得到控制并减少葡萄糖对B细胞的毒性作用。随后，多数2型糖尿病患者仍可改用饮食控制和口服药物治疗。但随着病程的进展，大多数的2型糖尿病患者需要补充胰岛素来使血糖得到良好的控制。在口服降糖药效果逐渐降低的时候，可采用口服降糖药和中效或长效胰岛素的联合治疗。当上述联合治疗效果仍差时，可完全停用口服药，改用每日多次胰岛素注射治疗或连续皮下胰岛素输注治疗（胰岛素泵治疗）。此时胰岛素的治疗方案同1型糖尿病。有些患者因较严重的胰岛素抵抗需要使用较大量的胰岛素（如每日1U/kg体重），为避免体重明显增加和加强血糖的控制，可加用二甲双胍、格列酮类或α-糖苷酶抑制剂药物。

（3）胰岛素使用适应证：1型糖尿病；2型糖尿病，口服药无效者；急性并发症或严重慢性并发症；应激情况（感染、外伤、手术等）；严重疾病（如结核病）；肝肾功能衰竭；妊娠糖尿病；各种继发性糖尿病（胰腺切除，肾上腺皮质激素增多症，慢性钙化性胰腺炎等）；对合理的饮食治疗和口服降糖药治疗后血糖仍然未达标的患者；口服降糖药治疗继发失效，可予胰岛素联合治疗；对难以分型的消瘦患者（BMI<18.5kg/m²），考虑使用胰岛素治疗。

（4）胰岛素强化治疗初始剂量的确定

按病情轻重估计：全胰切除病人日需要40~50单位，多数病人可从每日18~24单位。国外主张，1型病人按0.5~0.8U/kg体重，不超过1.0 U/kg体重，2型初始剂量按0.3~0.8U/kg体重。胰岛素强化治疗，胰岛素一日量分配：早餐RI 25 30%，中餐R115%~20%，晚餐RI 20%~25%，睡前NPH20%。

（二）中医辨证论治

1.糖尿病期：多由糖尿病前期发展而来，气滞痰阻、脾虚痰湿或气滞阴虚者皆可化热，热盛伤津，久之伤气，形成气阴两虚，甚至阴阳两虚。由于损伤脏腑不同，兼夹痰浊血瘀性质有别，可出现各种表现形式。

（1）痰（湿）热互结证

主症：形体肥胖，腹部胀大，口干口渴，喜冷饮，饮水量多，脘腹胀满，易饥多食，心烦口苦，大便干结，小便色黄，舌质淡红，苔黄腻，脉弦滑。

治法：清热化痰。

方药：小陷胸汤加减。

处方：全瓜蒌 30g 半夏 10g 黄连 6g 枳实 12g

加减：口渴喜饮加生石膏、知母；腹部胀满加炒莱菔子、焦槟榔。偏湿热困脾者，治以健脾和胃，清热祛湿，用六君子汤加减治疗。

（2）热盛伤津证

主症：口干咽燥，渴喜冷饮，易饥多食，尿频量多，心烦易怒，口苦，溲赤便秘，舌干红，苔黄燥，脉细数。

治法：清热生津止渴。

方药：消渴方或白虎加人参汤加减。

处方：天花粉 15g 石膏 30g 黄连 6g 生地黄 15g 太子参 15g 葛根 10g 麦冬 15g 藕汁 30g 甘草 6g

加减：肝胃郁热，大柴胡汤加减；胃热，三黄汤加减；肠热，增液承气汤加减；热盛津伤甚，连梅饮加减。

（3）气阴两虚证

主症：咽干口燥，口渴喜饮，神疲乏力，气短懒言，形体消瘦，腰膝酸软，自汗盗汗，五心发热，心悸失眠，舌红少津，苔薄白干或少苔，脉弦细数。

治法：益气养阴。

方药：玉泉丸或玉液汤加减。

处方：太子参 15g 黄芪 30g 麦冬 15g 天花粉 15g 葛根 10g 茯苓 15g 生地黄 15g 乌梅 10g 甘草 6g

加减：倦怠乏力甚重用黄芪；口干咽燥甚重加麦冬、石斛。

2.并发症期：2 型糖尿病日久均可导致肝肾阴虚或肾阴阳两虚，出现各种慢性并发症，严重者发生死亡。

（1）肝肾阴虚证

主症：小便频数，浑浊如膏，视物模糊，腰膝酸软，眩晕耳鸣，五心烦热，低热颧红，口干咽燥，多梦遗精，皮肤干燥，雀目，或蚊蝇飞舞，或失明，皮肤瘙痒，舌红少苔，脉细数。

治法：滋补肝肾。

方药：杞菊地黄丸或麦味地黄丸加减。

处方：枸杞子 15g 菊花 10g 熟地黄 15g 山萸肉 15g 山药 15g 茯苓 15g 丹皮 10g 泽泻 15g 女贞子 15g 旱莲草 15g 加减：视物模糊加茺蔚子、桑椹子；头晕加桑叶、天麻。

（2）阴阳两虚证

主症：小便频数，夜尿增多，浑浊如膏如脂，甚至饮一溲一，五心烦热，口干咽燥，神疲，耳轮干枯，面色黧黑；腰膝酸软无力，畏寒肢凉，司职欠温，阳痿，下肢浮肿，甚则全身皆肿，舌质淡，苔白而干，脉沉细无力。

治法：滋阴补阳。

方药：金匮肾气丸加减，水肿用济生肾气丸加减。

处方：制附子 15g 肉桂 3g 熟地黄 15g 山萸肉 15g 山药 15g 茯苓 15g 丹皮 10g

泽泻 15g

加减：偏肾阳虚，选右归饮加减；偏肾阴虚，选左归饮加减。

3.兼夹证

（1）兼痰浊

主症：形体肥胖，嗜食肥甘，脘腹胀满，肢体沉重，呕恶眩晕，恶心口黏，头重嗜睡，舌质淡红，苔白厚腻，脉弦滑。

治法：理气化痰。

方药：二陈汤加减。

处方：姜半夏 12g 陈皮 12g 茯苓 15g 炙甘草 6g 生姜 5 片大枣 5 枚

加减：脘腹满闷加广木香、枳壳；恶心口黏加砂仁、荷叶。

（2）兼血瘀

主症：肢体麻木或疼痛，下肢紫暗，胸闷刺疼，中风偏瘫，或语言蹇涩，眼底出血，唇舌紫暗，舌有瘀斑或舌下青筋显露，苔薄白，脉弦涩。

治法：活血化瘀。

方药：一般瘀血用桃红四物汤加减，也可根据瘀血的部位选用王清任五个逐瘀汤加减。

处方：桃仁 10g 红花 10g 全当归 15g 生地黄 15g 川芎 12g 枳壳 10g 赤芍 12g 桔梗 6g 炙甘草 6g

加减：瘀阻经络加地龙、全蝎；瘀阻血脉加水蛭。

第二节 高脂血症及高脂蛋白血症

【概述】

由于脂代谢或运转异常使血浆中一种或几种脂质高于正常称为高脂血症，可表现为高胆固醇血症、高甘油三酯血症或两者兼有（混合型高脂血症）。脂质不溶或微溶于水，必须与蛋白质结合以脂蛋白形式存在，才能在血液循环中运转，因此高脂血症常为高脂蛋白血症的反映。高脂血症常与心血管疾病，尤其与冠心病的发生和发展密切相关，是代谢综合征的组成成分之一。

【病因病机】

高脂血症的常见原因有摄入过多、运动过少等不良生活习惯，遗传性脂代谢紊乱，继发于糖尿病、饮酒、甲状腺功能减退症、肾病综合征、透析、肾移植等。

中医学认为，饮食不节，脏腑功能失调，水津停而成饮，凝聚成痰，精化为浊，痰浊水湿内聚，表现为血脂升高，发病与肝、脾、肾功能失调密切相关，痰湿、痰热、痰瘀内生，气滞瘀积阻塞脉道，清阳不升，浊阴不降，产生本病。

【诊断要点】

（一）症状

血脂紊乱可在相当长的一段时间内无症状，主要临床表现有两个方面：一是脂质在真皮内沉积引起黄色瘤，二是脂质在血管内皮沉积引起动脉粥样硬化、冠心病、脑血管病和周围血管病。

（二）体征

常有黄色瘤、角膜环和高脂血症眼底改变。

（三）辅助检查

1.血脂：常规检查血浆 TC 和 TG 水平，目前认为中国人血清 TC>5.72mmol/L（220mg/d1），TG>1.70mmol/L 为升高。

2.脂蛋白：LDL-C>3.64mmol/L 为升高，HDL-C<0.9lmmol/L 为减低。

【鉴别诊断】

高脂血症需要注意区分原发性和继发性，继发性者是由于一些全身性疾病引起的血脂异常，如糖尿病、甲状腺功能减退症、肾病、某些药物等，在排除继发性后，可诊断为原发性。

【治疗方法】

（一）西医治疗

1.饮食、运动治疗：减除过多的总热量，脂肪入量<30%总热量，饱和脂肪酸占8%~10%，每日胆固醇入量<300mg，积极参加体育活动，减轻体重。

2.药物治疗

他汀类：主要适用于高胆固醇血症，对轻中度高甘油三酯血症也有一定疗效，常用剂量有洛伐他汀 20~80mg/d，辛伐他汀 10~80mg/d 普伐他汀 10~40mg/d，氟伐他汀 20~40mg/d。

贝特类：主要适用于高甘油三酯血症或以高甘油三酯升高为主的混合型高脂血症，常用制剂有：氯贝丁酯（0.25g~0.5g/次，3 次/日），苯扎贝特（0.2g/次，3 次/日），非诺贝特（0.1g/次，3 次/日），吉非贝特（0.6g/次，3 次/日）。

胆酸螯合树脂类：仅适用于单纯高胆固醇血症，对高甘油三酯血症无效。如考来希胺（4~5g/次，3 次/日），考来替泊（4~5g/次，3 次/日）。

烟酸及其衍生物：烟酸可降低 TC、TG、LDL-C，还可升高血 HDL-C 水平，开始 0.1g/次，3 次/日。

鱼油制剂 w-3 脂肪酸：二十碳五烯酸和二十二碳六烯酸，有轻度降低甘油三酯和升高 HDL-C 作用，主要适用于轻度的高甘油三酯血症。

3.其他：如外科治疗，血浆净化，基因治疗等。

（二）中医辨证论治

1.痰浊内阻

主症：形体肥胖，胸闷憋气，心前区隐痛，头重如裹，肢麻沉重，眩晕，舌苔滑腻，脉弦滑。

治法：豁痰宽胸，通阳活血。

方药：栝蒌薤白半夏汤合失笑散加减。

处方：栝蒌 15g 薤白 10g 半夏 10g 生蒲黄 10g 五灵脂 10g 丹参 15g 生山楂 15 泽泻 10g

2.肝肾阴虚

主症：头晕耳鸣，肢体麻木，口苦咽干，五心烦热，腰膝酸软，健忘不寐，盗汗，舌红少苔，脉细数。

治法：滋补肝肾，益阴养血。

方药：杞菊地黄丸合二至丸加减。

处方：枸杞 15g 菊花 10g 泽泻 10g 丹皮 10g 生地 10g 熟地 10g 山茱萸 10g 首乌 10g 黄精 10g 女贞子 10g 旱莲草 10g 生山楂 10g

3.脾肾阳虚

主症：头目昏眩，完谷不化，腰酸膝冷，小便不利或夜尿频繁，五更泄泻，舌淡苔白，脉细而沉。

治法：补肾健脾，温阳化浊。

方药：金匮肾气丸合理中汤加减。

处方：熟附子 6g 肉桂 6g 党参 10g 干姜 8g 炙甘草 6g 淫羊藿 10g 藿香 10g 佩兰 10g 炒苍术 10g 薏苡仁 10g 茯苓 10g 木香 10g 泽泻 10g

第三节　甲状腺功能亢进症

【概述】

甲状腺功能亢进症（简称甲亢）是指由多种病因导致甲状腺激素分泌过多引起的临床综合征，以毒性弥漫性甲状腺肿（Graves 病，简称 GD）最多见。下面就介绍 Graves 病。

Graves 病是一种伴甲状腺激素分泌增多的器官特异性自身免疫病。好发于 20~40 岁女性，男女之比为 1:4~1:6。临床表现以高代谢症候群、弥漫性甲状腺肿、眼征、皮损和甲状腺肢端病为特征。由于多数患者同时有高代谢症和甲状腺肿大，故又称为毒性弥漫性甲状腺肿。

【诊断要点】

多数缓慢起病，少数在精神创伤或感染等反应后急性起病。临床表现不一，典型表现有高代谢症候群、甲状腺肿大和突眼征。老年和小儿患者的临床表现常不典型。

（一）典型病例常有下列表现和体征

1.甲状腺激素分泌过多症候群

（1）高代谢症候群：怕热多汗、疲乏无力、消瘦、低热，危象时可有高热。糖耐量减低或糖尿病加重，血总胆固醇降低，负氮平衡，体重下降，尿酸排出增多。

（2）精神、神经系统表现：神经过敏、多言多动、紧张多虑、焦躁易怒、不安失眠、记忆力减退。有时有幻觉、幻想，甚至亚躁狂症或精神分裂症。可有手、舌、眼睑震颤。偶有抑郁寡言、神情淡漠。

（3）心血管系统表现：心悸、胸闷、气短。严重者可发生甲亢性心脏病，表现为心动过速、心律失常、心脏增大、收缩压增高等。

（4）消化系统表现：食欲亢进，食量增多、大便次数增多、大便呈糊状及含不消化食物。

（5）肌肉骨骼系统：部分患者有甲亢性肌病、肌无力及肌萎缩。亦可发生增生性骨膜下骨炎。

（6）生殖系统：女性常有月经减少或闭经。男性有阳痿，偶有乳腺发育。

2.甲状腺肿大：多呈弥漫性、对称性甲状腺肿大，随吞咽动作上下移动；质软、无压痛；肿大程度与甲亢轻重无明显关系；由于甲状腺的血流量增多，故在左右叶上下极可触及震颤，闻及收缩期吹风样或连续性收缩期增强的血管杂音。甲状腺弥漫性对称性肿大伴杂音和震颤为本病一种特殊体征。

3.眼征：GD 患者中约 25%~50%，伴有突眼征。突眼与甲亢同时发生，但也可在甲亢症状出现前或甲亢经药物治疗后出现，少数仅有突眼而缺少其他临床表现。按病变程度可分为单纯性（良性、干性、非浸润性）和浸润性（恶性、水肿性）突眼两类。

（1）单纯性突眼的常见眼征：

①眼球向前突出，突眼度一般不超过 18mm；瞬目减少。

②上眼睑挛缩、睑裂宽，向前平视时，角膜上缘外露。

③双眼向下看时上眼睑不能随眼球下落或下落滞后于眼球。

④向上看时，前额皮肤不能皱起。

⑤两眼看近物时，眼球辐辏不良。

以上眼征主要与交感神经和甲状腺素的 B 肾上腺素能样作用致眼外肌和提上睑肌张力增高有关，球后及眶内软组织的病理改变轻，经治疗常可恢复，预后良好。

（2）浸润性突眼：除上述眼征更明显外，往往伴有眼睑肿胀肥厚，结膜充血水肿。眶内软组织肿胀、增生和眼肌的明显病变使眼球明显突出可达 30mm，活动受限。患者述眼内异物感、眼部胀痛、畏光、流泪、复视、斜视、视野缩小及视力下降等。严重者眼球固定，且左右突眼度不等，眼睑闭合不全，角膜外露可形成溃疡或全眼球炎，甚至失明。浸润性突眼虽较少见，但预后较差。

（二）辅助检查

1.甲状腺功能：血清总甲状腺素（TT4）、血清游离甲状腺素（FT4）、血清总三碘甲状腺原氨酸（TT3）、血清游离三碘甲状腺原氨酸（FT3），反 T3（rT3）均升高。TSH 降低（uTSH<0.5mU/L）。甲状腺功能改变时，TSH 的波动较 T3、T4 更迅速而显著。

2.促甲状腺激素释放激素（TRH）兴奋试验：甲亢时，静脉注射 TRH 后，TSH 不升高。

3.三碘甲状腺原氨酸抑制试验（T3 抑制试验）：甲亢患者不被抑制，所以摄

131I率下降小于50%。

4.甲状腺摄131I率：增高且高峰前移。

5.甲状腺自身抗体测定：血TSAb阳性。

6.基础代谢率测定（BMR）：根据基础代谢率增高值将甲亢分为轻、中、重三度。+15%~+30%为轻度；+30%~+60%为中度，+60%以上为重度。

7.影像学检查：超声、放射性核素扫描、CT、MRI等有助于甲状腺、异位甲状腺和球后病变性质的诊断，可根据需要选用。

典型病例的诊断并不困难，尤其是注意怕热、多汗、易激动、食欲亢进、消瘦、手颤，静息时心率过速，眼征及甲状腺肿大等。如在甲状腺上查得血管杂音和震颤则更有意义。对轻症及不典型病例，则需根据情况，选择必要的实验室检查才可明确诊断。

（三）甲亢的主要分类

1.甲状腺性甲亢

（1）Graves病

（2）自主性高功能甲状腺结节或腺瘤（Plummer病）

（3）多结节性甲状腺肿伴甲亢

（4）滤泡性甲状腺癌

（5）碘甲亢

（6）新生儿甲亢

2.垂体性甲亢

3.异源性TSH综合征

（1）绒毛膜上皮癌伴甲亢

（2）葡萄胎伴甲亢

（3）肺癌和胃肠道癌伴甲亢

4.卵巢甲状腺肿伴甲亢

5.甲状腺毒症

（1）甲状腺炎甲状腺毒症

①亚急性甲状腺炎

②慢性淋巴细胞性甲状腺炎（桥本甲状腺炎）

③放射性甲状腺炎

（2）药源性甲状腺毒症

【鉴别诊断】

（一）单纯性甲状腺肿

除甲状腺肿大外，并无上述症状和体征，虽然所有时131I摄取率增高，T3抑制试验大多显示可抑制性，血清T3、rT3均正常。

（二）自主性高功能性甲状腺结节

扫描时放射性集中于结节外，经TSH刺激后重复扫描，可见结节放射性增高。

（三）其他

结核病和风湿病常有低热、多汗、心动过速等；以腹泻为主要表现者常易被误诊为慢性结肠炎；老年甲亢的表现多不典型，常有淡漠、厌食、明显消瘦，容易被误诊为癌症。

【治疗方法】

（一）西医治疗

1.一般治疗：适当休息。避免精神刺激。注意补充足够热量和营养，包括糖、蛋白质和 B 族维生素等，以补充消耗。

2.抗甲状腺药物治疗：常用的抗甲状腺药物分为硫脲类（甲基硫氧嘧啶、丙基硫氧嘧啶）和咪唑类（甲巯咪唑又名他巴唑、卡比马唑又名甲亢平）。长程治疗分初治期、减量期、维持期，按病情轻重决定剂量。

初治期：甲基硫氧嘧啶或丙基硫氧嘧啶 300~400mg/d，或甲巯咪唑或甲亢平 30~40mg/d，分 3 次口服，症状缓解或血 TH 恢复正常时即可减量。

减量期：约每 2~4 周减量一次，甲基硫氧嘧啶或丙基硫氧嘧啶每次减 50~100mg，甲巯咪唑或甲亢平每次减 5~10mg，待症状完全消除，体征明显好转后再减至最小维持量。

维持期：甲基硫氧嘧啶或丙基硫氧嘧啶 50~100mg/d，或甲巯咪唑、或甲亢平 5~10mg/d，维持 1.5~2 年。

3.对症治疗

（1）心率加快：心得安 10mg/次，3 次/日，口服。

（2）烦躁不安：安定 2.5 mg/次，3 次/日，口服。

4.放射性 131I 治疗：利用甲状腺高度摄取和浓集碘的能力及 131I 释放出 β 射线对甲状腺的毁损效应，破坏滤泡上皮而减少 TH 分泌。适用于中度甲亢年龄在 30 岁以上者；对抗甲状腺药物有过敏等反应而不能继用，或长期治疗无效，或治疗后复发者；合并心、肝、肾等疾病不宜手术，或术后复发，或不愿手术者。

5.手术治疗：手术方式为甲状腺次全切除术。适用于中、重度甲亢，服药无效，或甲状腺巨大有压迫症状者。

（二）中医辨证论治

养阴清热，解郁化痰为本病的基本治则。瘿气初起，年轻、体质尚好者，常以气郁痰结化热为主，病位在肝，可化痰、解郁、清火为治；病情进展，又见阴虚、肝郁、痰结夹杂，常以阴虚内热、气郁痰结化热共见，而表现为肝、肾、心、胃等脏腑的热象，征候既有虚热，又有实火，或不同脏腑的热象兼而有之。病久则阴虚愈加明显，或可伤阴耗气，出现气阴两虚证候，累及心、脾、肾脏。故对病程较长、年老、体质弱的患者，即使证候以实证为主者，治疗也应当酌情给予养阴生津益气，以扶正气。病久入络，证候兼夹瘀血的，需配伍活血化瘀通络以治。

1.痰气热结

主症：颈前肿大，眼突，烦热，手指震颤，颈前肿胀，。两目外突，急躁易怒；

胸闷胁痛，攻窜两肋，精神抑郁，双乳胀痛，女子月经不调，或心悸，多食易饥，恶热汗出。舌质红，舌苔黄或黄腻，弦或弦数。

治法：解郁化痰，清热散结。

方药：丹栀逍遥散合消瘰丸加减。

处方：丹皮 12g 炒栀子 12g 柴胡 15g 枳壳 15g 陈皮 15g 青木香 10g 海藻 20g 海带 15g 海蛤壳 15g 昆布 15g 海螵蛸 15g 牡蛎 30g 浙贝母 15g 玄参 15g

加减：急躁易怒，肢震指颤者，可酌加石决明、钩藤、白蒺藜、夏枯草等清肝泻火，平肝息风，热扰心神而见烦热心悸，可给予生地、丹参、夜交藤等养心安神；双乳胀痛，月经不调，可加郁金、益母草等为治；胃热甚者，加石膏、石斛等。

2.肝火旺盛

主症：颈前轻、中度肿大，柔软光滑，烦躁易怒，恶热汗多，消谷善饥，面部烘热，手指震颤，眼突颈大；口苦咽干，头晕目眩，渴欲冷饮，大便秘结；或心悸胸闷，或失眠、女子月经量少及延期。舌质红，苔薄黄，脉弦数。

治法：清肝泻火。

方药：龙胆泻肝汤加减。

处方：龙胆草 15g 黄芩 10g 炒栀子 10g 生地 15g 当归 15g 泽泻 10g 丹皮 15g 柴胡 10g 白芍 10g 茯苓 15g 黄药子 10g

加减：可酌加消瘰丸、夏枯草以养阴清热，化痰散结之用；肝火上扰，而见头目眩晕者，可加菊花、夏枯草；胃热盛者，可和用白虎汤清解阳明之热，或加石膏、黄连泄中焦之热，或再加石斛、玉竹、麦冬以助胃液；兼大便秘结者，酌用大黄或增液承气汤通腑泻热；热郁生风者，宜加石决明、珍珠母、钩藤等平肝息风；热扰心神者，可予重用生地，加酸枣仁、夜交藤、丹参等；月经量少及延期者，可合以两地汤为治。

3.心肝阴虚

主症：颈前肿大，柔软光滑，眼突眼干，手颤，心悸汗出，多食易饥，消瘦，五心烦热，烦躁失眠，手颤，眼突颈胀。或饥不欲食，口干；或头晕乏力，目干而赤，胸胁胀满；或女子月经衍期，量少，闭经。舌质红，舌体小，或舌体颤动，苔少，脉弦细数。

治法：益阴养血，宁心柔肝。

方药：天王补心丹合一贯煎加减。

处方：酸枣仁 30g 柏子仁 10g 麦门冬 10g 天门冬 10g 生地黄 15g 当归 10g 沙参 10g 丹参 15g 玄参 15g 枸杞子 15g 川楝子 10g 牡蛎 30g 桔梗 6g

加减：见肢动手颤，舌体颤动者，又可加用石决明、珍珠母、钩藤等平肝息风；阴虚内热，见烦热汗出者，可酌加丹皮、栀子、知母等清热之品；胃阴不足，多食易饥或饥不欲食者，可加石斛、玉竹。

4.气阴两虚

主症：心悸怔忡，汗出气短，手足心热，手指震颤，颈大眼突，饥不欲食，消瘦；神疲乏力，失眠，虚烦潮热；或渴不欲饮，腹胀脘闷，大便溏薄；或头晕耳鸣，腰酸齿摇；或足跗水肿。舌质红，或红绛，或淡红，苔少，脉细而无力，或细数无 耙或缓而无力，或结代促。

治法：益气养阴。

方药：生脉散加减。

处方：人参 10g 麦冬 12g 五味子 12g

加减：气虚明显者，可视心脾肾虚损情况，酌加选用相应的药物治疗；心气阴 两虚为主，可合归脾汤加减；脾虚为主者，可加山药，合四君子汤、补中益气汤 等；肾虚明显者，合六味地黄丸；偏于气虚的，宜加黄芪、党参、白术等；足跗水 肿者，可在益气养阴基础上酌情选用渗湿利水药物，如泽泻、茯苓、猪苓、车前子 等；汗多者酌加浮小麦、糯稻根敛汗；偏于阴虚者，宜加生地、玄参，合二至丸、 六味地黄丸等；兼夹瘀血者，酌加丹参、三七、桃红四物汤。

第四节　甲状腺炎

【概述】

甲状腺组织因变性、渗出、坏死、增生等炎症改变而致的一系列临床病症称甲 状腺炎，主要分为急性、亚急性和慢性三种类型。急性甲状腺炎分为细菌性（化脓 性甲状腺炎）和病毒性，亚急性甲状腺炎分为亚急性肉芽肿性甲状腺炎和亚急性淋 巴细胞性甲状腺炎（产后甲状腺炎），慢性甲状腺炎分为慢性淋巴细胞性甲状腺炎 （桥本甲状腺炎和慢性萎缩性甲状腺炎）和慢性侵袭性纤维性甲状腺炎。临床上较 为常见的甲状腺炎有亚急性甲状腺炎（肉芽肿性或巨细胞性甲状腺炎）和慢性淋巴 细胞性甲状腺炎。

亚急性甲状腺炎

亚急性甲状腺炎可分为亚急性肉芽肿性甲状腺炎和亚急性淋巴细胞性甲状腺炎 两型。前者亦称为巨细胞性甲状腺炎、亚急性疼痛性甲状腺炎或 de Quervain 甲状腺 炎等；后者又称为无痛性甲状腺炎或产后甲状腺炎。本文主要讨论亚急性肉芽肿性 甲状腺炎。本病多见于中年及年轻女性。

【诊断要点】

（一）症状

起病较急，起病时常伴有上呼吸道感染的症状和体征，如畏寒、发热、乏力和 食欲不振。甲状腺部位疼痛和压痛，可放射至下颌、耳部或枕骨部，少数可以无疼 痛。部分病人可出现一过性心悸、神经过敏等甲状腺毒症症状，一般不超过两周。

（二）体征

甲状腺轻度肿大，常出现结节，有明显压痛，位于一侧或两侧。部分病人可出 现一过性甲状腺功能减退，症状较轻，发生永久性甲状腺功能减退者很少见。

（三）辅助检查

本病实验室检查结果可随疾病的阶段而异。

1.血沉及血清 T3、T4、TSH 测定：早期血沉常明显加快，血清 T3、T4 增高、TSH 降低；以后血清 T3、T4 降低，TPSH 增高；随疾病的好转，甲状腺组织结构恢复正常，血清 T3、T4、TSH 等均可恢复正常。

2.甲状腺摄 131I 率：早期甲状腺摄 131I 率明显降低。随疾病的好转，甲状腺组织结构恢复正常，甲状腺摄 131I 率恢复正常。

（四）诊断

本病的诊断主要根据其临床表现与实验室检查。患者有甲状腺肿大、结节、疼痛及压痛，伴有全身症状，临床可初步拟诊本病。结合实验室检查，血沉明显加速，血清 T3、T4 增高、TSH 降低，甲状腺摄 131I 率明显降低，该特征对诊断本病有重要意义。甲状腺穿刺组织活检有巨细胞存在。

【鉴别诊断】

（一）寂静性甲状腺炎伴甲状腺毒症

又称之为桥本甲亢或高功能甲亢，实为桥本甲状腺炎的急性发作，即此一部分桥本甲状腺炎早期患者可以出现甲亢症状（系甲状腺激素自滤泡漏出所致），相似于亚急性甲状腺炎，但二者病变性质不同，且亚急性甲状腺炎：ESR 正常，抗甲状腺抗体明显升高。

（二）结节性甲状腺肿伴急性出血

出血之结节常自疼痛与触痛，但病变以外的甲状腺组织无疼痛。甲状腺功能正常，ESR 正常。

【治疗方法】

（一）西医治疗

1.轻症：症状较轻者无需特殊治疗，可适当休息，并给以非甾体类消炎镇痛剂。如阿司匹林（0.5~1g/次，3 次/日，口服，疗程 2 周）或吲哚美辛（25mg/次，每日 3~4 次，疗程 2 周）。

2.重症：全身症状较重，甲状腺肿大、压痛明显者，可采用肾上腺糖皮质激素治疗。首选波尼松（20~40mg/d，用药 l~2 周逐渐减量，疗程 2~3 个月）。

3.甲状腺毒症状：伴有甲亢时，不需服用抗甲状腺药物，必要时服用小剂量普萘洛尔（10mg/次，3 次/日，口服）。

4.甲状腺功能减退：病程较长伴甲减者，应加服干甲状腺片 40~60mg/d，或 L-T4100~150ug/d，直到甲状腺功能恢复正常（一般为 3~6 个月）．

（二）中医辨证论治

1.风火痰毒，结于颈部

主症：颈部肿胀疼痛，伴发热恶寒，口渴，小便色黄，舌质红，苔薄黄，脉浮数。

治法：疏风清热，化痰消瘿。

方药：牛蒡解肌汤合四海舒郁丸加减。

处方：牛蒡子 15g 薄荷 15g 连翘 15g 栀子 10g 海藻 20g 海带 15g 海蛤壳 15g 昆布 15g 海螵蛸 15g 牡蛎 30g 浙贝母 15g 玄参 15g

2.肝胃郁热，血瘀痰结

主症：颈前积块增大，疼痛，口干口苦，小便色黄，大便干结，舌质红，苔黄，脉弦涩。

治法：清肝泻火，活血化痰消瘿。

方药：栀子清肝汤合海藻玉壶汤加减。

处方：柴胡 10g 赤芍 10g 丹皮 15g 牛蒡子 15g 连翘 15g 栀子 10g 海藻 20g 海带 15g 昆布 15g 青皮 10g 当归 10g 川芎 10g 丹参 30g 牡蛎 30g 半夏 10g 浙贝母 15g 玄参 15g

（刘文婷　刘　洋　张晓霞　魏雨田　贾昊川）

第七章　结缔组织病和风湿性疾病

第一节　系统性红斑狼疮

系统性红斑狼疮（systemic lupus erythematosus，SLE）是自身免疫介导的，以免疫性炎症为突出表现的弥漫性结缔组织病。血清中出现以抗核抗体为代表的多种自身抗体和多系统累及是 SLE 的两个主要临床特征。

【临床表现】

SLE 好发于生育年龄女性，多见于 15~45 岁年龄段，女：男比例为 7:1~9:1。SLE 临床表现复杂多样。

1.全身表现　SLE 患者常常出现发热，可能是 SLE 活动的表现，但应除外感染因素，尤其是在免疫抑制治疗中出现的发热，更需警惕。

2.皮肤与黏膜　在鼻梁和双颧颊部呈蝶形分布的红斑是 SLE 特征性的改变。SLE 的皮肤损害包括：光敏感、脱发、手足掌面和甲周红斑、盘状红斑、结节性红斑、脂膜炎、网状青斑和雷诺现象等。SLE 口腔溃疡或黏膜糜烂常见。

3.关节和肌肉　常出现对称性多关节疼痛、肿胀，通常不引起骨质破坏。SLE 可出现肌痛和肌无力，少数可有肌酶谱的增高。对于长期服用激素的患者，要除外激素所致的肌病。

4.肾脏损害　又称狼疮性肾炎（1upus nephritis，LN），表现为蛋白尿、血尿、管型尿，乃至肾功能衰竭。50%~70% 的 SLE 病程中会出现临床肾脏受累，肾活检显示几乎所有 SLE 均有病理学改变。LN 对 SLE 预后影响甚大，肾功能衰竭是 SLE 的主要死亡原因之一。

5.神经系统损害　又称神经精神狼疮。轻者仅有偏头痛、性格改变、记忆力减退或轻度认知障碍；重者可表现为脑血管意外、昏迷、癫痫持续状态等。中枢神经系统表现包括：无菌性脑膜炎、脑血管病、脱髓鞘综合征、头痛、运动障碍、脊髓病、癫痫发作、急性精神错乱、焦虑、认知障碍、情绪失调、精神障碍。周围神经系统表现包括：格林-巴利综合征、植物神经系统功能紊乱、单神经病变、重症肌无力、颅神经病变、神经丛病变、多发性神经病变，共计 19 种。

6.血液系统表现　SLE 常出现贫血和/或白细胞减少和/或血小板减少。部分患者在起病初期或疾病活动期伴有淋巴结肿大和/或脾肿大。

7.肺部表现　SLE 常出现胸膜炎，如合并胸腔积液，其性质为渗出液。年轻患者（尤其是女性）的渗出性浆膜腔积液，除结核外应注意 SLE 的可能性。SLE 还可出现肺实质浸润、肺间质性病变、肺动脉高压、肺梗塞、肺萎缩综合征（shrinking-lung syndrome）。

8.心脏表现　SLE 患者常出现心包炎，表现为心包积液，但心包填塞少见。SLE 可有心肌炎、心律失常；SLE 可出现疣状心内膜炎（Libman-Sack 心内膜炎）；SLE 可以有冠状动脉受累，表现为心绞痛和心电图 ST-T 改变，甚至出现急性心肌梗死。

9.消化系统表现　SLE 可出现恶心、呕吐、腹痛、腹泻或便秘，还可出现肠系膜血管炎、急性胰腺炎。SLE 常见肝酶增高，仅少数出现严重肝损害和黄疸。

10.其他　SLE 的眼部受累包括：结膜炎、葡萄膜炎、眼底改变、视神经病变、继发性干燥综合征等。

11.SLE 免疫异常主要体现在抗核抗体谱（ANAs）方面。免疫荧光抗核抗体（IFANA）是 SLE 的筛选检查。对 SLE 的诊断敏感性为 95%，特异性相对较低为 65%。除 SLE 之外，其他结缔组织病的血清中也常存在 ANA，一些慢性感染也可出现低滴度的 ANA。

【辅助检查】

1.实验室检查　血常规、尿常规、肾功能、电解质、肝功能。

2.自身抗体检测　ANAs 包括一系列针对细胞核中抗原成分的自身抗体。其中，抗双链 DNA（ds-DNA）抗体对 sLE 的诊断特异性为 95%，敏感性为 70%，它与疾病活动性及预后有关；抗 Sm 抗体对 SLE 的诊断特异性高达 99%，但敏感性仅 25% 左右，该抗体的存在与疾病活动性无明显关系；抗核糖体 P 蛋白（rRNP）抗体与 SLE 的精神症状有关；抗单链 DNA、抗组蛋白、抗 μ1RNP、抗 SSA 和抗 SSB 等抗体也可出现于 SLE 的血清中，但其诊断特异性低，因为这些抗体也见于其他自身免疫性疾病。抗 SSB 与继发干燥综合征有关。

其他自身抗体还有与抗磷脂抗体综合征有关的抗磷脂抗体（包括抗心磷脂抗体和狼疮抗凝物）；与溶血性贫血有关的抗红细胞抗体；与血小板减少有关的抗血小板抗体；与神经精神性狼疮有关的抗神经元抗体。

3.血清类风湿因子阳性，高 γ 球蛋白血症和低补体血症。

4.免疫病理学检查　皮肤狼疮带试验，表现为皮肤的表真皮交界处有免疫球蛋白（IgG、IgM、IgA 等）和补体（C3c：、Clq 等）沉积，对 SLE 具有一定的特异性。LN 的肾脏免疫荧光多呈现多种免疫球蛋白和补体成分沉积，被称为"满堂亮"。

【诊断与鉴别诊断】

1.临床表现　有多系统受累表现（具备上述两个以上系统的症状）和有自身免疫的证据，应警惕狼疮。由于 SLE 临床表现复杂多样，早期不典型 SLE 可表现为：原因不明的反复发热，抗炎退热治疗往往无效；多发和反复发作的关节痛和关节炎，往往持续多年而不产生畸形；持续性或反复发作的胸膜炎、心包炎；抗生素或抗痨治疗不能治愈的肺炎；不能用其他原因解释的皮疹，网状青紫，雷诺氏现象；肾脏疾病或持续不明原因的蛋白尿；血小板减少性紫癜或溶血性贫血；不明原因的肝炎；反复自然流产或深静脉血栓形成或脑卒中发作等等，均需要提高警惕，避免诊断治疗的延误。

2.诊断标准　目前普遍采用美国风湿病学会 1997 年修订的 SLE 分类标准。SLE 分类标准的 11 项中，符合 4 项或 4 项以上者，在除外感染、肿瘤和其他结缔组织病后，可诊断 SLE。其敏感性和特异性均较高，分别为 95% 和 85%。需强调指出的是患者病情的初始或许不具备分类标准中的 4 条。随着病情的进展而有 4 条以上或更多的项目。11 条分类标准中，免疫学异常和高滴度抗核抗体更具有诊断意义。一旦患者免疫学异常，即便临床诊断不够条件，也应密切随访，以便尽早作出诊断和及早治疗。

表 7-1　美国风湿病学会 1997 年修订的 SLE 分类标准

1.颊部红斑	固定红斑,扁平或高起,在两颧突出部位
2.盘状红斑	片状高起于皮肤的红斑,黏附有角质脱屑和毛囊栓;陈旧病变可发生萎缩性瘢痕
3.光过敏	对日光有明显的反应,引起皮疹,从病史中得知或医生观察到
4.口腔溃疡	经医生观察到的口腔或鼻咽部溃疡,一般为无痛性
5.关节炎	非侵蚀性关节炎,累及 2 个或更多的外周关节,有压痛,肿胀或积液
6.浆膜炎	胸膜炎或心包炎
7.肾脏病变	尿蛋白>0.5g/24h 或+++,或管型(红细胞、血红蛋白、颗粒或混合管型)
8.神经病变	癫痫发作或精神病,除外药物或已知的代谢紊乱
9.血液学疾病	溶血性贫血,或白细胞减少,或淋巴细胞减少,或血小板减少
10.免疫学异常	抗 ds-DNA 抗体阳性,或抗 sm 抗体阳性,或抗磷脂抗体阳性(后者包括抗心磷脂抗体、或狼疮抗凝物阳性、或至少持续 6 个月的梅毒血清试验假阳性三者之一)
11.抗核抗体	在任何时候和未用药物诱发"药物性狼疮"的情况下,抗核抗体滴度异常

【治疗】

1.一般治疗

（1）患者宣教　正确认识疾病，明白规律用药的意义，强调长期随访的必要性。避免过多的紫外光暴露，避免过度疲劳，自我认识疾病活动的征象。

（2）对症治疗和去除各种影响疾病预后的因素，如注意控制高血压，防治各种感染。

2.药物治疗　SLE 目前还没有根治的办法，但恰当的治疗可以使大多数患者达到病情的完全缓解。强调早期诊断和早期治疗，以避免或延缓不可逆的组织脏器的病理损害。SLE 是一种高度异质性的疾病，临床医生应根据病情的轻重程度，掌握好治疗的风险与效益之比。既要清楚药物的毒副反应，又要懂得药物给患者带来的生机。

（1）轻型 SLE 的治疗　轻型的 SLE，虽有狼疮活动，但症状轻微，仅表现光过敏、皮疹、关节炎或轻度浆膜炎，而无明显内脏损害者。治疗药物包括：

1）非甾类抗炎药（NSAIDs）可用于控制关节肿痛。服用时应注意消化性溃疡、出血、肾、肝功能等方面的不良反应。

2）抗疟药可控制皮疹和减轻光敏感，常用氯喹 0.25 mg，每天 1 次，或羟氯喹 0.4mg/d，分两次服。主要不良反应是眼底病变，用药超过 6 个月者，可停药 1 个月，有视力明显下降者，应检查眼底，明确原因。另外有心脏病史者，特别是心动过缓或有传导阻滞者禁用抗疟药。

3）短期局部应用激素治疗皮疹，但脸部应尽量避免使用强效激素类外用药，一旦使用，不应超过 1 周。

4）小剂量激素，（如泼尼松≤10mg/d）可减轻症状。

5）权衡利弊必要时可用硫唑嘌呤、甲氨蝶呤或环磷酰胺等免疫抑制剂。应注意轻型 SLE 可因过敏、感染、妊娠生育、环境变化等因素而加重，甚至进入狼疮危象。

（2）重型 SLE 的治疗治疗　主要分两个阶段，即诱导缓解和巩固治疗。诱导缓解目的在于迅速控制病情，阻止或逆转内脏损害，力求疾病完全缓解（包括血清学、症状和受损器官的功能恢复），但应注意过分免疫抑制诱发的并发症，尤其是感染、性腺抑制等。目前，多数患者的诱导缓解期需要超过半年至 1 年才能达到缓解，不可急于求成。

1）糖皮质激素　具有强大的抗炎作用和免疫抑制作用，是治疗 SLE 的基础药。病情和患者间对激素的敏感性有差异，临床用药要个体化。一般地，重型 SLE 的标准剂量是泼尼松 1 mg/kg，每日 1 次，病情稳定后 2 周或疗程 8 周内，开始以每 1~2 周减 10%的速度缓慢减量，减至每日泼尼松 0.5 mg/kg 后，减药速度可按病情适当调慢；如果病情允许，维持治疗的激素剂量尽量小于泼尼松 l0 mg/d。在减药过程中，如果病情不稳定，可暂时维持原剂量不变或酌情增加剂量或加用免疫抑制剂联合治疗。在有重要脏器累及的 SLE，乃至出现狼疮危象的情况下，可以使用较大剂量 [≥2 mg/(kg·d)] 甚至使用甲基泼尼松龙（Methylprednisolone，MP）冲击治疗，MP 可用至 500~1 000mg，每天 1 次，加人 5%葡萄糖 250ml，缓慢静脉滴注 1~2 h，连续 3~5 d 为一疗程，疗程间隔期 5~30 d，间隔期和冲击后需每日口服泼尼松 0.5~1 mg/kg。

2）环磷酰胺（（~yclophosphamide，CYC）　通过影响 DNA 合成发挥细胞毒作用。是治疗重症 sLE 的有效的药物之一，目前普遍采用的标准环磷酰胺冲击疗法是：0.75~1.0 g/m² 体表面积，加入生理盐水 200ml 中静脉滴注，每 3~4 周 1 次。多数患者 6~12 个月可以缓解病情而进入巩固治疗阶段，还常需要继续环磷酰胺冲击治疗，逐渐延长用药间歇期，至约 3 个月 1 次维持数年。新近的研究提示，环磷酰胺累积剂量可以至 30 g，可以使 LN 的远期疗效更为巩固，且安全性并未由此降低。

3）硫唑嘌呤　为嘌呤类似物，可通过抑制 DNA 合成发挥淋巴细胞的细胞毒作用。对浆膜炎、血液系统、皮疹等作用较好。用法每日 1~2.5 mg/kg，常用剂量 50~100 mg/d，即 50 mg 每日口服 1~2 次。

4）甲氨蝶呤　二氢叶酸还原酶拮抗剂，通过抑制核酸的合成发挥细胞毒作用。疗效不及环磷酰胺冲击疗法，但长期用药耐受性较佳。剂量 10~15 mg，每周 1 次。主要用于关节炎、肌炎、浆膜炎和皮肤损害为主的 SLE。

5）环孢素 可特异性抑制 T 淋巴细胞 IL-2 的产生，发挥选择性的细胞免疫抑制作用，是一种非细胞毒免疫抑制剂。在治疗 SLE 方面，对狼疮性肾炎（特别是 V 型 LN）有效，可用环孢素每日剂量 3~5mg/kg，分 2 次口服。

6）霉酚酸酯 为次黄嘌呤单核苷酸脱氢酶的抑制剂，可抑制嘌呤从头合成途径，从而抑制淋巴细胞活化。霉酚酸酯治疗狼疮性肾炎有效，能够有效的控制 IV 型 LN 活动。每日剂量 10~30mg/kg 体重，分 2 次口服。

（3）狼疮危象的治疗 治疗目的在于挽救生命、保护受累脏器、防止后遗症。通常需要大剂量甲基泼尼松龙冲击治疗，针对受累脏器的对症治疗和支持治疗，以帮助患者渡过危象。后继的治疗可按照重型 SLE 的原则，继续诱导缓解和维持巩固治疗。

1）急进性肾小球肾炎 治疗包括：纠正水电解质酸碱平衡紊乱、低蛋白血症、防治感染、纠正高血压、心衰等合并症、保护重要脏器、必要时需要透析支持治疗。对明显活动、非肾脏纤维化/硬化等不可逆病变为主的患者，应积极使用激素[泼尼松≥2mg/(kg·d)]，并可使用大剂量 MP 冲击疗法。亦可加用 CYC0.4~0.8，每 2 周 1 次冲击治疗。

2）神经精神狼疮 弥漫性神经精神狼疮在控制 SLE 的基础药物上强调对症治疗，包括抗精神病药物（与精神科医生配合），癫痫大发作或癫痫持续状态时需积极抗癫痫治疗，注意加强护理。ACL 相关神经精神狼疮，应加用抗凝、抗血小板聚集药物。有全身血管炎表现的明显活动证据，应用大剂量甲基泼尼松龙冲击治疗。中枢狼疮包括横贯性脊髓炎在内，可试用地塞米松 10 mg 加甲氨蝶呤鞘内注射/周治疗，共 2~3 次。

3）重症血小板减少性紫癜 血小板<20000/mm³，有自发出血倾向，常规激素治疗无效 [1 mg/(kg·d)]，应加大激素用量至 2mg/(kg·d) 以上。还可静脉滴注长春新碱（VcR）1 mg，每周 1~2 次。静脉输注大剂量人体免疫球蛋白（IVIG）对重症血小板减少性紫癜有效，标准的 IVIG 疗法是：每日剂量 0.4g/kg 体重，静脉滴注，连续 5 d 为 1 个疗程。无骨髓增生低下的重症血小板减少性紫癜还可试用其他免疫抑制剂，如 CYC、环孢素等。其他药物包括达那唑、三苯氧胺、维生素 C 等，内科保守治疗无效，可考虑脾切除。

4）弥漫性出血性肺泡炎和急性重症肺间质病变 氧疗，必要时机械通气，控制感染和支持治疗。可试用大剂量 MP 冲击治疗，IVIG，血浆置换等。

5）严重的肠系膜血管炎 常须 2 mg/(kg·d) 以上的激素剂量方能控制病情。应注意水电解质酸碱平衡，加强肠外营养支持，防治合并感染，避免不必要的手术探查。一旦并发肠坏死、穿孔、中毒性肠麻痹，应及时手术治疗。

3.特殊治疗 血浆置换等治疗 SLE，不宜列入诊疗常规，应视患者具体情况选择应用。

4.妊娠生育 过去妊娠生育曾经被列为 SLE 的禁忌证。而今大多数 SLE 患者在疾病控制后，可以安全地妊娠生育。一般来说，在无重要脏器损害、病情稳定一年或一年以上，细胞毒免疫抑制剂（环磷酰胺、甲氨蝶呤等）停药半年，激素仅需小剂量时方可怀孕，多数能安全地妊娠和生育。

第二节 类风湿关节炎

类风湿关节炎（rheumatoid arthritis，RA）是一种病因不明的自身免疫性疾病，多见于中年女性，我国患病率为 0.32%~0.36%。主要表现为对称性、慢性、进行性多关节炎。关节滑膜的慢性炎症、增生，形成血管翳，侵犯关节软骨、软骨下骨、韧带和肌腱等，造成关节软骨、骨和关节囊破坏，最终导致关节畸形和功能丧失。

【临床表现】

病情和病程有个体差异，从短暂、轻微的少关节炎到急剧进行性多关节炎。受累关节以近端指间关节、掌指关节、腕、肘、肩、膝和足趾关节最为多见；颈椎、颞颌关节、胸锁和肩锁关节也可受累，并伴活动受限；髋关节受累少见。关节炎常表现为对称性、持续性肿胀和压痛，晨僵常长达 1 h 以上。最为常见的关节畸形是腕和肘关节强直、掌指关节的半脱位、手指向尺侧偏斜和呈"天鹅颈"样及钮孔花样表现。重症患者关节呈纤维性或骨性强直，并因关节周围肌肉萎缩、痉挛失去关节功能，致使生活不能自理。除关节症状外，还可出现关节外或内脏损害，如类风湿结节、心、肺、肾、周围神经及眼等病变。

【辅助检查】

1.血常规　多数活动期患者有轻至中度正细胞低色素性贫血，白细胞数大多正常，有时可见嗜酸性粒细胞和血小板增多。

2.免疫学指标　血清免疫球蛋白 [gG、IgM、IgA 可升高，血清补体水平多数正常或轻度升高，60%~80%患者有高水平类风湿因子（RF），但 RF 阳性也见于慢性感染（肝炎、结核等）、其他结缔组织病和正常老年人。其他如抗角质蛋白抗体（AKA）、抗核周因子（APF）和抗环瓜氨酸多肽（CCP）等自身抗体对类风湿关节炎的诊断有较高的诊断特异性，但敏感性仅在 30%左右。

3.X 线检查为明确本病的诊断、病期和发展情况，在病初应摄包括双腕关节和手及（或）双足 X 线片，以及其他受累关节的 X 线片。RA 的 X 线片早期表现为关节周围软组织肿胀，关节附近轻度骨质疏松，继之出现关节间隙狭窄，关节破坏，关节脱位或融合。根据关节破坏程度将 X 线改变分为Ⅳ期（表 7-2）。

【诊断与鉴别诊断】

1.诊断标准　类风湿关节炎的诊断主要依靠临床表现、自身抗体及 X 线改变。典型的病例按 1987 年美国风湿病学会分类标准（表 7-3）诊断并不困难，但以单关节炎为首发症状的某些不典型、早期类风湿关节炎，常被误诊或漏诊。对这些患者，除了血、尿常规、血沉、C 反应蛋白、类风湿因子等检查外，还可做磁共振显

表 7-2　类风湿关节炎 X 线进展的分期

I 期　(早期)
*1.X 线检查无破坏性改变
2.可见骨质疏松
II 期　(中期)
*1.骨质疏松,可有轻度的软骨破坏,有或没有轻度的软骨下骨质破坏
*2.可见关节活动受限,但无关节畸形
3.邻近肌肉萎缩
4.有关节外软组织病损,如结节和腱鞘炎
III 期　(严重期)
*1.骨质疏松加上软骨或骨质破坏
*2.关节畸形,如半脱位、尺侧偏斜、无纤维性或骨性强直
3.广泛的肌萎缩
4.有关节外软组织病损,如结节或腱鞘炎
IV 期　(末期)
*1.纤维性或骨性强直
2.III 期标准内各条

注：* 号者为病期分类的必备条件。

像 (MRI),以求早期诊断。对可疑类风湿关节炎患者要定期复查、密切随访。

2.活动性判断　判断类风湿关节炎活动性的项目包括：疲劳的严重性、晨僵持续的时间、关节疼痛和肿胀的程度、关节压痛和肿胀的数目、关节功能受限制程度,以及急性炎症指标 (如血沉、C 反应蛋白和血小板) 等。

3.缓解标准　类风湿关节炎临床缓解标准有：①晨僵时间<15min；②无疲劳感；③无关节痛；④活动时无关节痛或关节无压痛；⑤无关节或腱鞘肿胀；⑥血沉 (魏氏法) 女性<30mm/h,男性<20 mm/h。

符合 5 条或 5 条以上并至少连续 2 个月者考虑为临床缓解；有活动性血管炎、心包炎、胸膜炎、肌炎和近期无原因的体重下降或发热,则不能认为缓解。

表 7-3　1987 年美国风湿病学会(ARA)类风湿关节炎分类标准

定义	注释
晨僵	关节及其周围僵硬感至少持续 1 h(病程≥6 周)
2.3 个或 3 个区域以上关节部位的关节炎	医生观察到 14 个区域(左侧或右侧的近端指间关节、掌指关节、腕、肘、膝、踝及跖趾关节)中累及 3 个,且同时软组织肿胀或积液(不是单纯骨隆起)(病程≥6 周)
3.手关节炎	腕、掌指或近端指间关节炎中,至少有 1 个关节肿胀(病程≥6 周)
4.对称性关节炎	两侧关节同时受累(双侧近端指间关节、掌指关节及跖趾关节受累时,不一定绝对对称)(病程≥6 周)
5.类风湿结节	医生观察到在骨突部位,伸肌表面或关节周围有皮下结节
6.类风湿因子阳性	任何检测方法证明血清类风湿因子含量异常,而该方法在正常人群中的阳性率<5%
7.放射学改变	在手和腕的后前位相上有典型的类风湿关节炎放射学改变:必须包括骨质侵蚀或受累关节及其邻近部位有明确的骨质脱钙

表7-3中7条满足4条或4条以上并排除其他关节炎即可诊断类风湿关节炎。

4.鉴别诊断 在类风湿关节炎的诊断过程中,应注意与骨关节炎、痛风性关节炎、反应性关节炎、银屑病关节炎和其他结缔组织病(系统性红斑狼疮、干燥综合征、硬皮病等)所致的关节炎相鉴别。

【治疗】

目前,类风湿关节炎的治疗包括:药物治疗、外科治疗和心理康复治疗等。

1.药物治疗 当前国内外应用的药物,以及植物药均不能完全控制关节破坏,而只能缓解疼痛、减轻或延缓炎症的发展。治疗类风湿关节炎的常用药物分为四大类,即非甾类抗炎药(:NSAIDs)、改善病情的抗风湿药(DMARDs)、糖皮质激素和植物药。

(1)NSAIDs 通过抑制环氧化合酶活性,减少前列腺素合成而具有抗炎、止痛、退热、消肿作用。由于NSAIDs使前列腺素的合成减少,故可出现相应的不良反应,如胃肠道不良反应、肾脏不良反应。NSAIDs还可引起外周血细胞减少、凝血障碍、再生障碍性贫血、肝功能损害等,少数患者发生过敏反应(皮疹、哮喘),以及耳鸣、听力下降,无菌性脑膜炎等。治疗类风湿关节炎的常见jNSAIDs见表7-4。无论选择何种。NSAIDs,剂量都应个体化;只有在一种NSAIDs足量使用1~2周后无效才更改为另一种;避免两种或两种以上:NSAIDs同时服用,因其疗效不叠加,而不良反应增多。NSAIDs虽能减轻类风湿关节炎的症状,但不能改变病程和预防关节破坏,故必须与DMARDs联合应用。

表7-4 常用于治疗类风湿关节炎的NSAIDs

分类	英文	半衰期(h)	每日总剂(mg)	每次剂量(ms)	次/d
丙酸衍生物					
布洛芬	Ibuprofen	2	1200~2400	400~600	3~4
萘普生	Naproxen	14	500~1000	250~500	2
洛索洛芬	loxoprofen	1.2	180	60	3
苯酰酸衍生物					
双氯芬酸	diclofenac:	2	75~150	25~50	1~3
吲哚酰酸类					
吲哚美辛	Indometacin	3~11	75	25	3
舒林酸	Sulindac	18	400	200	2
阿西美辛	Acemetacin	3	90~180	30~60	3
吡喃羧酸类					
依托度酸	Etodolac	8.3	400~1 000	400~1 000	1
非酸性类					
萘丁美酮	Nabumetone	24	1 000~2000	1 000	1~2
昔康类					
炎痛昔康	Piroxicam	30~86	20	20	1
烯醇酸类					
美洛昔康	meloxicam	20	15	7.5~15	1
磺酰苯胺类					
尼美舒利	Nimesulide	2~5	400	100~200	2
昔布类					
塞来昔布	Celecoxib	11	200~400	100~200	1~2

（2）DMARDs 该类药物较 NSAIDs 发挥作用慢，临床症状的明显改善需 1~6 个月，故又称慢作用药。它虽不具备即刻止痛和抗炎作用，但有改善和延缓病情进展的作用。目前尚不清楚类风湿关节炎的治疗首选何种 DMARDs。从疗效和费用等考虑，一般首选甲氨蝶呤，并将它作为联合治疗的基本药物。

1）甲氨蝶呤（methotrexate，MTX） 口服、肌注或静注均有效。口服 60% 吸收，每日给药可导致明显的骨髓抑制和毒性作用，故多采用每周 1 次给药。常用剂量为 7.5~25mg/周，个别重症患者可以酌情加大剂量。常见的不良反应有恶心、口炎、腹泻、脱发、皮疹，少数出现骨髓抑制、听力损害和肺间质变。也可引起流产、畸胎和影响生育力。服药期间，应定期查血常规和肝功能。

2）柳氮磺吡啶（sulfasalazine，SSZ） 一般服用 4~8 周后起效。从小剂量逐渐加量有助于减少不良反应。使用方法：每日 250~500 mg 开始，之后每周增加 500 mg，直至每日 2.0 g，如疗效不明显可增至每日 3.0 g，如 4 个月内无明显疗效，应改变治疗方案。主要不良反应有：恶心、呕吐、厌食、消化不良、腹痛、腹泻、皮疹、无症状性转氨酶增高和可逆性精子减少，偶有白细胞、血小板减少，对磺胺过敏者禁用。服药期间应定期查血常规和肝功能。

3）来氟米特（1eflunomide，LEF） 剂量为 10~20 mg/d 治疗。主要不良反应有：腹泻、瘙痒、高血压、肝酶增高、皮疹、脱发和一过性白细胞下降等，服药初期应定期查肝功能和白细胞。因有致畸作用，故孕妇禁服。由于来氟米特和 MTX 两种药是通过不同环节抑制细胞增殖，故二者合用有协同作用。服药期间应定期查血常规和肝功能。

4）抗疟药（antimalaIials） 有氯喹（250mg/片）和羟氯喹（100 mg/片）两种。该药起效慢，服用后 3~4 个月疗效达高峰，至少连服 6 个月后才宣布无效，有效后可减量维持。用法为：氯喹 250mg/d，羟氯喹 200~400 mg/d。本药有蓄积作用，易沉淀于视网膜的色素上皮细胞，引起视网膜变性而致失明，服药半年左右应查眼底。另外，为防止心肌损害，用药前后应查心电图，有窦房结功能不全，心率缓慢，传导阻滞等心脏病患者应禁用。其他不良反应有：头晕、头疼、皮疹、瘙痒和耳鸣等。

5）青霉胺（D-penicillamine） 250~500 mg/d，口服，见效后可逐渐减至维持量 250 mg/d。青霉胺不良反应较多，长期大剂量可出现肾损害（包括蛋白尿、血尿、肾病综合征）和骨髓抑制等，如及时停药多数能恢复。其他不良反应有：恶心、呕吐、厌食、皮疹、口腔溃疡、嗅觉丧失、淋巴结肿大、关节痛、偶可引起自身免疫病，如重症肌无力、多发性肌炎、系统性红斑狼疮及天疱疮等。治疗期间应定期查血、尿常规和肝肾功能。

6）金诺芬（auranofin） 为口服金制剂，初始剂量为 3 mg/d，2 周后增至 6 mg/d 维持治疗。常见的不良反应有：腹泻、瘙痒、皮炎、舌炎和口炎，其他有肝、肾损伤、白细胞减少、嗜酸细胞增多、血小板减少或全血细胞减少、再生障碍性贫血。还可出现外周神经炎和脑病。为避免不良反应，应定期查血尿常规及肝、肾功能。孕妇、哺乳期妇女不宜使用。

7）硫唑嘌呤（azathioprine，AZA） 口服后 50% 吸收。常用剂量 1~2 mg/（kg·d），一般 100 mg/d，维持量为 50 mg/d。不良反应有：脱发、皮疹、骨髓抑制（包括血小板减少、贫血），胃肠反应有恶心、呕吐，可有肝损害、胰腺炎，对精子、卵子有一定损伤，出现致畸，长期应用致癌。服药期间应定期查血常规和肝功能等。

8）环孢素（cyclosporin，Cs） 与其他免疫制剂相比，Cs 的主要优点为无骨髓抑制作用，用于重症类风湿关节炎。常用剂量 3~5mg/（kg·d），维持量是 2~3 mg/（kg·d）。Cs 的主要不良反应有高血压、肝肾毒性、神经系统损害、继发感染、肿瘤以及胃肠道反应、齿龈增生、多毛等。不良反应的严重程度、持续时间均与剂量和血药浓度有关。服药期间应查血常规、血肌酐和血压等。

9）环磷酰胺（cyclophosphamide，CYC） 较少用于类风湿关节炎，在多种药物治疗难以缓解病情的特殊情况下，可酌情试用。

（3）糖皮质激素 能迅速减轻关节疼痛、肿胀，在关节炎急性发作或伴有心、肺、眼和神经系统等器官受累的重症患者，可给予短效激素，其剂量依病情严重程度而调整。小剂量糖皮质激素（每日泼尼松 10mg 或等效其他激素）可缓解多数患者的症状，并作为 DMARDs 起效前的 "桥梁" 作用，或 NSAIDs 疗效不满意时的短期措施，必须纠正单用激素治疗类风湿关节炎的倾向，用激素时应同时服用 DMARDs。激素治疗类风湿关节炎的原则是：不需用大剂量时则用小剂量；能短期使用者，不长期使用；并在治疗过程中，注意补充钙剂和维生素 D 以防止骨质疏松。

关节腔注射激素有利于减轻关节炎症状，改善关节功能。但一年内不宜超过 3 次。过多的关节腔穿刺除了并发感染外，还可发生类固醇晶体性关节炎。

（4）植物药制剂

1）雷公藤 雷公藤多苷 30~60 mg/d，分 3 次饭后服。主要不良反应是：性腺抑制导致精子生成减少、男性不育和女性闭经。雷公藤还可以引起纳差、恶心、呕吐、腹痛、腹泻等，可有骨髓抑制作用，出现贫血、白细胞及血小板减少，并有可逆性肝酶升高和血肌酐清除率下降，其他不良反应包括皮疹、色素沉着、口腔溃疡、指甲变软、脱发、口干、心悸、胸闷、头疼、失眠等。

2）青藤碱 青藤碱 20 mg，饭前口服，每次 1~4 片，每日 3 次。常见不良反应有：皮肤瘙痒、皮疹等过敏反应，少数患者出现白细胞减少。

3）白芍总苷 常用剂量为 600 mg，每日 2~3 次。毒副作用小，其不良反应有大便次数增多、轻度腹痛、纳差等。

2.外科治疗 类风湿关节炎患者经过内科积极正规或药物治疗，病情仍不能控制，为防止关节的破坏，纠正畸形，改善生活质量可考虑手术治疗。但手术并不能根治类风湿关节炎，故术后仍需内科药物治疗。常用的手术主要有滑膜切除术、关节形成术、软组织松解或修复手术、关节融合术。

3.心理和康复治疗。

4.其他治疗 生物制剂，如抗 TNF-α、干细胞移植等新疗法已开始用于类风湿关节炎的治疗，其确切疗效和不良反应还待更多病例的长期观察随诊。

第三节　强直性脊柱炎

强直性脊柱炎（ankylosing spondylitis，AS）是一种慢性进行性疾病，主要侵犯骶髂关节、脊柱骨突、脊柱旁软组织及外周关节，并可伴发关节外表现。严重者可发生脊柱畸形和关节强直。

【临床表现】

本病发病隐袭。最常见的症状是腰背痛，非典型者可以周围关节炎开始。患者逐渐出现腰背部或骶髂部疼痛和/或发僵，半夜痛醒，翻身困难，晨起或久坐后起立时腰部发僵明显，但活动后减轻。有些患者感臀部钝痛或骶髂部剧痛，偶向周边放射。随病变由腰椎向胸颈部脊椎发展，则出现相应部位疼痛、活动受限或脊柱畸形。

24%~75%的 AS 患者在病初或病程中出现外周关节病变，以膝、髋、踝和肩关节居多，肘及手和足小关节偶有受累。非对称性、少数关节或单关节，以及下肢大关节的关节炎为本病外周关节炎的特征。髋关节受累占38%~66%，表现为局部疼痛、活动受限、屈曲挛缩及关节强直，其中大多数为双侧，而且94%的髋部症状起于发病后头 5 年内。发病年龄小，以外周关节起病者易发生髋关节病变。

本病的全身症状表现轻微，少数重症者有发热、疲倦、消瘦、贫血或其他器官受累。跖底筋膜炎、跟腱炎和其他部位的肌腱末端炎在本病常见。1/4 的患者在病程中发生眼色素膜炎，单侧或双侧交替，一般可以自行缓解，反复发作可致视力障碍。神经系统症状来自压迫性脊神经炎或坐骨神经痛、椎骨骨折或不全脱位以及马尾综合征，后者可引起阳痿、夜间尿失禁、膀胱和直肠感觉迟钝、踝反射消失。极少数患者出现肺上叶纤维化。有时伴有空洞形成而被认为结核，也可因并发霉菌感染而使病情加剧。主动脉瓣闭锁不全及传导障碍见于 3.5%~10%的患者。AS 可并发 IgA 肾病和淀粉样变性。

【诊断与鉴别诊断】

1.对本病诊断的最好线索是患者的症状、关节体征和关节外表现及家族史。AS 最常见的和特征性早期主诉为下腰背发僵和疼痛。由于腰背痛是普通人群中极为常见的一种症状，但大多数为机械性背痛非炎性疼痛，而本病则为炎性疼痛。以下 5 项有助于脊柱炎引起的炎性背痛和其他原因引起的非炎性背痛的鉴别：①背部不适发生在 40 岁以前；②缓慢发病；③症状持续至少 3 个月；④背痛伴发晨僵；⑤背部不适在活动后减轻或消失。以上 5 项有 4 项符合则支持炎性背痛。

2.AS 的诊断现仍沿用 1966 年纽约标准，或 1984 年修订的纽约标准，条件如下：

（1）纽约标准（1966 年）　有 X 片证实的双侧或单侧骶髂关节炎，并分别附加以下临床表现的 1 条或 2 条，即：①腰椎在前屈、侧屈和后伸的 3 个方向运动均受限；②腰背痛史或现有症状；③胸廓扩展范围<2.5 cm。根据以上几点，诊断 AS 要求有：X 线片证实的Ⅲ~Ⅳ级双侧骶髂关节炎，并附加上述临床表现中的至少 1 条；

或者 X 线证实的 Ⅲ~Ⅳ 级单侧骶髂关节炎或 Ⅱ 级双侧骶髂关节炎，并分别附加上述临床表现的 1 条或 2 条。

（2）修订的纽约标准（1984 年）①下腰背痛的病程至少持续 3 个月，疼痛随活动改善，但休息不减轻；②腰椎在前后和侧屈方向活动受限；③胸廓扩展范围小于同年龄和性别的正常值；④双侧骶髂关节炎 Ⅱ~Ⅳ 级，或单侧骶髂关节炎 Ⅲ~Ⅳ 级。如果患者具备④并分别附加①~③条中的任何 1 条可确诊为 AS。从上述 2 种标准可见，它们均缺乏对早期患者诊断的敏感性。为此，对一些暂时不符合 AS 诊断标准的患者，如其表现符合欧洲脊柱关节病研究组制订的脊柱关节病初步诊断标准，也可列入此类进行诊断和治疗，以免延误病情。该诊断标准为：炎性脊柱痛或非对称性以下肢关节为主的滑膜炎，并附加以下项目中的任何 1 项，即：①阳性家族史；②银屑病；③炎性肠病；④关节炎前 1 个月内的尿道炎、宫颈炎或急性腹泻；⑤双侧臀部交替疼痛；⑥肌腱末端病；⑦骶髂关节炎。

3.鉴别诊断 应与类风湿关节炎（RA）、椎间盘突出、结核、弥漫性特发性骨肥厚（DISH）综合征相鉴别。强直性脊柱炎是血清阴性脊柱关节病的原型，在诊断时还需与骶髂关节炎相关的脊柱关节病，如银屑病关节炎（PsA）、莱特综合征（RS）等相鉴别。

【辅助检查】

1.活动期患者可见血沉增快，C 反应蛋白增高及轻度贫血。

2.HLA-B27 AS 患者 HLA-B27 阳性率达 90% 左右。

3.X 线表现 AS 最早的变化发生在骶髂关节。显示软骨下骨缘模糊、骨质糜烂、关节间隙模糊、骨密度增高及关节融合。脊柱的 X 线片表现有椎体骨质疏松和方形变、椎小关节模糊、椎旁韧带钙化以及骨桥形成。晚期广泛而严重的骨化性骨桥表现称为"竹节样脊柱"。

4.CT 检查该技术的优点还在于假阳性少。但是，由于骶髂关节解剖学的上部为韧带，因其附着引起影像学上的关节间隙不规则和增宽，给判断带来困难。

5.MRI 检查 对了解软骨病变优于 CT，但在判断骶髂关节炎时易出现假阳性结果，又因价格昂贵，目前不宜做为常规检查项目。

【治疗】

AS 尚无根治方法。但是患者如能及时诊断及合理治疗，可以达到控制症状并改善预后。应通过非药物、药物和手术等综合治疗，缓解疼痛和发僵，控制或减轻炎症，保持良好的姿势，防止脊柱或关节变形，以及必要时矫正畸形关节，以达到改善和提高患者生活质量目的。

1.非药物治疗 教育、体育锻炼、物理治疗。

2.药物治疗

（1）非甾类抗炎药（简称抗炎药） 吲哚美辛可作为首选药物。方法为：吲哚美辛 25 mg，每日 3 次，饭后即服。夜间痛或晨僵显著者，晚睡前用吲哚美辛栓剂 50mg 或 100mg，塞人肛门内，可获得明显改善。其他可选用的药物如阿西美辛 90

mg 每日 1 次。双氯芬酸因品牌、剂型及剂量不同可参考说明书使用，通常每日总剂量为 75~150mg；萘丁美酮 1 000 mg，每晚 1 次；美洛昔康 15 mg，每日 1 次；依托度酸 400 mg，每日 1 次。新药塞来昔布 200 mg，每日 2 次，也用于治疗本病。

（2）柳氮磺吡啶 本品可改善 AS 的关节疼痛、肿胀和发僵，并可降低血清 IgA 水平及其他实验室活动性指标，特别适用于改善 AS 患者的外周关节炎，并对本病并发的前色素膜炎有预防复发和减轻病变的作用。通常推荐用量为每日 2.0 g，分 2~3 次口服。剂量增至 3.0g/d，疗效虽可增加，但不良反应也明显增多。本品起效较慢，通常在用药后 4~6 周。为了增加患者的耐受性。一般以 0.25 g，每日 3 次开始，以后每周递增 0.25g，直至 1.0g，每日 2 次，或根据病情或患者对治疗的反应调整剂量和疗程，维持 1~3 年。为了弥补柳氮磺吡啶起效较慢及抗炎作用欠强的缺点，通常选用一种起效快的抗炎药与其并用。

（3）甲氨蝶呤 活动性 AS 患者经柳氮磺吡啶和非甾类抗炎药治疗无效时，可采用甲氨蝶呤。通常以甲氨蝶呤 7.5~15 mg，个别重症者可酌情增加剂量，口服或注射，每周 1 次，疗程半年至 3 年不等。同时，可并用 1 种抗炎药。

（4）糖皮质激素 少数病例即使用大剂量抗炎药也不能控制症状时，甲基泼尼松龙 15 mg/（kg·d）冲击治疗，连续 3 d，可暂时缓解疼痛。对其他治疗不能控制的下背痛，在 CT 指导下行皮质类固醇骶髂关节注射，部分患者可改善症状，疗效可持续 3 个月左右。本病伴发的长期单关节（如膝）积液，可行长效皮质激素关节腔注射。重复注射应间隔 3~4 周，一般不超过 2~3 次。糖皮质激素口服治疗既不能阻止本病的发展，还会因长期治疗带来不良反应。

（5）其他药物 一些男性难治性 AS 患者应用沙立度胺（Thalidomide，反应停）后，临床症状和血沉及 C 反应蛋白均明显改善。初始剂量 100mg/d，每 10d 递增 100mg，至 300mg/d 维持。用量不足则疗效不佳，停药后症状易迅速复发。

3.生物制剂 国外已将抗肿瘤坏死因子 TNF-α 单克隆抗体–infliximab 用于治疗活动性或对抗炎药治疗无效的 AS。方法为：以本品 3~5mg/kg，静点，间隔 4 周重复 1 次，通常使用 3~6 次。Etanercept，一种重组的人可溶性肿瘤坏死因子受体融合蛋白，能可逆性地与 TNF-α 结合，竞争性抑制 TNF-α 与 TNF 受体位点的结合。国外已用于治疗活动性.AS，以本品 25 mg，皮下注射，每周 2 次，连用 4 个月。治疗中患者可继续原用剂量的抗风湿药物。

4.外科治疗髋关节受累引起的关节间隙狭窄、强直和畸形是本病致残的主要原因。为了改善患者的关节功能和生活质量，人工全髋关节置换术是最佳选择。置换术后绝大多数患者的关节痛得到控制，部分患者的功能恢复正常或接近正常，置人关节的寿命 90% 达 10 年以上。

第四节　系统性硬化

系统性硬化（systemic.sclerosis）是一个原因不明的临床上以局限性或弥漫陛皮

肤增厚和纤维化为特征的结缔组织病。除皮肤受累外，它也可影响内脏（心、肺和消化道等器官）。本病女性多见，发病率大约为男性的 4 倍，儿童相对少见。

本病的严重程度和发展情况变化较大，从伴有迅速发展且往往为致命的内脏损害的弥漫性皮肤增厚（弥漫性硬皮病），到仅有少部分皮肤受累（通常只限于手指和面部）等均可见到。本文主要讨论弥漫性硬皮病（diffuse scleroderma）。

【临床表现】

1.早期症状　系统性硬化最多见的初期表现是雷诺现象和隐袭性肢端和面部肿胀，并有手指皮肤渐增渐厚。约 70%的病例首发症状为雷诺现象，雷诺现象可先于硬皮病的其他症状（手指肿胀、关节炎、内脏受累）1~2 年或与其他症状同时发生。多关节病同样也是突出的早期症状。胃肠道功能紊乱（胃烧灼感和吞咽困难）或呼吸系统症状等，偶尔也是本病的第一个表现。

2.皮肤病变　几乎所有病例皮肤硬化都从手开始，手指、手背发亮、紧绷，手指褶皱消失，汗毛稀疏，继而面部、颈部受累。面部皮肤受累可表现为面具样面容。口周出现放射性沟纹，口唇变薄，鼻端变尖。受累皮肤可有色素沉着或色素脱失。

皮肤病变可局限在手指（趾）和面部，或向心性扩展，累及上臂、肩、前胸、背、腹和腿。有的可在几个月内累及全身皮肤，有的在数年内逐渐进展，有些呈间歇性进展，通常皮肤受累范围和严重程度在 3 年内达高峰。

临床上皮肤病变可分为水肿期、硬化期和萎缩期。水肿期皮肤呈非可凹性肿胀，触之有坚韧的感觉；硬化期皮肤呈蜡样光泽，紧贴于皮下组织，不易捏起；萎缩期浅表真皮变薄变脆，表皮松弛。

3.骨和关节病变　多关节痛和肌肉疼痛常为早期症状，也可出现明显的关节炎。约 29%可有侵蚀性关节病。由于皮肤增厚且与其底下关节紧贴，致使关节挛缩和功能受限。由于腱鞘纤维化，当受累关节主动或被动运动时，特别在腕、踝、膝处，可觉察到皮革样摩擦感。长期慢性指（趾）缺血，可发生指端骨溶解。X 线表现关节间隙狭窄和关节面骨硬化。由于肠道吸收不良、废用及血流灌注减少，常有骨质疏松。

4.消化系统病变　消化道受累为硬皮病的常见表现，仅次于皮肤受累和雷诺现象。消化道的任何部位均可受累，其中食道受累最为常见（90%），肛门直肠次之（50%~70%），小肠和结肠较少（40%和 10%~50%）。

（1）口腔　张口受限，舌系带变短，牙周间隙增宽，齿龈萎缩，牙齿脱落，牙槽突骨萎缩。

（2）食道　食道下部括约肌功能受损可导致胸骨后灼热感，泛酸。长期可引起糜烂性食管炎、出血、下食道狭窄等并发症。下 2/3 食管蠕动减弱可引起吞咽困难、吞咽痛。组织病理示食管平滑肌萎缩，黏膜下层和固有层纤维化，黏膜呈不等程度变薄和糜烂。食管的血管呈纤维化改变。1/3 硬皮病患者食管可发生：Barrett 化生，这些病人发生狭窄和腺癌等并发症的危险性增高。食管功能可用食管测压、卧位稀钡钡餐造影、食管镜等方法检查。

（3）小肠 常可引起轻度腹痛、腹泻、体重下降和营养不良。营养不良是由于肠蠕动缓慢，微生物在肠液中过度增长所致，应用四环素等广谱抗生素常能奏效。偶可出现假性肠梗阻，表现为腹痛、腹胀和呕吐。与食管受累相似，纤维化和肌肉萎缩是产生这些症状的主要原因。肠壁黏膜肌层变性，空气进入肠壁黏膜下面之后，可发生肠壁囊样积气征。

（4）大肠 钡灌肠可发现 10%~50% 的病人有大肠受累，但临床症状往往较轻。累及后可发生便秘，下腹胀满，偶有腹泻。由于肠壁肌肉萎缩，在横结肠、降结肠可有较大开口的特征性肠炎（憩室），如肛门括约肌受累，可出现直肠脱垂和大便失禁。

（5）CREST 综合征 患者可发生胆汁性肝硬化。

5.肺部病变 在硬皮病中肺脏受累普遍存在。病初最常见的症状为运动时气短，活动耐受量减低；后期出现干咳。随病程增长，肺部受累机会增多，且一旦累及，呈进行性发展，对治疗反应不佳。

肺间质纤维化和肺动脉血管病变常同时存在，但往往是其中一个病理过程占主导地位。在弥漫性硬皮病伴抗 Scl-70 阳性的患者中，肺间质纤维化常常较重；在 CREST。综合征中，肺动脉高压常较为明显。肺间质纤维化常以嗜酸性肺泡炎为先导。在肺泡炎期，高分辨 CT 可显示肺部呈毛玻璃样改变，支气管肺泡灌洗可发现灌洗液中细胞增多。X 线胸片示肺间质纹理增粗，严重时呈网状结节样改变，在基底部最为显著。肺功能检查示限制性通气障碍，肺活量减低，肺顺应性降低，气体弥散量减低。体检可闻及细小爆裂音，特别是在肺底部。闭塞、纤维化及炎性改变是肺部受累的原因。

肺动脉高压常为棘手问题，它是由于肺间质与支气管周围长期纤维化或肺间小动脉内膜增生的结果。肺动脉高压常缓慢进展，除非到后期严重的不可逆病变出现，一般临床不易察觉。无创性的超声心动检查可发现早期肺动脉高压。尸解显示约 29%~47% 患者有中小肺动脉内膜增生和中膜黏液瘤样变化。心导管检查发现 33% 患者有肺动脉高压。

6.心脏病变 病理检查 80% 病人有片状心肌纤维化。临床表现为气短、胸闷、心悸、水肿。临床检查可有室性奔马律、窦性心动过速、充血性心力衰竭，偶可闻及心包摩擦音。超声心动图显示约半数病例有心包肥厚或积液，但 I 临床心肌炎和心包填塞不多见。

7.肾脏病变 硬皮病的肾病变以叶间动脉、弓形动脉及小动脉为最著，其中最主要的是小叶间动脉。血管内膜有成纤维细胞增殖、黏液样变、酸性黏多糖沉积及水肿。血管平滑肌细胞发生透明变性。血管外膜及周围间质均有纤维化。肾小球基膜不规则增厚及劈裂。

硬皮病病人出现肾损害症状为一恶兆。Cannon 等报道硬皮病伴有肾损害者 10 年内的病死率为 60%，不伴有肾损害者 10 年内的病死率仅为 l0%。

【诊断与鉴别诊断】

1.诊断标准 1980 年美国风湿病学会（ACR）提出的系统性硬化（硬皮病）分

类标准。在保证临床研究病例的一致性方面起到了很重要的作用。但也应注意到，不是所有系统性硬化都满足这个标准，另一方面，其他疾病也可有近端皮肤硬化，该标准不包括局限性硬皮病、嗜酸陛筋膜炎及各种类型的假性硬皮病。

表 7–5 ACR 系统性硬化(硬皮病)分类标准

A.主要条件	近端皮肤硬化：手指及掌指(跖趾)关节近端皮肤增厚、紧绷、肿胀。这种改变可累及整个肢体、面部、颈部和躯干(胸、腹部)。
B.次要条件	1.指硬化：上述皮肤改变仅限手指。2.指尖凹陷性瘢痕，或指垫消失：由于缺血导致指尖凹陷性瘢痕，或指垫消失。3.双肺基底部纤维化：在立位胸片上，可见条状或结节状致密影，以双肺底为著，也可呈弥漫斑点或蜂窝状肺。要除外原发性肺病所引起的这种改变。
判定	具有主要条件或两个以上次要条件者，可诊为系统性硬化。此外雷诺现象、多发性关节炎或关节痛、食道蠕动异常、皮肤活检示胶原纤维肿胀和纤维化、血清有 ANA、抗 scl–70 抗体和抗着丝点抗体均有助于诊断。

2.本病应与硬肿病（scleredema）、嗜酸性筋膜炎（eosinophilic! fasciitis）及硬黏液水肿病（scleromyedema））相鉴别。

【辅助检查】

1.一般化验无特殊异常。血沉可正常或轻度增快。贫血可由消化道溃疡、吸收不良、肾脏受累所致，一般情况下少见。可有轻度血清白蛋白降低，球蛋白增高。

2.免疫学检测示血清 ANA 阳性率达 90%以上，核型为斑点型和核仁型。以 HEP-2 细胞作底片，在 CREST 综合征患者，约 50%~90%抗着丝点抗体阳性，在弥漫性硬皮病中仅 10%病例阳性。抗着丝点抗体阳性患者往往倾向于有皮肤毛细血管扩张和皮下钙质沉积，比该抗体阴性者的限制性肺部疾患少，且它的滴度不随时间和病程而变化，有助于硬皮病的诊断和分类。约 20%~40%系统性硬化症患者，血清抗 Scl–70 抗体阳性。约 30%病例 RF 阳性，约 50%病例有低滴度的冷球蛋白血症。

3.病理及甲褶检查 硬变皮肤活检见网状真皮致密胶原纤维增多，表皮变薄，表皮突消失，皮肤附属器萎缩。真皮和皮下组织内（也可在广泛纤维化部位）可见 T 淋巴细胞大量聚集。甲褶毛细血管显微镜下显示毛细血管袢扩张与正常血管消失。

【治疗】

本病尚无特效药物。皮肤受累范围和病变程度为诊断和评估预后的重要依据，而重要脏器累及的广泛性和严重程度决定它的预后。早期治疗的目的在于阻止新的皮肤和脏器受累，而晚期的目的在于改善已有的症状。

1.一般治疗

（1）糖皮质激素 总的说来糖皮质激素对本症效果不显著，通常对炎性肌病、间质性肺部疾患的炎症期有一定疗效；在早期水肿期，对关节痛、肌痛亦有疗效。剂量为泼尼松 30~40 mg/d，连用数周，渐减至维持量 10~15 mg/d。对晚期特别有氮质血症患者，糖皮质激素能促进肾血管闭塞性改变，故禁用。免疫抑制剂疗效不肯定。常用的有环孢霉素 A、环磷酰胺、硫唑嘌呤、甲氨蝶呤等，有报道对皮肤关节和肾脏病变有一定疗效，与糖皮质激素合并应用，常可提高疗效和减少糖皮质激素用量。体外实验表明 INF-γ 可减少胶原合成，开放试验显示肌注 INF-γ 可减少硬皮病皮肤的硬度。

（2）青霉胺（D-penicillamine）　在原胶原转变成胶原的过程中，需要单胺氧化酶（MAO）参与聚合和交叉联结。青霉胺能将 MAO 中的铜离子络合，从而抑制新胶原成熟，并能激活胶原酶，使已形成的胶原纤维降解。青霉胺从每日 0.125 mg 开始，空腹服用。一般 2~4 周增加 0.125 mg/d，根据病情可酌用至 0.75~1 mg/d。用药 6~12 个月后，皮肤可能会变软，肾危象和进行性肺受累的频率可能会减低。应维持用药 1~3 年。服用本药约 47% 的病人会出现药物不良反应，29% 的病人因此而停药。常见的不良反应有发热、厌食、恶心、呕吐、口腔溃疡、味觉异常、皮疹、白细胞和血小板减少、蛋白尿和血尿等。

2.对症治疗

（1）雷诺现象　劝患者勿吸烟，手足避冷保暖。可用硝苯吡啶控释片 20mg，每日 2 次。络活喜是一个新的钙通道拮抗剂，作用与硝苯吡啶相同，但半衰期更长，每日 5~10mg，顿服。如症状较重，有坏死倾向，可加用血管扩张剂哌唑嗪，开始剂量 0.5 mg，每日 3~4 次，可酌情逐渐增至 1~2 mg，每日 3~4 次。静脉给予前列腺素 E1 可缓解雷诺现象，治疗指端溃疡。一种新的制剂——用脂微粒包裹前列腺素已问市，据称可获较好疗效。丹参注射液（每毫升相当于原生药 2g）8~16ml 加入低分子右旋糖酐 500ml 内静脉滴注，每日 1 次，10 次为一疗程，连续或间歇 2~3 疗程后，能阻止红细胞及血小板的聚集，降低血液黏滞性，改善微循环。潘生丁和小剂量阿司匹林均有抑制血小板聚集作用。手指坏疽部位可外用硝酸甘油贴膜。此外，血清紧张素受体拮抗剂 Ketanserin 40 mg，每日 3 次。或血清紧张素重新摄取抑制剂 Fluoxetine 对雷诺现象也有较好疗效。

（2）反流性食管炎　告知患者要少食多餐，餐后取立位或半卧位。可服用组织胺受体阻断剂（西咪替丁或雷尼替丁等）或质子泵抑制剂（洛赛克等）降低胃酸。如有吞咽困难，可用多潘立酮等增加胃肠动力药物。腹部胀满可间断服用广谱抗生素。

（3）硬皮病　患者应经常监测血压，发现血压升高应及时处理。早期控制血压增高，可预防肾危象出现。肾小血管受累会影响肾脏血液灌注，进而导致肾小球旁器释放肾素，通过血管紧张素 II 的作用肾素可引起血管进一步收缩，形成一个恶性循环。在这种情况下，可用血管紧张素转换酶抑制剂如巯甲丙脯酸、依那普利、贝那普利等药物。如发生尿毒症，须进行血液透析和。肾移植。

3.其他　近年来国外采用口服内皮素受体拮抗剂和抗转移生长因子-β1（TGF-β1）治疗硬皮病所致的肺动脉高压已取得一定疗效。经 CD34+细胞分选的外周造血干细胞移植治疗国内外均已用于临床。

第五节　原发性痛风

痛风（gout）是嘌呤代谢紊乱及/或尿酸排泄减少所引起的一种晶体性关节炎，临床表现为高尿酸血症（hypeluricemia）和尿酸盐结晶沉积（痛风石）所致的特征性急、慢性关节炎。痛风石除在关节、肌腱及其周围沉积外，还可在肾脏沉积，并可发生尿酸盐肾病、尿酸性尿路结石等，严重者可出现肾功能不全。痛风常与肥胖、高脂血症、糖尿病、高血压病以及心脑血管病伴发。

痛风分为原发性和继发性两大类，本节主要介绍原发性痛风。

【临床表现】

痛风患者中95%为男性，初次发作年龄一般为40岁以后，但近年来有年轻化趋势；女性患者大多出现在绝经期后。按照痛风的自然病程可分为急性期、间歇期、慢性期。

1.急性痛风性关节炎　发病前可无任何先兆。诱发因素有饱餐饮酒、过度疲劳、紧张、关节局部损伤、手术、受冷受潮等。常在夜间发作的急性单关节炎或多关节疼痛通常是首发症状。凌晨关节疼痛受累。甚至关节周围滑囊、肌腱、腱鞘等处尿酸盐沉积，症状渐趋不典型。

3.慢性关节炎期　尿酸盐反复沉积使局部组织发生慢性异物样反应，沉积物周围被单核细胞、上皮细胞、巨噬细胞包绕，纤维组织增生形成结节，称为痛风石。痛风石多在起病10年后出现，是病程进入慢性的标志，可见于关节内、关节周围、皮下组织及内脏器官等。典型部位在耳廓，也常见于足趾、手指、腕、踝、肘等关节周围，隆起于皮下，外观为芝麻大到鸡蛋大的黄白色赘生物，表面菲薄，破溃后排出白色粉末状或糊状物，经久不愈，但较少继发感染。当痛风石发生于关节内，可造成关节软骨及骨质侵蚀破坏、反应性增生，关节周围组织纤维化，出现持续关节疼痛、肿胀、强直、畸形，甚至骨折，称为痛风石性慢性关节炎。

4.肾脏病变　痛风患者肾脏病理检查几乎均有损害，临床上大约1/3患者出现肾脏症状，可见于痛风病程的任何时期。

（1）尿酸盐肾病。

（2）尿酸性尿路结石。

（3）急性尿酸性肾病。

【诊断与鉴别诊断】

痛风的诊断主要依靠临床表现、血尿酸水平、查找尿酸盐结晶和影像学检查。

1.急性痛风性关节炎　急性痛风性关节炎是痛风的主要临床表现，常为首发症状，因此，痛风急性期的诊断十分重要。目前多采用1977年美国风湿病学会（ACR）的分类标准（见表7-6）或1985年Holmes标准（见表7-7）进行诊断。

应与风湿热、丹毒、蜂窝织炎、化脓性关节炎、创伤性关节炎、假性痛风等相鉴别。

2.间歇期痛风　此期为反复急性发作之间的缓解状态，通常无任何不适或仅有轻微的关节症状，因此，此期诊断必须依赖过去的急性痛风性关节炎发作的病史及高尿酸血症。

表 7-6　1977 年 ACR 急性痛风关节炎分类标准

1.关节液中有特异性尿酸盐结晶
2.用化学方法或偏振光显微镜证实痛风石中含尿酸盐结晶
3.具备以下 12 项(临床、实验室、x 线表现)中 6 项
(1)急性关节炎发作>1 次
(2)炎症反应在 1 天内达高峰
(3)单关节炎发作
(4)可见关节发红
(5)第一跖趾关节疼痛或肿胀
(6)单侧第一跖趾关节受累
(7)单侧跗骨关节受累
(8)可疑痛风石
(9)高尿酸血症
(10)不对称关节内肿胀(x 线证实)
(11)无骨侵蚀的骨皮质下囊肿(x 线证实)
(12)关节炎发作时关节液微生物培养阴性

表 7-7　1985 年 Holmes 标准

1 具备下列 1 条者：
1.滑液中的白细胞有吞噬尿酸盐结晶的现象
2.关节腔积液穿刺或结节活检有大量尿酸盐结晶
3.有反复发作的急性单关节炎和无症状间歇期、高尿酸血症及对秋水仙碱治疗有特效者

3.慢性期痛风　慢性期痛风为病程迁延多年，持续高浓度的血尿酸未获满意控制的后果，痛风石形成或关节症状持续不能缓解是此期的临床特点。结合 X 线或结节活检查找尿酸盐结晶，不难诊断。

应与类风湿关节炎、银屑病关节炎、骨肿瘤等相鉴别。

4.肾脏病变　尿酸盐肾病患者最初表现为夜尿增加，继之尿比重降低，出现血尿，轻、中度蛋白尿，甚至肾功能不全。尿酸性尿路结石则以肾绞痛和血尿为主要临床表现，x 线平片大多不显影，而 B 超检查可有发现。对于肿瘤广泛播散或接受放化疗的患者突发急性肾衰，应考虑急性尿酸性肾病，早期血尿酸急骤明显升高是其特点。

应与肾脏疾病引起的继发性痛风相鉴别。

【辅助检查】

1.血尿酸的测定 男性为 210~416μmol/L（3.5~7.0mg/d1）；女性为 150~357μmol/L（2.5~6.0mg/d1），绝经期后接近男性。由于血尿酸受多种因素影响，存在波动性，应反复测定。

2.尿尿酸的测定 低嘌呤饮食 5 d 后，留取 24 h 尿，采用尿酸酶法检测。正常水平为 1.2~2.4 mmol（200~400 mg），>3.6 mmol（600 mg）为尿酸生成过多型，仅占少数；多数<3.6 mmol（600 mg）为尿酸排泄减少型。实际上不少患者同时存在两种缺陷，而以其中一种为主。通过尿尿酸测定，可初步判定高尿酸血症的分型，有助于降尿酸药物的选择及鉴别尿路结石的性质。

3.滑液及痛风石检查 急性关节炎期，行关节穿刺抽取滑液，在偏振光显微镜下，滑液中或白细胞内有负性双折光针状尿酸盐结晶，阳性率约为 90%。穿刺或活检痛风石内容物，亦可发现同样形态的尿酸盐结晶。此项检查具有确诊意义，应视为痛风诊断的"金标准"。

4.X 线检查急性关节炎期可见软组织肿胀；慢性关节炎期可见关节间隙狭窄、关节面不规则、痛风石沉积、典型者骨质呈类圆形穿凿样或虫噬样缺损、边缘呈尖锐的增生钙化，严重者出现脱位、骨折。

5.超声检查 由于大多尿酸性尿路结石 X 线检查不显影，可行肾脏超声检查。肾脏超声检查亦可了解肾损害的程度。

【治疗】

原发性痛风缺乏病因治疗，因此不能根治，治疗的目的是：①迅速控制痛风性关节炎的急性发作；②预防急性关节炎复发；③纠正高尿酸血症，以预防尿酸盐沉积造成的关节破坏及肾脏损害；④手术剔除痛风石，对毁损关节进行矫形手术，以提高生活质量。

1.一般治疗

（1）饮食控制 痛风患者应采用低热能膳食，保持理想体重，同时，避免高嘌呤食物。严格戒饮各种酒类，每日饮水应在 2 000 ml 以上。

（2）避免诱因 避免暴食酗酒、受凉受潮、过度疲劳、精神紧张，穿鞋要舒适、防止关节损伤、慎用影响尿酸排泄的药物，如某些利尿剂、小剂量阿司匹林等。

（3）防治伴发疾病 同时治疗伴发的高脂血症、糖尿病、高血压病、冠心病、脑血管病等。

2.急性痛风性关节炎的治疗 卧床休息、抬高患肢、避免负重。暂缓使用降尿酸药物，以免引起血尿酸波动，延长发作时间或引起转移性痛风。

（1）秋水仙碱（colchicine） 可抑制炎性细胞趋化，对制止炎症、止痛有特效。应及早使用，大部分患者于用药后 24 h 内疼痛可明显缓解，口服给药 0.5 mg/h 或 1 mg/2h，直至出现 3 个停药指标之一：①疼痛、炎症明显缓解；②出现恶心、呕吐、腹泻等；③24 h 总量达 6 mg。若消化道对秋水仙碱不能耐受，也可静脉给药，用 0.9%氯化钠溶液将秋水仙碱 1 mg 稀释到 20ml 缓慢注射（>2~5 min）静脉给药起效迅速无胃肠道反应，单一剂量不超过 2mg，24h 总量 4mg。值得注意的是秋水仙碱治疗剂量与中毒剂量十分接近，除胃肠道反应外，可有白细胞减少、再生障碍性贫血、肝细胞损害、脱发等，有肾功能不全者慎用。

（2）非甾类抗炎药（NSAIDs）　比秋水仙碱更多用于急性发作，通常开始使用足量，症状缓解后减量。最常见的副作用是胃肠道症状，也可能加重肾功能不全，影响血小板功能等。活动性消化性溃疡者禁用。

（3）糖皮质激素　通常用于秋水仙碱和非甾体抗炎药无效或不能耐受者。ACTH 25 U 静脉点滴或 40~80U 肌肉注射，必要时可重复；或口服泼尼松每日 20~30mg，3~4 d 后逐渐减量停药。

3.间歇期和慢性期的治疗　旨在控制血尿酸在正常水平。降尿酸药物分为两类：一类是促尿酸排泄药，另一类是抑制尿酸生成药，二者均有肯定的疗效。为防止用药后血尿酸迅速降低诱发急性关节炎，应从小剂量开始，逐渐加至治疗量，生效后改为维持量，长期服用，使血尿酸维持在 327μmol/L（5.5 mg/d1）以下。此外为防止急性发作，也可在开始使用降尿酸药物的同时，预防性服用秋水仙碱 0.5 mg，每日 l~2 次，或使用非甾类抗炎药。下列情况可两类降尿酸药物合用：单用一类药物效果不好、血尿酸>535μmol/L（9.0 mg/d1）、痛风石大量形成。

（1）促尿酸排泄药　抑制近端肾小管对尿酸的重吸收，以利尿酸排泄。由于大多数痛风患者属于尿酸排泄减少型，因此可首选下列药物之一，适用于肾功能正常或轻度异常（内生肌酐清除率<30ml/min 时无效）、无尿路结石及尿酸盐肾病患者。用药期间服用碱性药物，如碳酸氢钠 1~2g，每日 3 次；或碱性合剂 10ml，每日 3 次，使尿 pH 保持在 6.5 左右（但不可过碱，以防钙质结石形成），并嘱大量饮水，保持尿量。①丙磺舒（probenecid）0.25 g，每日 2 次，渐增至 0.5 g，每日 3 次。1 日最大剂量 2 g。②苯磺唑酮（sulfinpyrazone）50mg，每日 2 次，渐增至 100mg，每日 3 次，1 日最大剂量 600mg。③苯溴马隆（benzbromarone）是一新型促尿酸排泄药。50 mg，每日 1 次，渐增至 100 mg，每日 1 次。

（2）抑制尿酸生成药　抑制黄嘌呤氧化酶，阻断黄嘌呤转化为尿酸，减少尿酸生成。用于尿酸产生过多型的高尿酸血症，或不适于使用促尿酸排泄药者，也可用于继发性痛风。

别嘌醇（allopurin01）100mg，每日 1 次，渐增至 100~200 mg，每日 3 次。300 mg 以内也可每日 1 次，超过 300 mg 分次口服。每日最大剂量 800mg。主要副作用：胃肠道反应、皮疹、药物热、骨髓抑制、肝肾功能损害等，偶有严重的毒性反应。对于肾功能不全者，应减量使用。应定期检查肝肾功能、血尿常规等。

4.肾脏病变的治疗　除积极控制血尿酸水平外，碱化尿液、多饮多尿，十分重要。对于痛风性肾病，在使用利尿剂时应避免影响尿酸排泄的噻嗪类利尿剂、速尿、利尿酸等，可选择螺内酯（安体舒通）等。碳酸酐酶抑制剂乙酰唑胺（acetazolamide）兼有利尿和碱化尿液作用，亦可选用。降压可用血管紧张素转化酶抑制剂，避免使用减少肾脏血流量的 β 受体阻滞剂和钙拮抗剂；其他治疗同各种原因引起的慢性肾损害。对于尿酸性尿路结石，大部分可溶解、自行排出，体积大且固定者可体外碎石或手术治疗。对于急性尿酸性肾病，除使用别嘌醇积极降低血尿酸外，应按急性肾功能衰竭进行处理。慢性肾功能不全，必要时可作肾移植。

5.无症状高尿酸血症的治疗　对于血尿酸水平在 535μmol/L（9.0 mg/d1）以下，无痛风家族史者一般无需用药治疗，但应控制饮食，避免诱因，并密切随访。反之应使用降尿酸药物。如果伴发高血压病、糖尿病、高血脂症、心脑血管病等，应在治疗伴发病的同时，适当降低血尿酸。

第六节　多发性肌炎和皮肌炎

多发性肌炎（polymyositis，PM）和皮肌炎（deranatomyositis，DM）是骨骼肌非化脓性炎性肌病。PM 指皮肤无损害，如肌炎伴皮疹者称 DM。

【临床表现】

本病在成人发病隐匿，儿童发病较急。急性感染可为其前驱表现或发病的病因。早期症状为近端肌无力或皮疹，全身不适、发热、乏力、体重下降等。

1.肌肉　本病累及横纹肌，以肌体近端肌群无力为其临床特点，常呈对称性损害，早期可有肌肉肿胀、压痛，晚期出现肌萎缩。多数患者无远端肌受累。

（1）肌无力　几乎所有患者均出现不同程度的肌无力。

（2）肌痛　在疾病早期可有肌肉肿胀，约 25%的患者出现疼痛或压痛。

2.皮肤　DM 除有肌肉症状外还有皮肤损害。多为微暗的红斑。皮损稍高出皮面，表面光滑或有鳞屑。皮肤损害的特点：

（1）眶周水肿伴暗紫红皮疹，见于 60%~80%DM 患者。

（2）Gottron 征，皮疹位于关节伸面，多见于肘、掌指、近端指间关节处，也可出现在膝与内踝皮肤，表现为伴有鳞屑的红斑，皮肤萎缩、色素减退。

（3）颈、上胸部 "V" 区，弥漫性红疹，在前额、颊部、耳前、颈三角区、肩部和背部亦可见皮疹。

（4）指甲根部和指甲两侧呈暗紫色充血皮疹、手指溃疡、甲缘可见梗塞灶、雷诺现象、网状青斑、多形性红斑等血管炎表现。慢性病例有时出现多发角化性小丘疹，斑点状色素沉着、毛细血管扩张、轻度皮肤萎缩和色素脱失，称为血管萎缩性异色病性 DM。

（5）部分患者双手外侧掌面皮肤出现角化、裂纹，皮肤粗糙脱屑，如同技术工人的手相似，称 "技工" 手。这尤其在抗 J0-1 抗体 PM/DM.中多见。以上前两种皮损对 DM 诊断具有特征性。皮损程度与肌肉病变程度可不平行，少数患者皮疹出现在肌无力之前。约 7%患者有典型皮疹，始终没有肌无力、肌病，肌酶谱正常，称为 "无肌病的皮肌炎"。

3.关节痛和关节炎　见于约 20%的患者，为非对称性，常波及手指关节，由于手的肌肉萎缩可引起手指屈曲畸形，但 X 线无骨关节破坏。

4.消化道　10%~30%患者出现吞咽困难，食物反流，为食道上部及咽部肌肉受累所致，吞钡造影可见食道梨状窝钡剂潴留。

5.肺　约30%患者有肺间质改变。

6.心脏　仅1/3患者病程中有心肌受累。

7.肾脏　病变很少见。

8.钙质沉着　多见于慢性皮肌炎患者，尤其是儿童，钙质在软组织内沉积，若钙质沉积在皮下，则在沉着处溃烂可有石灰样物流出。

9.多发性肌炎、皮肌炎并恶性肿瘤　约有1/4的患者，特别是>50岁以上患者，可发生恶性肿瘤。

10.其他结缔组织病　约20%患者可伴有其他结缔组织病，如系统性硬化、系统性红斑狼疮、干燥综合征、结节性多动脉炎等，PM和DM与其他结缔组织病并存，符合各自的诊断标准，称为重叠综合征。

11.儿童PM/DM　儿童DM多于PM，前者为后者的10~20倍，起病急，肌肉水肿、疼痛明显、视网膜血管炎，并常伴有胃肠出血、黏膜坏死，出现呕血或黑便，甚至穿孔而需外科手术。疾病后期，皮下、肌肉钙质沉着，肌萎缩。

12.包涵体肌炎（inclusion body myositis）　本病多见于50岁以上的男性，起病隐匿，病变累及四肢近端肌群外，尚可累及远端肌群。与PM不同的是肌无力和肌萎缩对称性差，指屈肌和足下垂常见，肌痛和肌肉压痛罕见。肌酶正常，对激素治疗反应差。病理特点为肌细胞的胞浆和胞核内查到嗜酸性包涵体，电子显微镜显示胞浆和胞核内有管状和丝状包涵体。

【诊断与鉴别诊断】

对典型病例诊断不难，对不典型病例需要与其他原因引起的肌病鉴别，例如运动神经元病、重症肌无力、进行性肌营养不良、风湿性多肌痛等疾病。PM/DM诊断要点：

1.症状、体征

（1）对称性四肢近端肌无力以及颈肌、咽肌、呼吸肌无力，逐渐加重，可伴肌痛。

（2）典型的皮疹及分布。一些患者在发病初皮疹仅出现在眼内眦及鼻梁两侧，或有典型皮疹而无肌无力者应引起注意。

（3）PM/DM患者发热并不少见，特别是并发肺部损害者。

2.PM和DM的诊断标准　Bohan和Peter（1975）提出的诊断标准：

（1）对称性近端肌无力，伴或不伴吞咽困难和呼吸肌无力。

（2）血清酶谱升高，特别是CK升高。

（3）肌电图异常。

（4）肌活检异常。

（5）特征性的皮肤损害。具备上述（1）、（2）、（3）、（4）者可确诊PM，具备上述（1）~（4）项中的3项可能为PM，只具备2项为疑诊PM。具备第（5）条，再加3项或4项可确诊为DM；第（5）条，加上2项可能为DM，第（5）条，加上1项为可疑DM。

3.本病须与以下疾病鉴别

（1）运动神经元病。

（2）重症肌无力。

（3）肌营养不良症。

（4）风湿性多肌痛。

（5）感染性肌病。

（6）内分泌异常所致肌病。

（7）代谢性肌病。

（8）其他。

【辅助检查】

（1）血清肌酶　绝大多数病人在病程某一阶段可出现肌酶活性增高，为本病诊断的重要血清指标之一。肌酶包括肌酸激酶（CK）、醛缩酶（ALD）、乳酸脱氢酶（LDH）、门冬氨酸氨基转移酶（AST）、碳酸酐酶Ⅲ等。

（2）肌红蛋白测定　肌红蛋白仅存于心肌与骨骼肌，当肌肉出现损伤、炎症、剧烈运动时肌红蛋白均可升高，在多数肌炎患者的血清中增高，且与病情呈平行关系。有时可先于CK。

（3）自身抗体　①抗核抗体（ANA）：在PM/DM阳性率为20%~30%，对肌炎诊断不具特异性。②抗Jo-l抗体：是诊断PM/DM的标记性抗体，阳性率为25%，在合并有肺间质病变的病人中可达60%。抗Jo-l阳性的PM患者，临床上常表现为抗合成酶抗体综合征：肌无力、发热、间质性肺炎、关节炎、雷诺征、"技工手"。

（4）肌电图　几乎所有病人都可以出现肌电图异常。

（5）肌活检　肌肉病理改变：①肌纤维间质、血管周围有炎性细胞（淋巴细胞、巨噬细胞、浆细胞为主）浸润。②肌纤维变性坏死、再生，表现为肌束大小不等、纤维坏死，再生肌纤维嗜碱性，核大呈空泡，核仁明显。③肌纤维萎缩以肌束周边最明显为特征。皮肤病理改变无特异性。

【治疗】

1.一般治疗　急性期需卧床休息，进行肢体被动运动，以防肌肉萎缩，症状控制后适当锻炼，给以高热量、高蛋白饮食，避免感染。

2.药物治疗

（1）糖皮质激素　是本病的首选药物，通常剂量为泼尼松1.5~2mg/kg·d，晨起一次口服，重症者可分次口服，大多数患者于治疗后6~12周内肌酶下降，接近正常。待肌力明显恢复，肌酶趋于正常则开始减量。减量应缓慢（一般1年左右），减至维持量5~10 mg/d后继续用药2年以上，在减量过程中如病情反复应及时加用免疫抑制剂，对病情发展迅速或有呼吸肌无力，呼吸困难、吞咽困难者，可用甲基泼尼松龙0.5~lgd静脉冲击治疗，连用3 d，改为泼尼松60mg/d口服。再根据症状及肌酶水手逐渐减量。

（2）免疫抑制剂　对病情反复及重症患者应及时加用免疫抑制剂。激素与免疫抑制剂联合应用可提高疗效，减少激素用量，及时避免不良反应。⑧甲氨蝶呤（MTX）；常用剂量为 10~15mg/周，目服或加生理盐水 20ml，静脉缓慢推注，着无不良反应，可根据病情酌情加量。但最夫剂量不超过 30mg/周，待病情稳定盾逐渐减量，维持治疗数月重 1 年以上。②硫唑嘌呤（AZA）：常用剂量为 2~3mg/（kg·d）目服，初始剂量可从 50 mg/d 开始，逐渐增加重 150mg/d，待病情控制后逐渐减量，维持量为 50mg/d。③环磷酰胺（CYC）：对 MTX 忝能耐受或不满意者可改用 CYC50~100mg/d 口服，对重症者，可 0.8~l g 加生理盐水 100 m1，静脉冲击治疗。

3.合并悉性肿瘤的患者，如果切除肿瘤，肌炎症状可自然缓解。

第七节　混合性结缔组织病

混合性结缔组织病（mixed connective tiasue diseaseMCTD）是一种以系统性红斑狼疮（SLE）、系统性硬化（SSc）、多发性肌炎/皮肌炎（PM/DM）及类风湿关节炎（RA）等疾病的症状相重叠为特征的凤湿性综合征，少见。

【临床表现】

MCTD 患者可表现出组成奉疾病申的各结缔组织病（SLE、SSc、PM/DM 或 RA）的任何临床症状。然而 MCTD 具有的多种临床表现并非同时出现，重叠的特征可以相继出现，不同的患者表现亦不尽相同。本病急性发作少见，可以不明原国的发热起病。在疾病的早期，夫多数患者圭诉乏力、肌痛、关节痛和出现雷诺现象。如果发现患者手或手指肿胀并伴有高滴度的斑点型 ANA。就应该严密观察病情的进展，是香会发生 MCTD。

1.关节　几乎所有患者都有关节疼痛和发僵。60%的患者最终发展为明确的关节炎，通常伴有 RA 常见的关节变形。如尺侧偏斜、天鹅颈畸形和钮扣花畸形，放射学检查缺乏严重的侵蚀性病变，但有些患者也可见关节边缘侵蚀和关节破坏。少数患者可出现肋骨侵蚀性改变和届肌腱鞘炎。50%~70%的 MCTD 患者类风湿圈子（RF）阳性。

2.皮肤黏膜　夫多数患者在病程中出现皮肤黏膜病变。雷诺现象伴手指肿胀、变粗，全手水肿有时是 MCTD 患者最常见和最早的表现。有些患者的皮肤病交表现为狼疮样皮疹，尤其是颧部红斑和盘状斑块。黏膜损害包括颊黏膜溃疡，干燥性复合性目生殖器溃疡和鼻中隔穿孔。前臂屈肌、手，足伸肌和跟腱可出现腱鞘周国及皮下结节。硬斑病少见。96%以上的 MCTD 患者的指纹图形由垂常尖形变成半画形。

3.肌肉病变　肌痛是 MCTD 常见的症状，但夫多数患者没有明确的肌无力、肌电圈异常或肌酶的改变。有明确炎性肌病的 MCTD 患者，有时伴高热，其在临床和组织学方面与：PM 相同，表明疾病活动。

4.心脏　20%的患者 ECG 不正常，最常见的改变是右心室肥厚，右心房增大和室间传导损害。10%~30%的患者出现心包炎，是心脏受累最常见的临床表现，心包填塞少见。早期检测有无肺动脉高压对开始早期治疗很重要。超声多谱勒估测右室收缩压能检测到亚临床的肺动脉高压。

5.肺脏　85%的 MCTD 患者有肺部受累的证据，但大多数患者没有症状。症状包括呼吸困难、胸痛及咳嗽。胸部放射线检查异常表现包括间质性改变、胸膜渗出、肺浸润和胸膜增厚。最具有鉴别意义的肺功能实验是一次呼吸 CO 的弥散功能。间质性肺部疾病通常呈进行性加重，有效容积和肺泡气体交换减少。肺出血也偶有报道。

6.肾脏　25%患者有肾脏损害。高滴度的抗 U1RNP 抗体对弥漫性肾小球肾炎的进展有相对保护作用。弥漫性肾小球肾炎和实质间质性病变在 MCTD 很少发生，通常为膜性肾小球肾炎。有时也可引起肾病综合征，但大多数患者没有症状。有些患者出现肾血管性高血压危象，与硬皮病肾危象类似。长期肾脏病变可引起淀粉样变和肾功能不全。

7.胃肠道　胃肠道受累是有 SSc 表现的 MCTD 患者的主要特征。65%以上的患者有症状和食道压力改变，与皮肤损伤的严重程度无关。MCTD 的腹痛可能是由于肠道蠕动减少、浆膜炎、肠系膜血管炎、结肠穿孔或胰腺炎。

8.神经系统　中枢神经系统病变并不是 MCTD 显著的临床特征。与 SSc 一样最常见的表现是三叉神经病。头痛是常见症状，多数患者可能是血管性头痛。有些患者头痛伴发热，有时伴肌痛，有些表现象病毒感染后遗症。这些患者中有些出现脑膜刺激征，脑脊液检查显示无菌性脑膜炎。MCTD 的无菌性脑膜炎也被认为是一种对非甾类抗炎药（尤其是舒林酸和布洛芬）的高敏反应。脑出血少见。

9.血管　中小血管内膜轻度增生和中层肥厚是 MCTD 特征性的血管病变，组织学改变与 SSc 所见相似。所有 MCTD 患者有 SSc 样的毛细血管显微镜下改变，73%,患者可见灌木丛组织（bushyr organization）。大多数患者有甲皱毛细血管祥的改变如毛细血管扩张，与 SSc 所见相同。甲皱毛细血管祥的 SSc 样改变是 MCTD 与 SLE 的特征性区别。抗内皮细胞抗体和血清Ⅷ因子相关抗原水平的升高支持 MCTD 存在血管内皮细胞损伤。血管造影研究发现 MCTD 患者中等大小血管闭塞发病率高。

10.血液系统　75%的患者有贫血，表现为慢性炎症性贫血。60%的患者 Coombs 试验阳性，但溶血性贫血并不常见。如在 SLE 所见，75%的患者有白细胞减少，以淋巴细胞系为主，这与疾病活动有关。血小板减少，血栓性血小板减少性紫癜，红细胞发育不全相对少见。大多数：MCTD 患者有高丙球蛋白血症，33%的 IgG 分子有抗 U1RNP 特异性。

【诊断与鉴别诊断】

对有雷诺现象、关节痛或关节炎、肌痛、手肿胀的患者，如果 ANA 呈高滴度斑点型，抗 U1RNP 阳性，抗 Sm 阴性者，要考虑 MCTD 的可能，如果抗 Sm 阳性，应首先考虑 SLE。高滴度抗 U1RNP 应高度怀疑 MCTD，因为它是诊断：MCTD 必不可少的条件。

1986 年在日本东京举行的 MCTD 会议上，Sharp，Kasukama 和 Alarcon-Segoria 宣布了各自的诊断标准，1991 年 Kahn 提出了新的标准。然而至今在世界范围内还没有统一的诊断标准，以下 4 种均被广泛应用。

Sharp 诊断标准（美国）：

1.主要标准 ①严重肌炎；②肺部受累，CO 弥散功能<70%和/或肺动脉高压和/或肺活检显示增殖性血管病变；③雷诺现象或食管蠕动功能减低；④手指肿胀或手指硬化；⑤抗 ENA≥1:10000 和抗 U1RNP 阳性和抗 Sm 阴性。

2.次要标准 ①脱发；②白细胞减少；③贫血；④胸膜炎；⑤心包炎；⑥关节炎；⑦三叉神经病；⑧颊部红斑；⑨血小板减少；⑩轻度肌炎；⑩手肿胀。

3.确诊标准 符合 4 条主要标准，抗 U1RNP 滴度>1:4 000 及抗 Sm 阴性。

4.可能诊断 符合 3 条主要标准及抗 Sm 阴性；或 2 条主要标准和 2 条次要标准，抗 μ1RNP 滴度>1:1 000。

5.可疑诊断 符合 3 条主要标准，但抗 U1RNP 阴性；或 2 条主要标准，伴抗 U1RNP>1：100；或 1 条主要标准和 3 条次要标准，伴有抗 U1RNP>1:100。

Alarcon-Segovia 诊断标准（墨西哥）：

1.血清学标准 抗 U1RNP≥1:1 600（血凝法）。

2.临床标准 ①手肿胀；②滑膜炎；③生物学或组织学证实的肌炎；④雷诺现象；⑤肢端硬化。

3.确诊标准 血清学标准及至少 3 条临床标准，必须包括滑膜炎或肌炎。

Kasukawa 诊断标准（日本）：

1.常见症状①雷诺现象；②手指或手肿胀。

2.抗 U1RNP 抗体阳性。

3.混合症状 ①SLE 样表现：多关节炎；淋巴结病变；面部红斑；心包炎或胸膜炎；白细胞或血小板减少。②SSc 样表现：指端硬化；肺纤维化，限制性通气障碍或弥散功能减低；食管蠕动减少或食管扩张。③PM 样表现：肌肉无力；血清肌酶水平升高（CPK）；EMG 示肌源性损害确诊标准：至少 2 条常见症状中的 1 条阳性，抗 nRNP 抗体阳性及 3 种混合表现中，任何两种内各具有 1 条以上的症状。

kahn 诊断标准（法国）：

1.血清学标准 存在高滴度抗 U 1RNP 抗体，相应斑点型 ANA 滴度≥1:1 200。

2.临床标准 手指肿胀；滑膜炎；肌炎；雷诺现象。

3.确诊标准 血清学标准阳性，雷诺现象和以下 3 项中至少 2 项：滑膜炎、肌炎，手指肿胀。

4.鉴别诊断 因此，本病须与 SLE、SSc、PM/DM、RA 和原发性干燥综合征相鉴别。

【治疗】

治疗本病以 SLE、PM/DM、RA 和 SSc，的治疗原则为基础。

1.雷诺现象　首先注意保暖，避免手指外伤，避免使用振动性工具工作和戒烟等。应用抗血小板聚集药物，如阿司匹林；予扩血管药物，如钙通道拮抗剂硝苯地平，每日 30 mg；血管紧张素转化酶抑制剂，如卡托普利，每日 6.25~25mg。局部可试用前列环素软膏外用。如出现指端溃疡或坏死，可使用静脉扩血管药物，如前列环素。

2.以关节炎为主要表现者　轻者可应用非甾类抗炎药，重者加用甲氨蝶呤或抗疟药。

3.以肌炎为主要表现者　选用糖皮质激素和免疫抑制剂治疗。轻症和慢性病程应用小至中等量激素，如泼尼松，每日 10~30mg，急性起病和重症患者应用泼尼松，每日 60~100 mg，同时加用甲氨蝶呤，必要时可采用静脉用免疫球蛋白。

4.肺动脉高压　肺动脉高压是 MCTD 患者致死的主要原因，所以应该早期、积极治疗。除了阿司匹林、钙通道拮抗剂，如硝苯地平 10mg，每日 3~4 次；血管紧张素转化酶抑制剂，如卡托普利，12.5~25 mg，每日 2~3 次外；还可应用中至大量糖皮质激素和免疫抑制剂，首选环磷酰胺和甲氨蝶呤。

5.肾脏病变　膜性肾小球肾炎可选用糖皮质激素，如泼尼松，每日 15~60 mg。肾病综合征对激素反应差，可加用环磷酰胺或苯丁酸氮芥等免疫抑制剂。有肾功能衰竭患者应进行透析治疗。

6.食道功能障碍　轻度吞咽困难应用泼尼松，每日 15~30mg。在治疗过程中，无菌性脑膜炎、肌炎、浆膜炎、心包炎和心肌炎对糖皮质激素反应好，而肾病综合征、雷诺现象、毁损型关节病变、指端硬化和外周神经病变对激素反应差。胃、食道病变治疗方案参考 SSc。为减少激素副作用，应加用免疫抑制剂，如抗疟药、甲氨蝶呤和环磷酰胺等。在使用上述药物时应定期查血、尿常规，肝、肾功能，避免不良反应。

第八节　风湿性多肌痛

风湿性多肌痛（polymyalgia rheumatica PMR）多发于老年人，以近端肌群（肩胛带肌、骨盆带肌）、颈肌疼痛和僵硬为主要特征，伴血沉显著增快和非特异性全身症状。

【临床表现】

1.一般症状　发病前一般状况良好，可突然起病，晨间醒来出现肩背或全身酸痛、不适、低热、乏力等症；亦可隐袭起病，历时数周或数月，且多伴有体重减轻等。

2.典型症状　颈肌、肩肌及髋部肌肉僵痛，可单侧或双侧，亦可局限于某一肌群。严重者不能起床，上肢抬举受限，下肢不能抬举，不能下蹲，上下楼梯困难等。但这些症状与多发性肌炎不同，活动困难并非真正肌肉无力，而是肌肉酸痛所致。有些病变也可累及肢带肌肌腱附着部，有些也可出现腕及指间关节疼痛和水肿，甚至出现胸锁、肩、膝或髋关节的一过性滑膜炎。

【诊断与鉴别诊断】

老年人有不明原因发热，血沉增快和不能解释的中度贫血，并伴举臂、穿衣、下蹲及起立困难，排除肿瘤等其他疾病后要考虑风湿性多肌痛。

1.诊断标准可根据下述 6 条临床特征作出诊断：

（1）发病年龄≥50 岁。

（2）颈部、肩胛部及骨盆部肌肉僵痛，至少两处，并伴晨僵，持续 4 周或以上。

（3）血沉≥50 mm/h（魏氏法）。

（4）抗核抗体及类风湿因子阴性。

（5）小剂量糖皮质激素（泼尼松 10~15mg/d）治疗反应甚佳。

（6）须除外继发性多肌痛症。

2.鉴别诊断

（1）巨细胞动脉炎（GCA）。

（2）类风湿关节炎。

（3）多发性肌炎。

（4）纤维织炎综合征（fibrositis syndrome）　排除其他疾病，如结核等感染性疾病；排除多发性骨髓瘤和淋巴瘤或其他肿瘤；并注意同其他风湿性疾病，如干燥综合征、系统性血管炎相区别。

【辅助检查】

1.可有轻至中度正细胞正色素性贫血。

2.血沉显著增快（50 mm/h 魏氏法）；C 反应蛋白增高，且与病情活动性相一致。

3.肝酶可轻度升高，但反映横纹肌炎症的血清肌酶多在正常值内。

4.肌电图和肌活检无炎性肌病的依据。

5.抗核抗体和其他自身抗体及类风湿因子通常均为阴性。

6.肩、膝或髋关节可有少量滑膜腔积液，为非特异性炎症性反应。

【治疗】

1.一般治疗　作好解释工作，解除顾虑，遵循医嘱，合理用药，防止病情复燃。进行适当的肢体运动，防止肌肉萎缩。

2.药物治疗

（1）非甾体抗炎药　对初发或较轻病例可试用非甾体抗炎药，如消炎痛、双氯芬酸等。约 10%—20%风湿性多肌痛患者单用非甾体抗炎药可以控制症状。但难以防止并发症发生。用药注意常规见类风湿关节炎。

（2）糖皮质激素　一般病例首选泼尼松 10~15mg/d，口服。若诊断无误，1 周内症状应明显改善而血沉及 C 反应蛋白恢复较慢。对病情较重，发热，肌痛，活动明显受限者，可以泼尼松 15~30mg/d，随着症状好转，血沉接近正常，即应开始逐渐减量。维持量 5~10mg/d，维持时间应持续 6~12 个月。减量过早、过快或停药过早，可导致病情复燃或复发，大多数患者在 2 年内可停用激素，少数患者需小量维持多年。

（3）免疫抑制剂　对使用糖皮质激素治疗效果不佳不能维持疗效或减量困难者、或有禁忌证、或毒副反应严重者，可考虑联合使用甲氨蝶呤 7.5~15 mg/周。对其他免疫抑制剂如硫唑嘌呤、环磷酰胺等亦可使用。

第九节　成人斯蒂尔病

斯蒂尔病本是指系统型起病的幼年型关节炎，但相似的疾病也可发生于成年人，称为成人斯蒂尔病（adult onset still's disease，AOSD）。本病曾有过许多名称，国内有人长期沿用"变应性亚败血症"，1987 年以后统一称为成人斯蒂尔病。

【临床表现】

1.发热　是本病最常见、最早出现的症状。其他一些表现，如皮疹、关节肌肉症状、外周血白细胞增高等可能在出现发热数周甚至数月才陆续表现出来。80%以上的患者发热呈典型的峰热（spiking fever），通常于傍晚体温骤然升高，伴或不伴寒战，体温 39℃以上，但未经退热处理次日清晨体温可自行降至正常。通常峰热每日 1 次，每日 2 次者少见。

2.皮疹　是本病的另一主要表现，约见于 85%以上病人，通常典型皮疹为橘红色斑疹或斑丘疹，有时皮疹形态多变，有的患者可呈荨麻疹样皮疹。皮疹主要分布于躯干、四肢，也可见于面部。本病皮疹的特征是常与发热伴行，常在傍晚开始发热时出现，次日晨热退后皮疹亦常消失。呈时隐时现特征。另一皮肤异常是约 1/3 病人由于衣服、被褥皱褶的机械刺激或由于热水浴，受刺激相应部位皮肤呈弥漫红斑并可伴有轻度瘙痒，这一现象即 koebner 现象。

3.关节及肌肉症状　几乎 100%患者表现有关节疼痛，有关节炎者也占 90%以上。易受累的关节为膝、腕关节，其次为踝、肩、肘关节。近端指间关节、掌指关节及远端指间关节亦可受累。发病早期受累关节少，为少关节炎，以后受累关节增多呈多关节炎。不少病人受累关节的软骨及骨组织可侵蚀破坏，故晚期关节有可能僵直、畸形。肌肉疼痛也很常见，约占 80%，以上，多数患者发热时出现不同程度肌肉酸痛，部分患者出现肌无力及肌酶轻度增高。

4.咽痛　多数病人有咽痛，常在疾病早期出现，有时存在于整个病程中，发热时咽痛出现或加重，退热后缓解。咽部出血，咽后壁淋巴滤泡增生，扁桃体肿大，咽拭子培养阴性，抗菌素治疗对咽痛无效。

5.其他临床表现　成人斯蒂尔病可有其他表现，如周围淋巴结肿大、肝大、腹痛

（少数似急腹症）、胸膜炎、心包积液、心肌炎、肺炎。较少见的有。肾及中枢神经异常，周围神经损害。少数病人可出现急性呼吸衰竭、充血性心衰、心包填塞、缩窄性心包炎、弥散性血管内凝血（DIC）、严重贫血及坏死性淋巴结病。

【诊断及鉴别诊断】

1.诊断要点　对出现下列临床表现及相关的检查，应疑及本病。

（1）发热是本病最突出的症状，出现也最早，典型的热型呈峰热。一般每日1次。

（2）皮疹于躯干及四肢多见，也可见于面部，呈橘红色斑疹或斑丘疹，通常与发热伴行，呈一过性。

（3）通常有关节痛和/或关节炎，早期呈少关节炎，也可发展为多关节炎。肌痛症状也很常见。

（4）外周血白细胞显著增高，主要为中性粒细胞增高，血培养阴性。

（5）血清学检查，多数患者类风湿因子和抗核抗体均阴性。

（6）多种抗菌素治疗无效，而糖皮质激素有效。

2.诊断标准　本病无特异性诊断方法，国内外曾制定了许多诊断或分类标准，但至今仍未有公认的统一标准。推荐应用较多的美国Cush标准和日本标准。

（1）Cush标准必备条件

1）发热≥39℃。

2）关节痛或关节炎。

3）类风湿因子<1:80。

4）抗核抗体<1:100。

5）另需具备下列任何两项①血白细胞≥$15×10^9$/L；②皮疹；③胸膜炎或心包炎；④肝大或脾大或淋巴结肿大。

（2）日本初步诊断标准

1）主要条件　①发热≥39℃，并持续1周以上；②关节痛持续2周以上；③典型皮疹；④血白细胞≥$15×10^9$/L。

2）次要条件　①咽痛；②淋巴结和/或脾肿大；③肝功能异常：④类风湿因子和抗核抗体阴性。

此标准需排除：感染性疾病、恶性肿瘤、其他风湿病。符合5项或更多条件（至少含2项主要条件），可做出诊断。

3.鉴别诊断

（1）感染性疾病。

（2）恶性肿瘤。

（3）结缔组织病。

（4）血管炎。

（5）其他疾病血清病、结节病、原发性肉芽肿性肝炎、克罗恩病（Crohn病）等。

【辅助检查】

1.血常规 90%以上患者中性粒细胞增高，80%左右的患者血白细胞计数≥15×10⁹/L。约50%病人血小板计数升高，嗜酸粒细胞无改变。可合并正细胞正色素性贫血。几乎100%病人血沉增快。

2.部分患者肝酶轻度增高。

3.血液细菌培养阴性。

4.类风湿因子和抗核抗体阴性，少数人可呈阳性但滴度低。血补体水平正常或偏高。

5.血清铁蛋白（serllm ferritin, SF） 本病SF水平增高，且其水平与病情活动相关。因此SF不仅有助于本病诊断，而且对观察病情是否活动及判定治疗效果有一定意义。

6.滑液和浆膜液白细胞增高，呈炎性改变，其中以中性粒细胞增高为主。

7.放射学检查 在关节炎者可有关节周围软组织肿胀，关节骨端骨质疏松。随病情发展，关节软骨可破坏，关节间隙变窄，此在腕关节最易见到这种改变。软骨下骨也可破坏，最终可致关节僵直、畸形。

【治疗】

本病尚无根治方法，但如能及早诊断、合理治疗可以控制发作，防止复发，用药方法同类风湿关节炎。

1.药物治疗 常用的药物有非甾类抗炎药（NSAIDs）、肾上腺糖皮质激素，改善病情抗风湿药（DMARDs）等。

（1）非甾类抗炎药（NSAIDs） 急性发热炎症期可首先使用NSAIDS，成人斯蒂尔病患者约有1/4经合理使用NSAIDs可以控制症状，使病情缓解，通常这类病人预后良好。

（2）肾上腺糖皮质激素 对单用NSAIDs不起效，症状控制不好，或减量复发者，或有系统损害，病情较重者应使用糖皮质激素。常用泼尼松1~2mg/(kg·d)。待症状控制、病情稳定1个月以后可逐渐减量。然后以最小有效量维持。病情严重者可用甲基泼尼松龙冲击治疗。通常剂量500~1 000mg/次，缓慢静滴，可连用3 d。必要时1~3周后可重复，间隔期和冲击后继续口服泼尼松。长期服用激素者应注意感染、骨质疏松等并发症。及时补充抗骨质疏松的相关药物，如抑制破骨细胞的三磷酸盐，调整钙、磷代谢制剂及钙剂。

（3）改善病情抗风湿药物（DMARDs） 用激素后仍不能控制发热或激素减量即复发者；或关节炎表现明显者应尽早加用DMARDs。

使用DMARDs时，首选甲氨蝶呤（MTX），剂量7.5~15 mg/周。病情较轻者也可用羟基氯喹。对较顽固病例可考虑使用硫唑嘌呤、环磷酰胺及环孢素A。使用环磷酰胺时，有冲击疗法及小剂量用法，两者相比较，冲击疗法副作用小。临床上还可根据病情在使用MTX时基础上联合使用其他DMARDs。当转入慢性期以关节炎为主要表现时可参照类风湿关节炎DMARDs联合用药，如MTX+SASP；MTX+HCQ；

MTX+青霉胺；MTX+金制剂。在多种药物治疗难以缓解时也可 MTX+CTX。如病人对 MTX 不能耐受可换用来氟米特（LEF），在使用。LEF 基础上可与其他 DMARDs 联合。

用药过程中，应密切观察所用药物的不良反应，如定期观察血象、血沉，肝、肾功能。还可定期观察铁蛋白（SF），如临床症状和体征消失，血象正常、血沉垂常，SF 降重垂常水平，则提示病情缓解。病情缓解后首先要减停激素，但为继续控制病情防止复发。DMARD,应继续应用较长时间，但剂量可酌减。

（4）植物制剂　部分中草药制剂，已在多种风湿性痹病治疗中应用。本病慢性期，以关节炎为主要表现时亦可观察使用。

（5）其他药物　抗肿瘤坏死因子。-α（TNF-α）国外已有应用。静脉内注射丙种球蛋自尚有争议。

2.手术治疗　进入以关节炎为主要表现的成人斯蒂尔病患者，应定期对受累关节拍摄 X 照片，如有关节侵蚀破坏或畸形者，应参照类风湿关节炎的手术治疗，行关节成形术、软组织分解或修复术及关节融合术，但术盾仍需药物治疗。

第十节　白塞病

白塞病（Bechet's disease，BD）是一种慢性血管炎症性疾病，主要临床表现为复发性口腔溃疡、生殖器溃疡、眼炎及皮肤损害，也可累及血管、神经等系统、消化道、关节、肺、肾、附睾等器官，为一系统性疾病。

【临床表现】

本病全身各系统均可受累，但多种临床表现较少同时出现，有时须经历数年甚至更长的时间才相继出现。

1.口腔溃疡　几乎所有的患者均有类似口疮性口炎的复发性、疼痛性口腔溃疡（aphthous ulceration，阿弗他溃疡），多数患者以此征为首发症状。

2.生殖器溃疡　约 75%患者出现生殖器溃疡，病变与口腔溃疡基本相似。但出现次数少。溃疡深大，疼痛剧烈愈合慢。受累部位为外阴、阴道、肛周、宫颈、阴囊、阴茎等处。阴道溃疡可无疼痛仅有分泌物增多。有患者可因溃疡深而致大出血或阴囊静脉壁坏死，破裂出血。

3.眼炎　约 50%左右的病人受累。眼炎可以在起病后数月甚至几年后出现。眼部病变表现为视物模糊、视力减退、眼球充血、眼球痛、畏光流泪、异物感、飞蚊症和头痛等。通常表现为慢性、复发性、进行性病程，双眼均可累及，眼受累致盲率可达 25%，是本症致残的主要原因。

4.皮肤病　变皮损发病率高，可达 80%，表现多种多样，有结节性红斑、疱疹、丘疹、痤疮样皮疹，多形红斑、环行红斑、坏死性结核疹样损害、大疱性坏死性血管炎、Sweet 病样皮损、脓皮病等。一个患者可有一种以上的皮损。而特别有诊断价值的体征是结节红斑样皮损和对微小创伤（针刺）后的炎症反应。

5.关节损害　25%~60%的患者有关节症状。表现为相对轻微的局限性、非对称性关节炎。主要累及膝关节和其他大关节。本病有时在 HLA-B27 阳性病人中可累及骶髂关节，与强直性脊柱炎表现相似。

6.神经系统损害　又称神经白塞病（neuro-Bechet's disease），发病率约为 5%~50%。常于病后数月至数年出现，少数（5%）可为首发症状。临床表现依受累部位不同而各异。中枢神经系统受累较多见，可有头痛、头晕、Hotner 综合征、假性球麻痹、呼吸障碍、癫痫、共济失调、无菌性脑膜炎、视乳头水肿、偏瘫、失语、不同程度截瘫、尿失禁、双下肢无力、感觉障碍、意识障碍、精神异常等。周围神经受累较少见，约为中枢病变的 10%，表现较轻，仅有四肢麻木无力、周围型感觉障碍等。此外，当出现非脑膜炎型的头痛、呕吐、颅压增高的表现时，应考虑到有脑血栓的形成。

7.消化道损害　又称肠白塞病（intestinal Bechet's disease）。发病率为 10%~50%。从口腔到肛门的全消化道均可受累，溃疡可为单发或多发，深浅不一，可见于食道下端、胃部、回肠远端、回盲部、升结肠，但以回盲部多见。

8.血管损害　本病的基本病变为血管炎，全身大小血管均可累及，约 10%~20% 患者合并大中血管炎，是致死致残的主要原因。

9.肺部损害　肺部损害发生率较低，约 5%~10%，但大多病情严重。肺血管受累时可有肺动脉瘤形成，瘤体破裂时可形成肺血管-支气管瘘，致肺内出血；肺静脉血栓形成可致肺梗死；肺泡毛细血管周围炎可使内皮增生纤维化影响换气功能。肺受累时患者有咳嗽、咯血、胸痛、呼吸困难等。大量咳血可致死亡。

10.其他肾脏损害　较少见，可有间歇性或持续性蛋白尿或血尿，肾性高血压，肾病理检查可有：IgA 肾小球系膜增殖性病变或淀粉样变。

心脏受累较少。可有心肌梗死、瓣膜病变、传导系统受累、心包炎等。心腔内可有附壁血栓形成，少数病人心脏呈扩心样改变、缩窄性心包炎样表现，心脏病变与局部血管炎有关。

附睾炎发生率约为 4%~10%，较具特异性。急性起病，表现为单或双侧附睾肿大疼痛和压痛，1~2 周可缓解，易复发。

妊娠期可使多数病人病情加重。也有眼色素膜炎缓解的报道。可有胎儿宫内发育迟缓，产后病情大多加重。近 10% 的病人出现纤维肌痛综合征样表现，女性多见。

【诊断与鉴别诊断】

1.临床表现　病程中有医生观察和记录到的复发性口腔溃疡、眼炎、生殖器溃疡以及特征性皮肤损害，另外出现大血管或神经系统损害高度提示 BD 的诊断。

2.诊断标准　本病无特异性血清学及病理学特点，诊断主要根据临床症状，故应注意详尽的病史采集及典型的临床表现。为便于本病的诊断，国际白塞病研究组于 1989 年制定了白塞病国际分类标准，见表 7-8。

表 7-8　白塞病圈际分类标准

1.反复口腔溃疡	1 年内反复发作 3 次。有医生观察到或有患者诉说有阿弗他溃疡
2.反复外阴溃疡	有医生观察到或有患者诉说外阴部有阿弗他溃疡或瘢痕
3.眼病变	前和/或后色索膜炎、裂隙灯检查时玻璃体内有细胞出现或由眼科医生观察到视网膜血管炎
4.皮肤病变	由医生观察到或患者诉说的结节性红斑,假性毛囊炎或丘疹性脓疱;或未服用糖皮质激素的青春期后患者出现痤疮样结节
5.针刺试验阳性	试验后 24~48h 由医生看结果
	有反复口腔溃疡并有其他 4 项中 2 项以上者,可诊断为奉病,但需除外其他疾病。其他与本病密切相关并有利手诊断的症状有:关节痛或关节炎、皮下栓塞性静脉炎、深部静脉栓塞、动脉栓塞和/或动脉瘤、中枢神经病变、消化道溃疡、附睾丸炎和家族史

应用标准时注意:国际研究组的标准并不能取代对个别患者的临床判断;对血管及神经系统病变的关注应成为进行疾病评价的一部分;患者的多种表现可以在几年内陆续出现,应有医生的记录作为诊断依据。

3.鉴别诊断　奉病以某一系统症状为突出表现者易误诊为其他疾病。以关节症状为主要表现者,应注意与类风湿关节炎、赖特(Reiter)综合征、强直性脊柱炎相鉴别;皮肤黏膜损害应与多形红斑、结节红斑、梅毒、Sweet 病、Stevens-Johnson 综合征、寻常性痤疮、单纯疱疹感染、热带目疮(sprue)、系统性红斑狼疮、周期性粒细胞减少,AIDS 病相鉴别;胃肠道受累应与局限性肠炎(crohn 病)和溃疡性结肠炎相鉴别。神经系统损害与感染性、变态反应性脑脊髓膜炎、脑脊髓肿瘤、多发性硬化、精神病相鉴别;附睾炎与附睾结核相鉴别:

【辅助检查】

1.活动期　可有血沉增快、C 反应蛋白升高;部分患者冷球蛋白阳性。血小板凝集功能增强。HLA-B5l 阳性率 57%~88%,与眼、消化道病变相关。

2.特殊检查　神经自塞病常有脑脊液压力增高,白细胞数轻度升高。脑 CT 及磁共振(MRI)检查对脑、脑干及脊髓病变有一定帮助,急性期 MRI 的检查敏感性高达 96.5%,可以发现在脑干、脑室旁自质和基底节处的增高信号。慢性期行 MRI 检查应注意与多发性硬化相鉴别。MRI 可用于神经自塞病诊断及治疗效果随访观察。

胃肠钡剂造影及内窥镜检查、血管造影、彩色 Doppler 有助诊断病变部位及范围。

肺 X 线片可表现为单或双侧大小不一的弥漫性渗出或圆形结节状阴影,肺栓塞时可表现为肺门周围的密度增高的模糊影。高分辨的 CT 或肺血管造影、同位素肺通气/灌注扫描等均有助于肺部病变诊断。

3.针刺反应试验(pathergy test)　用 20 号无菌针头在前臂屈面中部垂直刺入约 0.5 cm 沿纵向稍作捻转后退出,24~48h 后局部出现直径>2 mm 的毛囊炎样小红点或脓疱疹样改变为阳性。此试验特异性较高且与疾病活动性相关。静脉穿刺或皮肤创伤后出现的类似皮损具有同等价值。

【治疗】

本病目前尚无公认的有效根治办法。多种药物均有效，但停药后大多易复发。治疗的目的在于控制现有症状，防治重要脏器损害，减缓疾病进展。

1.一般治疗　急性活动期，应卧床休息。发作间歇期应注意预防复发。如控制口、咽部感染、避免进刺激性食物。伴感染者可行相应的治疗。

2.局部治疗　口腔溃疡可局部用糖皮质激素膏、冰硼散、锡类散等，生殖器溃疡用1：5 000高锰酸钾清洗后加用抗生素软膏；眼结、角膜炎可应用皮质激素眼膏或滴眼液，眼色素膜炎须应用散瞳剂以防止炎症后粘连，重症眼炎者可在球结膜下注射肾上腺皮质激素。

3.全身治疗

（1）非甾类抗炎药　具有消炎镇痛作用。对缓解发热、皮肤结节红斑、生殖器溃疡疼痛及关节炎症状有一定疗效，常用药物有布洛芬0.4~0.6mg，3次/d；萘普生，0.2~0.4mg，2次/d；双氯酚酸钠，25mg，3次/d等，或其他COX-2选择性抑制剂（见"类风湿关节炎治疗"）。

（2）秋水仙碱　可抑制中性粒细胞趋化，对关节病变、结节红斑、口腔和外阴溃疡、眼色素膜炎均有一定的治疗作用，0.5 mg，3次/d。应注意肝、肾等不良反应。

（3）沙利度胺（thalidomide）　用于治疗严重的口腔、生殖器溃疡。宜从小剂量开始，逐渐增加至50 mg，3次/d。注意妊娠妇女禁用，以免引起胎儿畸形，另外有引起神经轴索变性的副作用。

（4）肾上腺糖皮质激素　对控制急性症状有效，停药后易复发。故主要用于全身症状重、有中枢神经系统病变、内脏系统的血管炎、口、外阴巨大溃疡及急性眼部病变。疗程不宜过长，一般2周内症状控制即可逐渐减量后停药。有大静脉炎时皮质激素可能促进血栓形成。长期应用可加速视网膜血管的闭塞。常用量为泼尼松40~60mg/d，重症患者如严重眼炎、中枢神经系统病变、严重血管炎患者可考虑采用静脉应用大剂量甲基泼尼松龙冲击，1 000mg/d，3 d为一疗程，同时配合免疫抑制剂效果更好。

（5）免疫抑制剂　重要脏器损害时应选用此类药。常与肾上腺皮质激素联用。此类药物副作用较大，用药时间应注意严密监测。

1）苯丁酸氮芥（chlorambucil，CBl348）　用于治疗视网膜、中枢神经系统及血管病变。用法为2 mg，3次/d。持续使用数月直至病情控制稳定，然后逐渐减量至小量维持。病情完全缓解半年后可考虑停药。但眼损害应考虑用药2~3年以上，以免复发。用药期间应定期眼科就诊检查。副作用有继发感染，长期应用有可能停经或精子减少、无精。

2）硫唑嘌呤（azathioprine）　效果较苯丁酸氮芥差。用量50mg，2次/d。可抑制口腔、眼睛的病变、关节炎。停药后易复发。可与环孢素A联用。

3）甲氨蝶呤（：methotrexate）　低剂量（每周7.5~15 mg，口服或静注）可用于治疗神经系统病变及皮肤黏膜病变。停药数月后病情可复发，故需要长时间的治疗。副作用有消化道及骨髓抑制、肝损害等。

4）环磷酰胺（cyclophosphamide） 在急性中枢神经系统损害或肺血管炎、眼炎时，与泼尼松配合使用，采用大剂量静脉冲击疗法，每次用量 0.5~1.0/m2。体表面积。3~4 周后重复使用。使用时嘱病人大量饮水，以避免出血性膀胱炎的发生，此外可有消化道反应及白细胞减少。对慢性病变作用有限。

5）环孢素 A（cyclospor4ne A） 治疗对秋水仙碱或其他免疫抑制剂有抵抗的眼白塞病效果较好。剂量为每天 3~5 mg/kg。应用时注意监测血压和肝肾功能，避免不良反应。

（6）其他

1）干扰素–α（IFN–α） 治疗口腔损害、皮肤病及关节症状有一定疗效，也可用于眼部病变的急性期治疗。

2）infliximab 用于治疗复发性色素膜炎，疗效肯定无明显副作用。

3）中药雷公藤制剂 对口腔溃疡、皮下结节、关节病、眼炎有肯定疗效。对肠道症状疗效较差。

4）抗凝剂（阿司匹林、潘生丁）及纤维蛋白疗法（尿激酶、链激酶） 可用于治疗血栓疾病，但不宜骤然停药，以免反跳。

5）如患者有结核病或有结核病史，如上述治疗效果不满意，可试行抗结核治疗，三联抗痨至少半年以上，观察疗效。

4.手术治疗 重症肠白塞病并发肠穿孔时可行手术治疗，但肠白塞病术后复发率可高达 50%。复发与手术方式及原发部位无关，故选择手术时应慎重。血管病变手术后也可于术后吻合处再次形成动脉瘤，故一般不主张手术治疗，采用介入治疗可减少手术并发症。眼失明伴持续疼痛者可手术摘除。手术后，应继续应用免疫抑制剂治疗可减少复发。

第十一节　风湿热

风湿热（rheumatic fever，RF）是上呼吸道 A 组乙型溶血性链球菌感染后引起的一种自身免疫性疾病，可有全身结缔组织病变，尤好侵犯关节、心脏、皮肤，偶可累及神经系统、血管、浆膜及肺、肾等内脏。本病有反复发作倾向，心脏炎的反复发作可导致风湿性心脏病的发生和发展。

【临床表现】

1.前驱症状 在典型症状出现前 2~6 周，常有咽喉炎或扁桃体炎等呼吸道链球菌感染表现，如发热、咽痛、颌下淋巴结肿大、咳嗽等症状。但临床上超半数患者因前驱症状轻微或短暂而未能主诉此现病史。

2.典型表现 风湿热有 5 个主要表现：游走性多发性关节炎、心脏炎、皮下结节、环形红斑、舞蹈病。这些表现可以单独出现或合并出现，并可产生许多临床亚型。皮肤和皮下组织的表现不常见，通常只发生在已有关节炎、舞蹈病或心脏炎的患者中。50%~70%患者有不规则发热，中度发热较常见，亦可有高热，但发热非特异性。

（1）关节炎 是最常见的临床表现。呈游走性、多发性关节炎。以膝、踝、肘、腕、肩等大关节受累为主，局部可有红、肿、灼热、疼痛和压痛，有时有渗出。关节疼痛很少持续1个月以上，通常在2周内消退。关节炎发作之后无变形遗留。水杨酸制剂对缓解关节症状疗效颇佳。关节痛可继气候变冷或阴雨而出现或加重。轻症及不典型病例可呈单关节或寡关节、少关节受累，或累及一些不常见的关节如髋关节、指关节、下颌关节、胸锁关节、胸肋间关节，后者常被误认为是心脏炎症状。

（2）心脏炎 患者常有运动后心悸、气短、心前区不适主诉。二尖瓣炎时可有心尖区高调、收缩期吹风样杂音或短促低调舒张中期杂音（carey coombs 杂音）。主动脉瓣炎时在心底部可听到舒张中期柔和吹风样杂音。窦性心动过速（入睡后心率仍>100次/min）常是心脏炎的早期表现。风湿热的心包炎多为轻度，超声心动圈可测出心包积液，心脏炎严重时可出现充血性心力衰竭。轻症患者可仅有无任何其他病理或生理原因可解释的进行性心悸、气促加重（心功能减退的表现），或仅有头晕、疲乏、软弱无力的亚临床型心脏炎表现。心脏炎可以单独出现，也可与其他症状同时出现。在初次发作的风湿热中有关节炎的患者大约50%有心脏炎。在大约50%的受累成年患者，心脏损害在更晚时才被发现。

（3）环形红斑 出现率6%~25%，皮疹为淡红色环状红斑、中央苍白，时隐时现，骤起，数小时或1~2 d消退，分布在四肢近端和躯干。环形红斑常在链球菌感染之后较晚才出现。

（4）皮下结节 呈稍硬、无痛小结节，位于关节伸侧的皮下组织，尤其在肘、膝、腕、枕或胸腰椎棘突处，与皮肤元粘连，无红肿炎症，常与心脏炎同时出现。发生率2%~16%。

（5）舞蹈病 常发生于4~7岁儿童。需与其他神经系统的舞蹈症相鉴别。国内报告发生率3%左右，国外报告有高达30%。

（6）其他症状 多汗、鼻出血、淤斑、腹痛也不少见，后者有时误诊为阑尾炎或急腹症，此可能为肠系膜血管炎所致。有肾损害时，可出现尿红细胞及蛋白。肺炎、脑炎、胸膜炎近年已少见。

【诊断与鉴别诊断】

1.典型的急性风湿热 传统上采用1992年修订的Jones标准。其内容包括：

（1）主要表现 心脏炎、多关节炎、舞蹈病、环形红斑、皮下结节。

（2）次要表现 关节痛、发热、急性期反应物（ESR、CRP）增高、P-R间期延长。

（3）有前驱的链球菌感染证据 即咽拭子培养或快速链球菌抗原试验阳性，链球菌抗体效价升高。如有前驱的链球菌感染证据。并有2项主要表现或1项圭要表现加 2 项次要表现者，高度提示可能为急性风湿热。但对以下 3 种情况，又找不到其他病因者，可不必严格遵循上述诊断标准，即：

1）以舞蹈病为唯一临床表现者。

2）隐匿发病或缓慢发生的心脏炎。

3）有风湿热史或现患风湿性心脏病，当再感染 A 组链球菌时，有风湿热复发高度危险者。

2.不典型或轻症风湿热　常不能达到 Jones（1992 年）修订标准。可按以下步骤作出诊断：

（1）细心问诊及检查以确定有无主要或次要表现。如轻症的心脏炎常表现为无任何原因而出现逐渐加重心悸、气短。低热需作定期体温测量才能发现，临床上可仅有头晕、疲乏主诉。

（2）有条件医院可作特异性免疫指标检查。如抗心脏抗体，只需荧光显微镜即可实施，ASP 和 PCA 阳性高度提示风湿性心脏炎存在。

（3）彩色多普勒超声心动图、心电图和心肌核素检查可发现轻症及亚临床型心脏炎（有时对临床表现单纯关节炎的病例也可测出阳性结果）。

（4）应与下列疾病鉴别①类风湿关节炎；②系统性红斑狼疮；③强直性脊桂炎；③其他反应性关节炎；⑤结核感染过敏性关节炎（Poncet 病）；⑥亚急性感染性心内膜炎；⑦病毒性心脏炎。

【辅助检查】

1.咽拭子培养，链球菌阳性率在 20%~25%。

2.抗链球菌溶血素"O"（ASO）及抗 DNA 酶-B 阳性率分别在 50%~85%。

3.初发风湿热急性期红细胞沉降率（ESR）和 C 反应蛋白阳性辜较高，可达 80%。但在来诊较晚或迁延型风湿热，ESR 加速的阳性率仅 60% 左右，CRP 阳性率可下降至 25% 或更低。但血清糖蛋白电泳 $\alpha 1$ 及 $\alpha 2$ 增高可达 70%，较前二者敏感。

4.非特异性免疫指标，如免疫球蛋白（IgM、IgG）、循环免疫复合物（CIC）和补体增高约 50%~60%。

5.特异性免疫指标对诊断　风湿性心脏炎有重要意义。其中抗心脏抗体（AHRA）用间接免疫荧光法和 ELISA 法测定阳性率分别为 48.3% 和 70%，抗 A 组链球菌菌壁多糖抗体（ASP）阳性率 70%~80%，外周血淋巴细胞促凝血活性试验（PCA）阳性率在 80% 以上，后者有较高的敏感性和特异性。

6.心电图及影像学检查　对风湿性心脏炎有较大意义。心电图检查有助于发现窦性心动过速、P-R 间期延长和各种心律失常。超声心动图可发现早期、轻症心脏炎以及亚临床型心脏炎，对轻度心包积液较敏感。

【治疗】

1.治疗目标

（1）清除链球菌感染，除去诱发风湿热病因。

（2）控制临床症状，使心脏炎、关节炎、舞蹈病及其他症状迅速缓解，解除风湿热带来的痛苦。

（3）处理各种并发症和合并症，提高患者身体素质和生活质量，延长寿命。

2.具体治疗措施

（1）一般治疗 注意保暖，避免潮湿和受寒。有心脏炎应卧床休息，待体温正常、心动过速控制、心电图改善后，继续卧床休息3~4周后恢复活动。急性关节炎早期亦应卧床休息，至血沉、体温正常后开始活动。

（2）消除链球菌感染灶 这是除去风湿热病因的重要措施，否则本病将会反复发作或迁延不愈。目前公认苄星青霉素是首选药物，对初发链球菌感染，体重27 kg以下可肌注苄星青霉素60万U体重在27 kg以上用120万U一个剂量即可。对已发风湿热或风湿性心脏病的继发性预防用药：应视病情每1~3周肌注上述剂量1次，至链球菌感染不再反复发作后，可改为每4周肌注1次。对青霉素过敏或耐药者，可改用红霉素0.25 g，每天4次，或罗红霉素150mg，每天2次，疗程10 d。或用林可霉素、头孢类或喹诺酮类亦可。近年有人提出，阿奇霉素5天疗程方法，16岁以上患者第1天500mg/d，分2次服，第2~5天250mg顿服，经上述足疗程治疗后，可继用红霉素0.5/d或磺胺嘧啶（或磺胺噻唑）1 g/d作长期预防。但要注意多饮水，定期复查血象，以防白细胞减少。继发预防期限：应根据患者年龄、链球菌易感程度、风湿热发作次数、有无瓣膜病遗留而定。年幼患者、有易感倾向，反复风湿热发作，有过心脏炎或遗留瓣膜病者，预防期限应尽量延长，最少10年或至40岁，甚至终身预防。对曾有心脏炎，但无瓣膜病遗留者，预防期限最少10年，儿童患者至成年为止。对单纯关节炎，预防期限可稍缩短，儿童患者最少至21岁或持续8年，成人患者最少5年。

3.抗风湿治疗 对单纯关节受累，首选非甾体抗炎药，常用乙酰水杨酸（阿司匹林），开始剂量成人3~4 g/d，小儿80~100 mg/(kg·d)，分3~4次口服。对已发生心脏炎，一般采用糖皮质激素治疗，常用泼尼松，开始剂量成人30~40 mg/d，小儿1.0~1.5 mg/(kg·d)，分3~4次口服，病情缓解后减量至10~15 mg/d维持治疗。为防止停用激素后出现反跳现象，可于停用激素前2周或更早一些时间加用阿司匹林，待激素停用2~3周后才停用阿司匹林。对病情严重，如有心包炎、心脏炎并急性心力衰竭者可静脉滴注地塞米松5~10mg/d或氢化可的松200mg/d，至病情改善后，改口服激素治疗。单纯关节炎疗程为6~8周，心脏炎疗程最少12周，如病情迁延，应根据临床表现及化验室检查结果，延长疗程至病情完全恢复为止。

亚临床心脏炎的处理：既往无心脏炎病史，近期有过风湿热，只需定期追踪及坚持长效青霉素预防，无需特殊处理。对曾患心脏炎或现患风湿性心脏病者可根据化验室检查（如血沉、抗心脏抗体或ASP、PCA等）、超声心动图、心电图及体征的变化而制定具体治疗措施：①如仅有轻微体征改变而上述各项检查正常者，无需抗风湿治疗。②如化验室检查变化明显，但无其他原因解释，可试行2周的抗风湿治疗（一般用阿司匹林），如2周后化验室回复正常，不需进一步处理，如化验室仍不正常，可再继续抗风湿治疗2周后复查有关项目。如仍不阴转，又有可疑症状及体征或超声心动图或心电图改变者，需进行抗风湿治疗。③如化验室检查、心电图、超声心动图均有明显的改变，而无其他原因解释者，虽无明显症状，应作进一步观察及作短期抗风湿治疗。

4.舞蹈病 应在上述治疗基础上加用镇静剂，如安定、巴比妥或氯丙嗪等，应尽量避免强光噪音刺激。

5.并发症和合并症治疗 在风湿热治疗过程或风湿性心脏病反复风湿热活动等，患者易患肺部感染，重症可致心功能不全，有时并发心内膜炎、高脂血症、高血糖、高尿酸血症，高龄风湿性心脏病患者还会合并冠心病以至急性心肌梗死。上述情况，可能与患者机体抵抗力下降或与糖皮质激素和阿司匹林长期治疗有关，亦可能与近年风湿热发病倾向于轻症，风湿性心脏病患者寿命较过去延长而并发各种老年疾病有关。故在治疗过程中，激素及非甾体抗炎药的剂量和疗程要适当，以免促使各种并发症和合并症的出现和加重。同时在治疗过程中，须警惕各种可能性出现，加以及时处理，如心功能不全，应予小剂量洋地黄和利尿剂；如感染应针对不同病情，选择有效抗生素；代谢异常及冠心病的治疗亦应及时发现和处理。

（刘文婷 刘洋 张会玲 种敏敏 陈玲 任思伟）

第八章　神经系统疾病

第一节　脑梗死

脑梗死,指因脑部血液循环障碍,缺血、缺氧所致的局限性脑组织的缺血性坏死或软化从而产生相应的脑功能缺损的表现。血管壁病变、血液成分病变和血液动力学改变是引起脑梗死的主要原因。约占全部脑卒中的 60%~80%。

一、病因病机

动脉粥样硬化和高血压性小动脉硬化为其最常见的原因。由于动脉粥样硬化斑块破裂或形成溃疡,血小板、血液中其他有形成分及纤维素黏附于受损动脉的粗糙内膜上,形成附壁血栓;在血压下降、血流缓慢、血流量减少、血液黏度增加和血管痉挛等情况下,血栓逐渐增大,最后导致动脉管腔的完全闭塞。糖尿病、高脂血症、高黏度血症和高血压等均可加速脑动脉粥样硬化的发展。由于动脉粥样硬化好发于大血管的分叉处及弯曲处,故脑血栓形成好发于颈总动脉、颈内动脉、基底动脉下段、椎基底动脉交界处、大脑中动脉主干、大脑后动脉及大脑前动脉等部位。非特异性动脉炎、钩端螺旋体病、动脉瘤、胶原性病、真性红细胞增多症、高凝状态和头、颈部外伤等病因,亦可引发脑梗死。脑栓塞栓子来源常为心源性、动脉源性,也可见脂肪栓等。腔隙性脑梗死是脑穿支小动脉闭塞引起的深帮脑组织较小面积的缺血性坏死。主要原因是高血压和脑动脉硬化。好发于基底节区和丘脑区,也可发生于脑干和小脑等区域,可多发。

二、诊断要点

(一)症状及体征

1.多数在静态下急性起病,动态起病者以心源性脑梗死多见,部分病例在发病前可有 TIA 发作。

2.病情多在几小时或几天内达到高峰,部分患者症状可进行性加重或波动。

3. 临床表现决定于梗死灶的大小和部位, 主要为局灶性神经功能缺损的症状和体征,如偏瘫、偏身感觉障碍、失语、共济失调等,部分可有头痛、呕吐、昏迷等全脑症状。

(1)颈内动脉系统血栓形成

①颈内动脉:临床表现复杂多样。以颈总动脉分叉和颈动脉管外口处的血栓形成最

常见。可见病灶对侧偏瘫、偏身感觉障碍和同向偏盲(三偏)症状和精神症状,以及病灶侧的视力障碍、Homer 征和视网膜动脉压力下降。颈动脉有触痛和呈条索状,搏动减弱或消失,并可闻及血管杂音。主侧病变尚可有不同程度的失语、失读、失写、失认及失用。

②大脑中动脉:最为多见。主干闭塞时可有三偏症状,主侧半球病变时还有失语。大脑中动脉表浅支的前中动脉闭塞时,可有对侧中枢性面、舌瘫,主侧半球受累时可出现运动性失语。中央动脉闭塞时可有上肢单瘫或不完全性偏瘫和轻度感觉障碍。顶后、角回或颞后动脉闭塞时可出现对侧皮层感觉丧失,病变对侧同向偏盲或同向上象限性盲,主侧半球病变时有感觉性失语和失用。豆纹动脉外侧支闭塞时可有对侧偏盲。

③大脑前动脉:由于前交通动脉提供侧支循环,近端闭塞时可无症状。周围支受累时,常侵犯额叶内侧面,瘫痪以下肢为重,可伴有下肢的皮层性感觉障碍及排尿障碍。深穿支阻塞可影响内囊前支供血,常出现对侧中枢性面、舌瘫及上肢轻瘫。双侧大脑前动脉闭塞时,可出现淡漠、欣快等精神症状和双侧脑性偏瘫。

(2)椎—基底动脉血栓形成

①小脑后下动脉(Wallenberg 综合征):因延髓背外侧部梗死,引发眩晕、眼球震颤,病灶侧舌咽、迷走神经麻痹,小脑性共济失调及 Horner 征,病灶侧面部和对侧躯体、肢体感觉减退或消失。

②基底动脉主干(闭锁综合征):可导致脑桥基底部损伤为主的一种脑干血管病,病人意识清晰,除保留眼球垂直、内收运动功能外,其他头颈、眼和四肢的自主运动功能全部丧失,不能吞咽、言语和活动四肢,仅能借眼球的垂直运动来表示自己的意思,并与外界发生联系。

③基底动脉尖(基底动脉尖综合征):可导致以中脑损害为主的一种特殊类型的脑干血管病。常伴丘脑、间脑以及枕、颞叶等处缺血性损害。呈卒中样发病,主要表现为意识不清、眼内外肌麻痹、偏瘫、偏盲和头颅 CT 或 MRI 检查提示有丘脑及枕、颞叶部新鲜梗死灶,眼内外肌麻痹症状为本病主要而必备的临床表现。

④大脑后动脉:表现为枕叶综合征。以偏盲和一过性视力障碍(如黑矇)等多见,此外还可有体像障、失认及失用等。如侵及深穿支,还可伴有偏身感觉障碍或感觉异常以及锥体外系等症状的丘脑综合征。

⑤基底动脉脑桥分支:可分别出现下列综合征

脑桥旁下中综合征(Fovil 综合征),病灶侧眼球外展不能,两眼球向病灶对侧凝视,对侧偏瘫;脑桥腹外侧综合征(Millard-Gubler 综合征),病灶侧周围性面瘫及外直肌麻痹,病灶对侧偏瘫,或有双眼向病灶侧同向斜视不能;脑桥背盖综合征(Raymond-Cestan 综合征),病灶侧肢体有不自主运动及小脑体征,对侧肢体轻瘫及感觉障碍,眼球向病灶侧凝视不能。

(二)辅助检查

1.头颅计算机断层扫描(CT):发病当天,特别是 6 小时以内脑 CT 检查多正常;24~48 小时后,可逐渐显示出梗死区低密度病灶,边界不清;在 72 小时后绝大多数能显示出大脑半球的梗死灶,其表现为低密度影;梗死面积大者可伴明显占位效应,如同侧侧脑室受压和中线向对侧移位。此种改变一般持续1~2周。在第2~3周时,由于梗死的脑组织出现渗血现象,而出现病灶为等密度;在第7周后,较大的梗死灶显示永久性的低密度影,边界清楚,无占位效应及增强现象。CT扫描对脑梗死的检出率为70%,30%的阴性是因为病灶过小,病灶位于小脑或脑干,或发病后24小时内病灶尚未显示出来之故。

2.磁共振(MRI):在发病12小时左右,MRI即可显示出病灶区的中长T1和T2高信号;24小时后可清楚的显示病灶及周围水肿区的长T1和T2信号。标准的MRI序列(T1、T2和质子相)对发病几个小时内的脑梗死不敏感,弥散加权成像(DWI)可以早期显示缺血组织的大小、部位,甚至在皮层下、脑干和小脑的小梗死灶。早期梗死的诊断敏感性达到88%~100%,特异性达到95%~100%。灌注加权成像(PWI)是静脉注射顺磁性造影剂后显示脑组织相对血液动力学改变的成像。灌注加权改变的区域较弥散加权改变范围大,目前认为弥散—灌注不匹配区域为缺血性半暗带。

3.经颅多普勒超声(TCD):优点是无创,检查费用低,可以到床边检查,对判断颅内外血管狭窄或闭塞、血管痉挛、侧支循环建立程度有帮助。也应用于溶栓治疗监测,对预后判断有参考意义。

4.数字减影造影:对于脑梗死的诊断没有必要常规进行血管造影数字减影(DSA)检查。在开展血管内治疗、动脉内溶栓、判断治疗效果等方面DSA很有帮助,但仍有一定的风险。

5.单光子发射计算机断层扫描(SPECT):是一种微创检测相对脑血流量的方法。有助于区分可逆缺血的组织,预测预后和监测治疗反应,但影响因素较多、有时同位素稀疏区不一定是责任病灶。

三、鉴别诊断

(一)脑梗死与脑出血

结合起病形式、伴随症状等进行鉴别。如脑出血多动态起病,迅速达到症状的高峰,而脑梗死往往安静状态起病,渐进加重,或有反复出现类似症状的病史,但也有部分脑梗死患者起病突然,病情发展迅速,伴有神识昏蒙,需要结合影像学检查明确诊断。

(二)颅内占位病变

某些硬膜下血肿、颅内肿瘤、脑脓肿等也可呈卒中样发病,出现偏瘫等局限性神经功能缺失症状,有时颅内高压征象,特别是视乳头水肿并不明显,可与脑梗死混淆,CT/MRI检查不难鉴别。

四、治疗方法

(一)西医治疗

脑梗死的治疗不能一概而论,应根据不同的病因、发病机制、临床类型、发病时间来选择针对性强的治疗方案,实施以分型、分期为核心的个体化治疗。在一般内科支持治疗的基础上,可酌情选用改善脑循环、脑保护、抗脑水肿降颅压等措施。通常按病程可分为急性期(1个月),恢复期(2~6个月)和后遗症期(6个月以后)。重点是急性期的分型治疗:腔隙性脑梗死不宜脱水,主要是改善循环;大、中梗死还应积极抗脑水肿降颅压,防止脑疝形成。在3~6小时的时间窗内有适应证者可溶栓治疗。

1.一般治疗

(1)基础治疗:卧床休息,加强皮肤、口腔、呼吸道及排便的护理,防止各种并发症,注意保持呼吸道通畅和氧供,必要时气管插管或气管切开,并予辅助呼吸。保持血容量的稳定、水电解质的平稳,和维持心-肾功能。起病24~48小时后仍不能自行进食者,应鼻饲以保证入量和营养。

(2)调整血压:由于应激、膀胱胀满、头痛、脑缺氧生理性反应或颅压增高等原因,常可导致短暂的血压升高,这有利于改善缺血区的灌注量,故临床上应慎用降压药,除非合并其他内科疾患,如心梗、心衰、主动脉夹层等。脑卒中的急性期,维持血压在基础血压以上20%左右比较合适。在发病的第一个24小时,维持血压在较高的水平尤为重要;如收缩压在185~210mmHg或舒张压在115~120mmHg之间,也可不必急于降血压治疗,但应严密观察血压变化;如果>220/120mmHg,则应给予缓慢降血压治疗,并严密观察血压变化、尤其防止血压降得过低。需紧急降压治疗的适应症是收缩压>220mmHg、舒张压>120mmHg或平均动脉压>130mmHg。降压药物选择:以使用ACEI和α受体阻断剂为主,尽量避免使用短效降压药物,如心痛定等;静脉使用降压药物应慎重,可选用硫酸镁、乌拉地尔、拉贝洛尔等药物,当舒张压>140mmHg时,可以慎重静点硝酸甘油,建议使用输液泵或微量泵,尽量不使用硝普纳。如果收缩压<90mmHg,应给予升压药。

(3)控制血糖:除非知道病人的血糖水平,否则不能给予含糖溶液,尤其发病前24小时;当血糖达到200mg/dl或更高时,应积极使用胰岛素。对症处理低血糖。

(4)缓解脑水肿,降低颅内压:不主张积极的脱水治疗,避免长时间的脱水治疗;对于急性大面积脑梗死、脑水肿明显者,应以脱水减轻脑水肿、降低颅内压为主要治疗,可用20%、甘露醇、速尿、甘油果糖注射液等。应用甘露醇注射液时应注意心、肾功能,为防止发生心、肾功能不全或已有心、肾功能损伤者,可用速尿或甘油果糖注射液,根据病情也可速尿与20%甘露醇注射交替使用。

2.专科治疗

(1)溶栓治疗:梗死组织周边存在半暗带是现代治疗缺血性卒中的基础。即使是脑梗死早期,病变的中心部位坏死已经是不可逆的,但是及时恢复血流和改善组织代谢就可以抢救梗死周围仅有功能改变的组织,避免组织形成坏死。大多数脑梗死是血栓拴塞引起颅内动脉闭塞,因此,血管再通复流是最合理的治疗,溶栓是公认的最有效治疗。溶栓药物及方案如下:

溶栓治疗的指征:

①确诊的缺血性卒中,神经系统缺失体征持续存在(超过1小时)、且比较严重(NIHSS7-22)。

②开始治疗应该在症状出现3~6小时之内。

③体检没有发现活动出血或者外伤(如骨折)的证据。

④既往 3 个月内没有头颅外伤、脑卒中、心肌梗死,3 周内无胃肠或泌尿系统出血,2 周内没有大的外科手术,1 周内在无法压迫的部位没有动脉穿刺。

⑤血压不能太高(收缩压小于 185mmHg,舒张压小于 110mmHg)。

⑥没有口服抗凝,或者抗凝者应该 INR≤1.5;48 小时内接受过肝素治疗者必须在正常范围内;血小板计数≥100000/mm3。

⑦血糖浓度≥50mg/dl(2.7mmol/L)。

⑧没有抽搐后遗留神经系统功能障碍。

⑨CT 没有明显梗死征象。

⑩患者或家属能够理解溶栓治疗的好处和风险,需有患者家属或患者代表签署知情同意书。

静脉溶栓:重组组织纤溶酶元激活物(rt-PA)溶栓治疗方案:

①静脉点滴剂量为 0.9mg/kg(最大剂量为 90mg),总量 10%推注,1 分钟以上推完,余量 60 分钟点滴完。

②患者收到加强病房或者卒中单元监测。

③静脉点滴 rt-PA 过程中每 15 分钟进行一次神经功能评分,6 小时内每 30 分钟检查一次,此后每小时检查一次,直至 24 小时。

④要是患者出现严重的头痛、急性血压增高、恶心呕吐,应该立即停止输入 nt-PA,急诊复查头颅 CT。

⑤前 2 个小时内应该每 15 分钟测血压,6 小时内每 30 分钟测血压, 此后每小时测血压,直至 24 小时。

⑥要是曾经有收缩压≥185mmHg 或者舒张压≥105mmHg,检查血压应该更密切。使用降压药物以维持血压在这个范围内,或者低于这个范围。

⑦如收缩压在 180~230mmHg,1~2 分钟内静脉推注 10mg 拉贝洛尔,必要时,每 10~20 分钟可以重复使用一次,最大总剂量为 300mg。另一种方法为开始剂量推注,此后连续点滴或泵入,剂量为 2~8mg/min。如果血压仍然不能控制,可以选择硝普钠点滴。

⑧舒张压大于 140mmHg,开始使用硝普钠,每分钟 0.5mg/kg。

⑨不要太早放置鼻留管、导尿管或者动脉插管。

(2)抗血小板治疗:不能进行溶栓治疗者,在排除脑出血性疾患的前提下,应尽快给予阿司匹林 100mg 口服,每日 1 次,发病后即可使用,无时间限制;静脉溶栓 24 小时后加用阿司匹林;有阿司匹林过敏、胃十二指肠溃疡等阿司匹林禁忌证者,或者阿司匹林无效者,可以使用氯比格雷 75mg,每天 1 次口服。

(3)降纤治疗:降纤治疗应在发病早期应用,最迟于发病 1 周内应用;通常使用东菱迪芙,亦可选用降纤酶,使用方法为首次使用 10Bu,之后隔日予 5Bu,使用 2~3 次,均加入 250ml 生理盐水中静点,每日 1 次;对于病情严重者,可首次与第二次给药连续进行,取消隔日,之后再隔日静点。

(4)神经保护剂：目前尚没有充足的证据证明神经保护剂有效；近期日本卒中指南推荐必存(依达拉奉)作为神经保护药物有效，国内北大人民医院神经内科观察溶栓后使用依达拉奉进行脑保护，也得出了依达拉奉具有一定保护作用的结果。常规用法：急性期越早使用获益越大，原则上不迟于发病一周。0.9%NS250ml+必存 30mg/ivgtt Bid，10~14 天为一疗程。

(5)抗凝治疗：不推荐缺血性卒中后全部采用肝素类药物治疗；对于心源性脑梗死、进展性卒中患者可使用低分子肝素治疗，使用低分子肝素 0.4~0.6ml 皮下注射，每日 2 次；有非瓣膜性房颤、年龄 70 岁以上的患者，急性期可以使用低分子肝素，用法同前。抗凝治疗的禁忌证(相对禁忌证)：大面积脑梗死、脑部肿瘤、脑动脉瘤、大于 6cm 的腹主动脉瘤、血小板减少症、近期手术创伤、脑出血或严重的胃肠道出血、脂肪栓塞等。

(三)并发症治疗

1.体温：控制体温在正常水平，对于 38℃以下的患者使用物理降温，对于体温高于 38.5℃的患者可给予退热药物，如柴胡注射液等，酌情使用安痛定、消炎痛栓等类药物。持续发热患者可使用冰帽降温治疗。

2.补液：注意维持水电及酸碱平衡，控制液体摄入量，维持 300~500ml 液体负平衡，保持轻度脱水状态。避免使用含糖溶液，禁忌使用高糖溶液，必要时加用胰岛素；注意补充电解质，维生素等。注意抗利尿激素分泌不足导致的低钠血症，此时可限制液体摄入或给予高钠液体。

3.抗酸：危重病人、大面积脑梗死、丘脑梗死的患者应注意防治应激性溃疡引起的上消化道出血，可使用抗酸药物，一般使用 H：受体拮抗剂，如泰胃美、雷尼替丁等，病情严重，有明显上消化道出血的病人应使用质子泵阻断剂，如洛赛克等。

4.抗感染：已经出现明显感染的病人必须积极抗炎治疗，根据情况适当使用抗生素，危重病人、高龄患者可联合使用抗生素，同时应注意霉菌等造成的二重感染及肠道菌群失调的问题，及时发现、及早处置；高龄卧床患者、危重病人，应注意可能出现的感染问题，虽然目前不主张预防治疗而使用抗生素，当有感染的倾向时，如发热、血象升高等，建议使用抗生素。

(二)中医辨证论治

1.风火上扰证

主症：半身不遂，口舌歪斜，舌强言謇或不语，眩晕头痛，面红耳赤，口苦咽干，心烦易怒，尿赤便干，舌质红绛，舌苔黄腻而干，脉弦数。

治法：平肝泻火通络。

方药：天麻钩藤饮加减。

天麻 12g 钩藤 24g 生石决明 20g 川牛膝 15g 黄芩 12g 山栀 10g 夏枯草 20g

2.风痰阻络证

主症：半身不遂，口舌歪斜，言语謇涩或不语，感觉减退或消失，头晕目眩，痰多而黏，舌质暗淡，舌苔薄白或白腻，脉弦滑。

治法:化痰息风通络。

方药:化痰通络汤加减。

半夏 10g 茯苓 30g 白术 12g 胆南星 6g 天竺黄 6g 天麻 12g 香附 10g 丹参 15g 大黄 10g

3.痰热腑实证

主症:半身不遂,口舌歪斜,言语謇涩或不语,感觉减退或消失,腹胀便干便秘,头痛目眩,咳痰或痰多,舌质暗红,苔黄腻,脉弦滑或偏瘫侧弦滑而大。

治法:化痰通腑。

方药:星蒌承气汤加减。

瓜蒌 30g 胆南星 6g 大黄 10g 芒硝 10g 天竺黄 6g 山栀 10g 川牛膝 15g

4.气虚血瘀证

主症:半身不遂,口舌歪斜,言语謇涩或不语,感觉减退或消失,面色㿠白,气短乏力,自汗出,心悸便溏,手足肿胀,舌质暗淡,舌苔白腻,有齿痕,脉沉细。

治法:益气活血,扶正祛邪。

方药:补阳还五汤加减。

当归 10g 赤芍 10g 川芎 6g 红花 6g 桃仁 10g 地龙 10g 黄芪 30g

5.阴虚风动证

主症:半身不遂,口舌歪斜,言语謇涩或不语,感觉减退或消失,眩晕耳鸣,手足心热,咽干口燥,舌质红而体瘦,少苔或无苔,脉弦细数。

治法:滋养肝。肾,潜阳息风。

方药:镇肝息风汤加减。

龙骨 30g 牡蛎 15g 代赭石 10g 龟板 20g 白芍 10g 玄参 15g 天冬 12g 牛膝 15g 川楝子 8g

6.痰热内闭清窍证

主症:起病急骤,神识昏蒙,鼻鼾痰鸣,半身不遂,肢体强痉拘急,项强身热,气粗口臭,躁扰不宁,甚则手足厥冷,频繁抽搐,偶见呕血,舌质红绛、舌苔褐黄干腻,脉弦滑数。

治法:清热化痰,醒神开窍。

方药:羚羊角汤配合灌服安宫牛黄丸。

羚羊角粉冲服 0.6g 珍珠母先煎 30g 竹茹 6g 天竺黄 6g 石菖蒲 10g 远志 10g 夏枯草 10g 丹皮 10g

7.痰湿蒙塞心神证

主症:半身不遂,口舌歪斜,言语謇涩或不语,感觉减退或消失,神识昏蒙,痰鸣漉漉,面白唇暗,静卧不烦,二便自遗,周身湿冷,舌质紫暗,苔白腻,脉沉滑缓。

治法:温阳化痰,醒神开窍。

方药:涤痰汤配合灌服苏合香丸。

制半夏 10g 茯苓 10g 枳实 10g 陈皮 10g 胆南星 6g 石菖蒲 10g 远志 10g 竹茹 5g 丹参 20g

8.元气败脱证

主症:昏愦不知,目合口开,四肢松懈瘫软,肢冷汗多,二便自遗,舌痿,舌质紫暗,苔白腻,脉微欲绝。

治法:益气回阳固脱。

方药:参附汤。

人参 15g 附子 10g

9.肾虚痰阻,清窍不利证

主症:中风日久,反应迟钝,或痴呆,舌强不能言,足废不能用,口干不欲饮,或二便失禁,舌苔浮腻,脉沉迟细弱之喑痱证。

方药:地黄饮子。

熟地黄 18g 巴戟天 10g 山萸肉 12g 石斛 10g 肉苁蓉 12g 熟附片 6g 五味子 6g 肉桂 4g 云苓 12g 麦冬 10g 石菖蒲 10g 远志 6g 薄荷 6g 生姜 3 片大枣 5 枚

上述各证痰热盛者可加清开灵注射液或醒脑静注射液 20~40ml 稀释于 5%葡萄糖注射液或 0.9%生理盐水注射液 250~500ml 中静脉滴注,每日 1 次;气阴两虚明显者,可选用生脉注射液或参麦注射液 20~40ml 加入 5%葡萄糖注射液或 0.9%生理盐水注射液 250~500ml 中静脉滴注,每日 1 次。可常规伍用活血化瘀中药注射剂如血栓通、疏血通、丹参注射液等。

第二节 脑出血

脑出血(intracerebral hemorrhage,ICH)是指非外伤性原发性脑实质内出血。脑出血病因多种多样,常见的病因有高血压,脑血管畸形、脑淀粉样血管病、溶栓或抗凝后、瘤卒中和脑梗死后出血等,其中高血压性脑出血为最常见的原因。高血压性脑出血是在血管病变基础上,血压升高使动脉破裂所致。在我国占急性脑血管病的 30%左右。急性期病死率约为 30%~40%,是急性脑血管病中最高的。在脑出血中,大脑半球出血约占 80%,脑干和小脑出血约占 20%。脑出血预后与出血部位、出血量、病因、全身状态有关,脑干、丘脑、大量脑室出血预后差。重症脑出血多在发病数小时至数天内因脑疝死亡,部分患者可生活自理或恢复工作。

一、病因病机

高血压和动脉硬化为脑出血的最常见病因,也可因脑血管畸形、脑动脉瘤、血液病、抗凝或溶栓治疗、脑血管淀粉样变性、脑底异常血管网症,以及中枢神经系统感染、动脉炎等其他原因所致。

目前认为其发病可能与下列机制有关:

1.高血压引起脑部小动脉壁上的微动脉瘤形成,当血压骤升导致微动脉瘤破裂而出血;

2.高血压引起脑小动脉痉挛,导致其远端脑组织缺氧、坏死、点状出血和脑水肿,继而大片出血;

3.高血压可引起小动脉壁玻璃样变、纤维素样坏死或透明性变而变薄形成小动脉瘤或夹层动脉瘤,当血压骤升时破裂而出血;

4.由于脑内动脉壁破裂,中层肌细胞及外膜结缔组织均少,且无外膜力层,故在长期高血压作用下易于出血,这种结构特点也为脑出血明显多于其他内脏出血的原因;

5.大脑中动脉与其发出的深穿支(如豆纹动脉)呈直角,此种解剖结构在用力、激动等外加因素下可使血压骤升,或因压力的变化促使该分支动脉破裂而出血。

二、诊断要点

(一)症状

突发性偏瘫、偏身感觉障碍、失语等局灶性神经功能缺损症状,常伴有头痛、呕吐、意识水平下降,重症者起病即表现为意识障碍。

(二)体征

可有偏瘫、偏身感觉障碍、偏盲、失语、空间构象障碍、精神症状、凝视麻痹、共济失调、眼震、复视、眼睑下垂、痫性发作、四肢瘫、去大脑强直、意识障碍和脑膜刺激征等。

(三)辅助检查

1.血液检查:可有白细胞增高,血糖升高等。

2.影像学检查

(1)头颅 CT 扫描:诊断脑出血安全有效的首选方法,可准确、清楚地显示脑出血的部位、出血量、占位效应、是否破入脑室或蛛网膜下腔及周围脑组织受压的情况。头颅 CT 扫描示血肿灶为高密度影,边界清楚,CT 值为 75~80Hu,在血肿被吸收后显示为低密度影。

(2)头颅 MRI 检查:脑出血后的不同时期血肿的 MRI 表现各异。急性期脑出血的诊断 CT 优于 MRI,但 MRI 检查能更准确地显示血肿演变过程,对某些脑出血患者的病因探讨会有所帮助,如能较好地鉴别瘤卒中。发现 AVM 及动脉瘤等。

(3)脑血管造影(DSA):中青年非高血压性脑出血或 CT 和 MRI 检查怀疑有血管异常时,应进行脑血管造影检查。脑血管造影可清楚地显示异常血管及显示出造影剂外漏的破裂血管和部位。可检出脑动脉瘤,脑动静脉畸形、Moyamoya 病和血管炎等。

(4)腰穿检查:在没有条件或不能进行 CT 扫描者,可进行腰穿检查协助诊断脑出血。对大量的脑出血、小脑出血或脑疝早期,腰穿应慎重,以免诱发脑疝。

(四)诊断标准

采用 1996 年中华神经科学会/中华神经外科学会的《各类脑血管疾病诊断要点》:

好发部位为壳核、丘脑、尾状核头部、中脑、桥脑、小脑、皮质下白质即脑叶、脑室及其他。主要是高血压性脑出血,也包括其他病因的非外伤性脑内出血。高血压性脑出血的诊断要点如下:

1.常于体力活动或情绪激动时发病。

2.发作时常有反复呕吐、头痛和血压升高。

3.病情进展迅速,常出现意识障碍、偏瘫和其他神经系统局灶症状。

4.多有高血压病史。

5.腰穿脑脊液多含血和压力增高(其中20%左右可不含血)。

6.脑超声波检查多有中线波移位。

7.鉴别诊断有困难时若有条件可做CT检查。

三、鉴别诊断

(一)脑梗死

脑梗死临床表现有时与小量脑出血相似,头颅CT可资鉴别。

(二)硬膜下血肿

可出现局灶性神经功能缺损症状、体征,但多发生于受冲击颅骨下或对冲部位,外伤史可提供诊断线索,常见于额极和颞极。

四、治疗方法

(一)出血应该根据出血部位及出血量决定治疗方案,具有手术指征的需要及时手术,根据具体情况可以采用微创穿刺血肿清除术、小骨窗开颅血肿清除术、去骨片减压血肿清除术或脑室穿刺引流加腰穿放液治疗等;轻型患者或无法行手术的患者可以按照内科保守治疗,内科治疗中根据病程、病情的变化可以采用中西医结合治疗。脑出血的患者应该在卒中单元治疗。

1.一般治疗:脑出血急性期宜卧床休息2~4周,过度烦躁不安的患者可适量用镇静药,便秘者可选用缓泻剂。昏迷患者应保持呼吸道通畅,吸氧,留置鼻饲,预防呼吸道感染和尿路感染的发生,根据情况可酌情用抗菌素预防感染。脑出血患者应严密注意患者的意识、瞳孔大小、血压、呼吸等改变,必要时应对昏迷患者进行监护。

2.调控血压:脑出血患者在降颅内压基础上,根据血压情况及患者具体情况再决定是否进行降血压治疗。血压≥200/110mmHg时,在降颅压的同时可慎重平稳降血压治疗,使血压维持在略高于发病前水平或180/105mmHg左右;收缩压在170~200mmHg或舒张压100~110mmHg,暂时尚可不必使用降压药,先脱水降颅压,并严密观察血压情况,必要时再用降压药。血压降低幅度不宜过大,否则可能造成脑低灌注。收缩压<165mmHg或舒张压<95mmHg,不需降血压治疗。血压过低者应升压治疗,以保持脑灌注压。

3.降低颅内压:脑出血的降颅压治疗首先以高渗脱水药为主,如甘露醇或甘油果糖、甘油氯化钠等,注意尿量、血钾及心肾功能。可酌情选用呋塞米(速尿)、白蛋白。

4.手术治疗:手术目的主要是尽快清除血肿、降低颅内压、挽救生命,其次是尽可能早期减少血肿对周围脑组织的压迫,降低致残率。

主要采用的方法有以下几种:去骨瓣减压术、小骨窗开颅血肿清除术、钻孔穿刺血肿碎吸术、内窥镜血肿清除术、微创血肿清除术和脑室穿刺引流术等。

(二)中医辨证论治

脑出血基本病机是脏腑功能失调,阴阳失衡,气血逆乱,上犯于脑,络破血溢于脑脉之外,重症者可闭塞清窍,蒙蔽神明。病位在脑,与心、肾、肝、脾密切相关。病性是本虚标实,上盛下虚。在本为肝肾阴虚,气血亏虚;在标为风火相煽,痰湿壅盛,气血逆乱,络破血溢出。

脑出血急性期常以"风证"、"火证"为主要证候要素,治疗宜平肝息风、清化痰热、化痰通腑为法,病程进展出现"阴虚证"以育阴息风为法治疗;重症者表现为神志障碍,以祛邪开窍醒神与扶正固本兼用,病情发展到"元气败脱证"时,则当以益气回阳固脱为要;脑出血恢复期以扶正为主,兼以祛邪为辅;后遗症期以"气虚血瘀证"为多,以益气活血为基本方法,可兼以补益肝肾,温补肾阳等。

1.肝阳暴亢,风火上扰证

主症:半身不遂,口舌歪斜,言语蹇涩或不语,偏身麻木,感觉减退或消失,眩晕头痛,面红目赤,口苦咽干,心烦易怒,尿赤便干,舌质红或红绛,舌苔薄黄,脉弦有力。

治法:平肝潜阳,息风清热。

方药:天麻钩藤饮加减。

天麻 9g 钩藤后下 12g 石决明先煎 18g 川牛膝 12g 杜仲 9g 桑寄生 9g 黄芩 9g 山栀 9g 益母草 9g 夜交藤 9g 朱茯神 9g

重症者可以出现风火上扰清窍而神志昏蒙,以羚角钩藤汤配合服用安宫牛黄丸加减。羚角粉 0.6g 桑叶 6g 川贝 12g 生地 15g 钩藤后下 9g 菊花 9g 茯神 9g 白芍 9g 生甘草 2.4g 竹茹先煎 15g 等。

清开灵注射液:一日 20~40ml,以 5%葡萄糖注射液或生理盐水注射液 250~500ml 稀释后使用,静脉滴注,每日 1 次。

2.痰热腑实,风痰上扰证

主症:半身不遂,口舌歪斜,言语蹇涩或不语,偏身麻木,感觉减退或消失,腹胀,便干便秘,头晕目眩,咳痰或痰多,舌质暗红或暗淡,苔黄或黄腻,脉弦滑或偏瘫侧脉弦滑而大。

治法:化痰通腑。

方药:星蒌承气汤加减。

全瓜蒌 30g 胆南星 6g 生大黄后下 10g 芒硝冲服。10g 丹参 30g 等。

痰热甚者加天竺黄 10g、竹沥冲服 10g、川贝母 10g 以清化痰热;热象明显者,加山栀 10g、黄芩 10g 以清热除烦;年老体弱津亏者,见口干口渴加生地黄 15g、麦冬 15g、玄参 10g 以养阴生津;

3.阴虚风动证

主症:半身不遂,口舌歪斜,言语蹇涩或不语,偏身麻木,感觉减退或消失,烦躁失眠,眩晕耳鸣,手足心热,咽干口燥,舌质红绛或暗红,或舌质红瘦,少苔或无苔,脉弦细或弦细数。

治法:滋养肝肾,潜阳息风。育阴息风,活血通络。

方药:镇肝息风汤加减或育阴息风汤加减。

怀牛膝 30g 生赭石先煎 30g 生龙骨先煎 15g 生牡蛎先煎 15g 生龟板先煎 15g 生杭芍 15g 玄参 15g 天冬 15g 川楝子 6g 生麦芽 6g 茵陈 6g 甘草 4.5g 等。

以阴虚血瘀明显者,以育阴息风汤加减:

生地黄 20g 山萸肉 10g 钩藤后下 30g 天麻 10g 丹参 30g 白芍 15g 等。

4.痰热内闭证(阳闭证)

主症:神昏或昏聩,半身不遂,鼻鼾痰鸣,项强身热,气粗口臭,躁扰不宁,甚则手足厥冷,频繁抽搐,偶见呕血;舌质红绛,舌苔黄腻或干腻,脉弦滑数。

治法:清热化痰,醒神开窍。

方药:羚羊角汤配合灌服或鼻饲安宫牛黄丸或清心宣窍汤加减。

羚羊角汤:羚羊角粉冲服 0.6 龟板先煎 20g 生地 12g 牡丹皮 10g 白芍 12g 柴胡 10g 薄荷 6g 蝉衣 6g 菊花 10g 夏枯草 6g 生石决明先煎 20g 大枣 6g。

清心宣窍汤:黄连 10g 山栀 10g 丹参 15g 天麻 10g 钩藤后下 20g 石菖蒲 10g 粉丹皮 10g。

中成药:安宫牛黄丸:一次 1~2 丸,每 6~8 小时灌服或鼻饲 1 次。琥珀猴枣散:一次 0.36g,口服;清开灵注射液:一日 20~40ml,以 5%葡萄糖注射液或生理盐水注射液 250~500ml 稀释后使用,静脉滴注,每日 1 次;醒脑静注射液:10~20ml 加入 5%葡萄糖注射液或生理盐水 500ml 中,静脉滴注,每日 1 次。

5.元气败脱,神明散乱证(脱证)

主症:神昏或昏聩,肢体瘫软,目合口张,呼吸微弱,手撒肢冷,汗多,重则周身湿冷,二便失禁,舌痿不伸,舌质紫暗,苔白腻,脉沉缓、沉微。

治法:益气回阳固脱。

方药:参附汤加减或合生脉散加减。

人参 9g,熟附子炮去皮 6~10g

汗出不止者加山萸肉 10g、黄芪 30g、龙骨先煎 30g、牡蛎先煎 30g 以敛汗固脱;

参附注射液:一次 20~100ml,用 5%~10%葡萄糖注射液 250~500ml 稀释后使用,静脉滴注。

6.气虚血瘀证

主症:半身不遂,口舌歪斜,言语塞涩或不语,偏身麻木,感觉减退或消失,面色㿠白,气短乏力,口角流涎,自汗出,心悸便溏,手足肿胀,舌质暗淡,舌苔薄白或白腻或有齿痕,脉沉细、细缓或细弦。多见于恢复期。

治法:益气活血。

方药:补阳还五汤加减。

生黄芪 120g 当归尾 6g 赤芍 6g 地龙 3g 川芎 3g 红花 3g 桃仁 3g

第三节 蛛网膜下腔出血

蛛网膜下腔出血(subarachnoid hemorrhage,SAH)是各种原因的颅内出血,导致血液流入蛛网膜下腔的统称。临床上可分自发性与外伤性两类,自发性又分为原发性与继发性两种。由各种原因引起软脑膜血管破裂血液流入蛛网膜下腔者称为原发性蛛网膜下腔出血;因脑实质内出血血液流入蛛网膜下腔者称继发性蛛网膜下腔出血。临床上一般指的都是原发性,约占急性脑血管病的15%。每年发病率为10.6/10万,仅次于脑梗死及脑出血,处于急性脑血管病第三位。

一、病因病机

以先天性动脉瘤为最常见(约占50%),其次为动静脉畸形(占15%)和脑动脉硬化性梭性(粟状)动脉瘤(约占13%),还可由脑瘤、颅底异常血管网、血液病、脑动脉炎、结缔组织病、脑膜脑炎、抗凝和溶栓治疗、妊娠、颅内静脉血栓和脑梗死等引起(约占10%~112%),原因不明者占10%。

1.动脉瘤:在先天性及病理性血管管壁的变薄、内弹力层和肌层纤维的中断、血管发育不全或变性的基础上,尤其是血管分叉处在血流的不断冲击下可逐渐扩张和形成囊状或带蒂囊状的动脉瘤,在血管壁的极薄处可发生血液渗漏,当压力突然增高时可破裂出血。

2.动静脉畸形:由于血管壁发育不全,厚薄不一,动脉压力大,而静脉压力低,当大量血流冲击时易破裂出血。

3.脑底动脉动脉粥样硬化:因脑动脉壁中的纤维组织代替了肌层,内弹力层变性断裂和胆固醇沉积于内膜上,经血液冲击后逐渐扩张形成梭形动脉瘤,在血压突然增高时亦可破裂出血。

出血后,血流进入蛛网膜下腔刺激脑膜引起脑膜刺激征。颅腔内容物增加压迫脑组织导致脑水肿和颅内高压。反复再出血更加重这一病理过程。继发性脑血管痉挛可引起脑缺血,严重者可导致脑梗死。血液可堵塞脑脊液循环通道,促使脑脊液的吸收和回流受阻,导致急性交通性脑积水或非交通性脑积水和颅内压的急性升高,进一步减少脑血流量和加重脑水肿,甚至导致脑疝形成。这种情况多在发病后24~48小时内发生。

二、诊断要点

(一)症状

剧烈头痛是蛛网膜下腔出血最突出的症状,通常表现为突然发生的劈裂样剧烈头痛,伴有颈项强直,头痛的部位比较广泛,分布于前额、后枕或整个头部,并可延及颈、肩、背、腰及两腿等部位。头痛可持续数日或者数周不变,2周后缓慢减轻,头痛再发常提示再出血可能。

发病多有激动、用力或排便等诱因。出血常引起血压急骤上升。短暂意识丧失很常见，后交通动脉瘤压迫动眼神经可产生该神经麻痹，颈内动脉海绵窦段动脉瘤易损伤Ⅲ、Ⅳ、Ⅴ及Ⅵ颅神经；大脑前动脉瘤常出现精神症状；大脑中动脉动脉瘤可出现偏瘫、偏身感觉障碍和痫性发作；椎—基底动脉瘤出现颅神经瘫痪；动静脉畸形病人常见癫痫发作。急性期偶见欣快、谵妄和幻觉等精神症状，2~3周可自行消失。

60岁以上老年患者临床症状常不典型，起病缓慢，头痛等症状不明显，意识障碍及脑实质损害症状较严重，或以精神症状起病，应引起注意。

(二)体征

脑膜刺激征，即颈强直、Kemig征、Bmdzinski征，是蛛网膜下腔出血最典型的体征，但并非所有患者均出现，有时后背部较低位置的疼痛比头痛更为突出；大约25%的病人可出现视网膜前或玻璃体膜前出血，出血多呈片状而且边界光滑，发病1小时内即出现，是急性颅内压增高和眼静脉回流受阻所致，对诊断有一定提示意义。

(三)辅助检查

1.CT检查：头颅CT是诊断蛛网膜下腔出血最首要的检查方法。CT最常见的表现是基底池弥散性出血，较严重的出血血液可扩散至外侧裂、大脑内侧的沟裂、脑室系统和大脑凸面上。出血聚集的位置是可提供动脉瘤破裂位置的重要线索。CT还可以显示局限性的脑实质内或硬膜下出血、脑室扩大，大的、有血栓形成的动脉瘤以及因血管痉挛造成的脑梗死。CT在发病24小时内诊断蛛网膜下腔出血的敏感性可达到90%~95%，3天时为80%，1周时为50%，2周时30%。CT增强可发现大多数动静脉畸形和大的动脉瘤。CT正常并不能排除蛛网膜下腔出血，对于疑诊蛛网膜下腔出血而CT阴性的病人可行腰椎穿刺检查。

2.脑脊液(CSF)检查：若CT检查不能确定蛛网膜下腔出血诊断，对疑似病人可进行腰椎穿刺和脑脊液检查。肉眼呈均匀一致血性脑脊液，压力明显增高(400~600mmH$_2$O)，可提供蛛网膜下腔出血诊断的重要证据。离心后的上清液呈黄色可帮助鉴别蛛网膜下腔出血或穿刺损伤性出血。最初脑脊液红细胞与白细胞数比例与外周血相同(700:1)，但血液引起化学性脑膜炎导致脑脊液淋巴细胞增多，48小时内白细胞可达数千，出血后4~8小时脑脊液糖降低；病后12小时离心脑脊液上清黄变，2~3周黄变消失。须注意腰椎穿刺有诱发脑疝形成的危险。

3.数字减影血管造影(DSA)检查：因约20%的患者为多发性动脉瘤，动静脉畸形常由多支血管供血，故明确蛛网膜下腔出血诊断后需进行全脑血管造影。DSA可确定动脉瘤位置，显示血管解剖走行、侧支循环及血管痉挛等，发现烟雾病、血管性肿瘤等病因，为蛛网膜下腔出血病因诊断提供可靠证据，是制定合理外科治疗方案的基础。血管痉挛、局部血栓形成或技术不佳可能导致假阳性结果，所以约5%首次DSA检查阴性的患者1~2周后再行检查可发现动脉瘤。

4.头颅磁共振(MRI)检查：MRI对蛛网膜下腔出血的敏感性不及CT检查，急性期MPd检查可能诱发再出血。MRI可检出脑干小动静脉畸形，MRA对直径3~5mm动脉瘤检出率可达 84%~100%，但由于空间分辨率较差，不能清晰显示动脉瘤颈和载瘤动脉。

5.经颅多普勒(TCD)检查：TCD 检查作为非侵入性技术可监测蛛网膜下腔出血后脑血管痉挛状况具有一定价值。

6.其他检查：心电图可显示 T 波高尖或明显倒置、PR 间期缩短、出现高 U 波等异常；血常规、凝血功能和肝功能检查可提示其他方面的出血原因。

三、诊断与鉴别诊断

参照中国脑血管病防治指南(2005 试行版)：多有情绪激动或用力等诱因，突然剧烈头痛持续不缓解或进行性加重，伴有呕吐、颈强直等脑膜刺激征，伴或不伴有意识障碍，少数可有局灶性神经系统体征如轻偏瘫、失语、动眼神经麻痹等，可高度提示蛛网膜下腔出血。如 CT 证实脑池和蛛网膜下腔高密度出血征象，腰穿压力明显增高和血性脑脊液，眼底检查玻璃体下片块状出血等可临床确诊本病。

(一)高血压性脑出血

可出现意识障碍和血性脑脊液，但有明显局灶性体征如偏瘫、感觉障碍、失语等。原发性脑室出血和重症蛛网膜下腔出血患者临床鉴别困难，小脑出血、尾状核头出血等因无明显肢体瘫痪易与本病混淆，CT 和 DSA 检查可资鉴别。

(二)颅内感染

各种原因的脑膜炎均可产生头痛、呕吐及脑膜刺激征，但一般应先有发热等感染性症状，脑脊液检查提示为感染性，应与蛛网膜下腔出血后发生化学性脑膜炎相鉴别。蛛网膜下腔出血脑脊液黄变、淋巴细胞增多，应注意与结核性脑膜炎区别，但后者脑脊液中糖、氯降低，头 CT 检查正常。

(三)颅内肿瘤

约 1.5%的脑肿瘤可发生瘤卒中，形成瘤内或瘤旁血肿合并蛛网膜下腔出血；颅内转移、脑膜肿瘤或神经系统白血病也可出现血性脑脊液，可根据病史、脑脊液检出瘤细胞和头颅 CT 进行鉴别。

四、治疗方法

(一)西医治疗

1.一般处理

①蛛网膜下腔出血患者应住院监护治疗。病房应保持安静、舒适和暗光的环境。

②病人应绝对卧床休息 4~6 周，床头抬高 15~20°，保持呼吸道通畅。

③避免用力排便、咳嗽、喷嚏和情绪激动等引起血压增高的诱因，可予常规口服缓泻剂保持大便通畅；

④注意营养支持；

⑤头痛时可使用止痛药物，必要时可使用曲马多、强痛定等，避免使用吗啡等麻醉剂；

⑥情绪激动可镇静治疗如血容量和足够的脑灌注。

⑦避免使用抗血小板类药丙嗪等;

⑧补液,保证水电解质及适当给予生理盐水,保证正常。

⑨保持病人适当的肢体活动,可采用被动活动的方式,预防下肢静脉血栓形成。

2.脱水治疗:蛛网膜下腔出血引起颅内压增高者,应进行脱水治疗,常使用 20%甘露醇 125~250ml,6~8 小时 1 次,快速静脉滴注;也可考虑甘油果糖脱水治疗,必要时可加用速尿、白蛋白脱水治疗。

3.降压治疗:高血压患者死亡风险增加,对于持续血压增高的患者应予以降压治疗,但要避免低血压,需审慎降压至 160/100mmHg 水平。降压药物可选用静脉或口服剂型。

4.预防再出血:目前尚无抗纤溶药物使用有益的有力证据,有研究显示抗纤溶治疗可降低 SAH 患者再出血的危险,但却增加了脑缺血的危险,最终对死亡、植物状态、严重残疾等不良结局没有改善,故不推荐使用;如病人存在凝血机制障碍,可使用抗纤溶药物,如 6-氨基己酸 4~6g 加于 0.9%生理盐水 100ml 静点,15~30 分钟内滴完,再以 1g/h 剂量静滴 12~24 小时,之后 24g/天,持续 3~7 天,后根据病情调整剂量;止血芳酸 0.4g 缓慢静注,2 次/天;或使用立止血、维生素 k 等药物。

5.预防血管痉挛:口服或静脉使用尼莫地平被认为有效,口服尼莫地平 40mg,4~6次/天,连续使用 21 天;或静滴尼莫地平 10~20mg/天,1mg/h,10~14 天为 1 疗程。可减少动脉瘤破裂后迟发性血管痉挛导致缺血合并症。

6.放脑脊液治疗:腰穿缓慢放出血性脑脊液,每次 10~20ml,每周两次,可能减少迟发性血管痉挛、正常颅压脑积水发生率,可降低颅内压,但应注意诱发脑疝、颅内感染和再出血的风险,应严格掌握,密切观察。

7.外科治疗:外科手术治疗是根除病因、防止复发的有效手段。动脉瘤夹闭术被认为是动脉瘤外科手术治疗的标准方法。患者意识状态与预后密切相关,临床采用 Hunt 和 Hess 分级法对确定手术时机和判断预后有一定帮助。完全清醒(Hunt 分级 I、II 级)或轻度意识模糊(III 级)患者手术能改善临床转归,昏睡(IV 级)或昏迷(V 级)患者似乎不能获益。目前证据似乎支持分级较轻者早期手术,可减少再出血风险。血管内介入治疗采用超选择导管技术、可脱性球囊或铂金微弹簧圈栓塞术治疗动脉瘤,对外科治疗不可能进行或危险性高(其中包括后循环动脉瘤)时可考虑使用。对于动静脉畸形可采用 AVM 整块切除术,供血动脉结扎术血管内介入栓塞或 γ-刀治疗等。

(二)中医辨证论治

本病发病急骤,多因情绪激动、用力、排便、咳嗽等诱发。青壮年平素多性情急躁,五志过极皆可化火,心肝火旺,灼伤肝阴,肝阳偏亢;中老年人肝肾渐亏,水不涵木,肝阳偏亢,复因暴怒,肝阳暴涨,风煽火炽,或因用力气机升降失常,气血逆乱于上,上冲于脑,脑脉破裂发为本病。

本病初起多以实邪阻滞为主要表现,风火痰瘀诸邪胶结互现,其轻者,邪阻脉络,不通则痛,表现为剧烈头痛,其重者则邪闭脑窍,神志不清;本病顺症者,经调治将息,邪祛正衰,后期出现肝肾阴虚,气血不足的表现;逆症者,邪气独留,正气衰败,元气败脱,多成不治。总之,本病主要为肝经病变,以实证居多,风、火、痰、瘀为其标,肝肾阴虚、气血亏虚为其本,情志内伤为其最常见的诱发因素,风(肝风)、火(心火,肝火)、痰、瘀乃其重要的病理因素,常相兼互化,相互影响,互为因果;病变部位在脑,病变脏腑涉及肝、心、肾,病性以实为主。

1.肝阳暴亢,瘀血阻窍

主症:多有情绪激动、用力等诱因,突发头痛,疼痛剧烈,状如刀劈,伴有恶心、呕吐,烦躁,易激动,口干、口苦,渴喜冷饮,舌暗红,或有瘀斑,舌下脉络迂曲,苔黄,脉弦。

治法:平肝潜阳,活血止痛。

方药:镇肝息风汤加减。

生龙骨先煎 30g　生牡蛎先煎 30g　代赭石先煎 30g　龟版先煎 30g　白芍 12g　玄参 15g　天冬 9g　川牛膝 15g　川楝子 9g　茵陈 9g　麦芽 9g　川芎 9g

挟有痰热者,加天竺黄 15g、竹沥 9g 以清化痰热;心烦失眠者,加黄连 9g、山栀 9g、夜交藤 15g、珍珠母 30g 以清心除烦、安神定志;头痛重,加生石决明 15g、夏枯草 15g 以平肝清热;烦躁者加菖蒲 15g、远志 15g 以宁神定志;血瘀明显者加红花 12g、桃仁 12g、丹皮 15g 以活血化瘀。

2.肝风上扰,痰蒙清窍

主症:突然发病,头痛剧烈,伴有恶心、呕吐,嗜睡或神志昏蒙,项背强直、或肢体抽搐,可伴有头晕、谵妄、口苦,咽干,痰鸣,舌红,苔腻,脉弦滑。

治法:平肝息风,化痰开窍。

方药:羚角钩藤汤和温胆汤加减。

羚羊角粉 1.2g 分冲　生地 30g 钩藤 15g 菊花 9g 茯苓 15g　白芍 15g 赤芍 15g 竹茹 9g 川牛膝 15g 川芎 9g 丹皮 15g 半夏 9g 陈皮 9g 栀子 9g

头痛剧烈者加石决明 15g、夏枯草 15g 平肝清热;恶心呕吐者加生姜 9g 和中止呕;谵妄加菖蒲 15g、郁金 15g 豁痰宁神;口苦、咽干加黄芩 9g 以清热利咽;痰多加天竺黄 15g、川贝粉 3g 冲服以清热化痰。

3.瘀血阻络,痰火扰心

主症:头痛剧烈,恶心、呕吐,躁扰不宁,呼吸急促,痰鸣,口臭,发热,可有偏瘫、偏身麻木、口眼歪斜,大便干,小便短赤,舌红,苔黄腻,脉洪大数。

治法:活血化瘀,清化痰热。

方药:通窍活血汤和涤痰汤加减。

川芎 9g 桃仁 12g 红花 9g 赤芍 15g 丹皮 15g 胆星 6g 半夏 9g　橘红 9g 竹茹 9g 菖蒲 12g 枳实 9g 茯苓 15g

热重者加山栀 15g、黄芩 15g 以清热解毒;大便干加大黄 9g、全瓜蒌 30g 泻下通便;痰多加天竺黄 15g、竹沥 9g 以清热化痰等。

4.心神散乱,元气败脱

主症:神昏或昏聩,肢体瘫软,呼吸微弱或不规则呼吸,目合口开,汗出肢冷,二便自遗。脉沉弱或沉微。

治法:益气固脱,回阳救逆。

方药:独参汤或参附汤加减。

红参 30g,炙附子 9g。

汗出淋漓者加煅龙骨先煎 30g、煅牡蛎先煎 30g、五味子 12g 以敛汗固脱。

第四节　急性感染性多发性神经根神经炎

急性感染性多发性神经根神经炎,又名急性感染性脱髓鞘性多发性神经根神经病或吉兰—巴雷综合征,是一种以运动障碍为主的单相病程自身免疫性周围神经病,病变范围较广,主要累及脊神经根、脊神经和颅神经,大脑、小脑亦可有不同程度改变。组织学改变为巨噬细胞介导的节段性脱髓鞘,伴有 Sehwann 细胞增生和髓鞘重新形成,另有不同程度的轴突变性。

一、病因病机

本病确切病因不清,可发生于感染性疾病、疫苗接种或外科处理后,也可无明显诱因。临床及流行病学证据显示,与先期空肠弯曲菌感染有关,还可能与巨细胞病毒、EB 病毒、肺炎支原体、乙型肝炎病毒、人体免疫缺陷病毒有关。免疫学基础证据不充分。

中医学认为,本病当属"痿证"范畴,病因分为外感、内伤与内外合邪三个方面。如温热之邪犯肺,肺津受灼,筋脉失养;或感受湿邪,郁而化热,浸淫筋脉,气血运行受阻,筋肉失于濡养;或素体阳虚、肺肾气虚,复感寒湿,浸淫肝肾,阻滞经络;或脾胃虚弱,运化失职及。肾精不足,肝血不足,筋骨失养。总之,筋脉阻滞或筋脉失养是本病病机之关键。

二、诊断要点

(一)症状

多数患者发病前数日至数周有呼吸道感染或胃肠道感染以及疫苗接种史。起病呈急性或亚急性,病程呈渐进性发展,数日至两周左右达到最高峰,少数患者病情发展较快,一天至两天肌无力迅速发展至高峰,出现四肢完全瘫痪、呼吸肌、吞咽肌无力。

肢体无力多从双下肢开始,逐渐向上发展,累及躯干、上肢、颅神经支配肌肉。瘫痪为对称性弛缓性瘫痪,肌无力以近端为重。患者常见主观感觉异常,如肢体远端的麻木、针刺感、疼痛等。少数患者出现颅神经损害,常见为双侧面瘫,三叉神经、动眼神经、外展神经也可受累,也可出现球麻痹。植物神经功能受损表现为肢端皮肤营养障碍、发绀、出汗。极少数患者可有短暂的排尿功能障碍。有的患者自主神经紊乱症状较为明显,如窦性心动过速、心律失常、血压不稳定出汗增多、皮肤潮红、手足肿胀和营养不良、肺功能受损、麻痹性肠梗阻等。

吉兰-巴雷综合征可有急性运动轴索型神经病、急性运动感觉轴索型神经病、Fisher综合征、不能分型的吉兰-巴雷综合征四种类型。

（二）体征

四肢比较对称的弛缓性瘫痪，腱反射明显减弱或消失。感觉障碍少见，呈手套袜子样感觉障碍，震动觉和关节运动觉不受累。少数患者出现克氏征等神经根刺激征。有一些患者有严重的位置觉障碍。可有神经根牵扯痛、节段型感觉减退区。

（三）辅助检查

1.脑脊液改变：典型改变是蛋白—细胞分离现象，即蛋白升高而细胞数正常，是本病特征性表现。蛋白增高在数天开始升高，2~4 周后增高最为明显，可达 1~5g/L，6~8 周逐渐恢复正常，但少数患者蛋白无增高。脑脊液白细胞数正常或稍高，也有人认为脑脊液每立方毫米超过 10 个细胞诊断可疑。

2.电生理检查：可发现运动及感觉神经传导速度显著降低、失神经或轴索变性的证据。发病早期可能仅有 F 波或 H 反射延迟或消失。脱髓鞘可见 NCV 减慢、远端潜伏期延长、波幅正常或轻度异常，轴索损害表现为远端波幅减低。早期应检查多根神经。

三、鉴别诊断

（一）不典型的急性脊髓灰质炎

可表现为四肢不完全性瘫痪，四肢末端也有感觉障碍，发热不高，早期也表现蛋白—细胞分离征，与吉兰—巴雷综合征的鉴别相当困难。肌电图有助于鉴别，吉兰-巴雷综合征呈周围性损害，急性脊髓灰质炎则有肌束波出现，进一步鉴别有赖于病毒分离及血液学检查。

（二）急性脊髓炎

本病存在感觉障碍平面，平面以下各种感觉脱失，括约肌功能障碍极为明显，脑脊液一般正常或白细胞与蛋白质略为增高，据此容易与吉兰-巴雷综合征鉴别。

（三）低血钾型周期性麻痹

本病起病常短于 1 天，一般数日即可恢复，表现为四肢弛缓性瘫痪，无呼吸机麻痹，无颅神经受损、感觉障碍、神经根刺激症状，脑脊液检查正常，血钾降低，补钾治疗显效，往往有反复发作病史；吉兰-巴雷综合征病前多有感染史，急性或亚急性起病，常从双下肢开始出现四肢瘫，可有呼吸肌麻痹、颅神经受损，可有末梢型感觉障碍及疼痛，脑脊液呈蛋白细胞分离，血钾正常，无既往史病史。

四、治疗方法

（一）西医治疗

1.一般治疗：保持呼吸道通畅，呼吸困难者可作气管切开，给予人工辅助呼吸。

2.免疫治疗

（1）激素治疗：通常认为无效，无条件使用血浆交换、IgG 患者可试用。静滴甲基泼尼松龙 500mg 或地塞米松 5~10mg/d，连续 7~10 天为 1 疗程。

（2）血浆交换：适应于严重或快速进展的患者。每次交换血浆量按 40ml/kg 或 1~1.5 倍血浆容量计算，可用 5%白蛋白复原血容量，减少使用血浆并发症。轻、中、重度患者每周分别作 2 次、4 次、6 次。主要禁忌证是严重感染、心律失常、心功能不全、凝血系统疾病等。

(3)IgG 静点:成人剂量为每天 0.4g/kg,5 天为 1 疗程,尽早或在出现呼吸肌麻痹前应用。禁忌证为先天性 IgA 缺乏。

3.辅助呼吸:密切注意患者呼吸情况,患者出现气短、动脉内氧分压低于 70mmHg 可行呼吸机辅助呼吸,注意定时翻身叩背、雾化吸入、吸痰等,保持呼吸道通畅,预防感染。

4.对症治疗和预防并发症

(1)重症患者应持续监护,窦性心动过速通常无需处理,严重心脏传导阻滞或窦性停搏可置入临时心内起搏器。

(2)高血压可用小剂量 B 受体阻滞剂,低血压可扩容或调整体位。

(3)穿长弹力袜预防深静脉血栓,可用小剂量肝素。

(4)使用广谱抗生素预防和治疗坠积性肺炎和脓毒血症。

(5)及早开始康复治疗。

(6)疼痛常用非阿片类镇痛药物。

(7)及早识别和处理焦虑症和抑郁症。

(二)中医辨证论治

1.急性期

(1)湿热证

主症:发热,口苦咽干,大便干燥,四肢酸痛拒按、无力,舌红少津,脉浮数。

治法:清热解毒。

处方:金银花 20g 大青叶 20g 虎杖 15g 板蓝根 15g 黄芩 10g

(2)湿热阻络型

主症:头身沉重无力,皮肤潮湿,胸院痞闷,口渴而不欲饮、小便赤涩热痛,苔白腻,脉缓。

治法:清热利湿。

处方:黄柏 15g 薏苡仁 15g 苍术 13g 防己 10g 木通 10g 茯苓 16g 滑石 18g

2.恢复期

(1)肝肾亏虚证

主症:形体消瘦,四肢肉脱,腰膝酸软无力,骨蒸潮热,舌红少津,脉细数。

治法:益肾填精。

方药:熟地黄 14g 山药 16g 茯苓 16g 牡丹皮 12g 天冬 12g 桑寄生 12g 泽泻 10g 巴戟天 10g

加减:伴遗精、尿失禁加黄精 10g、锁阳 10g、怀牛膝 12g;如神疲乏力,动则汗出,面色苍白加当归、白芍各 15g,黄芪 50g,白术 12g;食欲不振加茯苓 16 g、厚朴 10g、神曲 20g。

(2)脾胃虚弱气血不足证

主症:肢体痿软无力,肌肉萎缩松弛,面色不华或萎黄,气短懒言,神疲乏力,食少便溏,腹胀,苔薄白,脉细。

治法:健脾益气,养血起痿。

方药:归脾汤加减。

黄芪 30g 党参 10g 白术 12g 茯苓 15g 当归 10g 白芍 10g 熟地 15g 山药 20g 龙眼肉 10g 升麻 6g 柴胡 6g 陈皮 6g 杜仲 10g 牛膝 15g 炙甘草 6g

(张会玲 陈玲 贾昊川 李芬芬 王玲 张晓霞)

第九章 感染性疾病

第一节 败血症

败血症(septicemia)是指各种致病菌或条件致病菌侵入血循环中生长繁殖、产生毒素和其他代谢产物所引起的临床综合征。常见致病菌有革兰阳性球菌、革兰阴性杆菌、厌氧菌和真菌。败血症绝大多数呈急性病程。主要临床表现为寒战、高热、毒血症症状,以及皮疹、关节痛,部分出现迁徙性病灶、感染性休克、DIC 和多脏器功能衰竭等。

【诊断要点】

1.起病急,常有畏寒、寒战、高热及全身不适、头痛、恶心、呕吐、腹痛、腹泻等中毒症状。

2.有原发性感染病灶

(1)皮肤化脓性感染 如毛囊炎、疖肿(有挤压史)、痈等。

(2)皮肤大面积损伤 如烧伤。

(3)内脏炎症病灶 包括呼吸道、胆道、肠道、泌尿生殖系统感染。

(4)医源性创伤 如与创伤性诊疗相关的穿刺、插管、留置物体、微创手术等操作。

(5)其他感染 如开放性创伤、化脓性腹膜炎、化脓性中耳炎、鼻窦炎等。

3.败血症的特殊表现

(1)皮疹 金黄色葡萄球菌败血症可见荨麻疹、猩红热样皮疹和脓疱疹,铜绿假单胞菌败血症可见坏死性皮疹。

(2)关节症状 会黄色葡萄球菌、肺炎链球菌、溶血性链球菌及产碱杆菌败血症可见大关节疼痛、红肿及活动受限。

(3)迁徙性病灶 金黄色葡萄球菌和厌氧菌败血症多见,也见于铜绿假单胞菌败血症。常见的迁徙性病灶有皮下脓肿、肺脓肿、脑脓肿、骨髓炎、关节炎及心包炎。

4.血象 外周血白细胞计数一般在(10~30)×109 /L,中性粒细胞明显增多且核左移。部分革兰阴性菌败血症时白细胞计数可正常或减少。

5.病原菌分离 及时做血培养、骨髓培养及病灶分泌物培养可分离出病原菌。

6·鉴别诊断 应注意与变应性亚败血症、伤寒、粟粒性结核、恶性组织细胞病及系统性红斑狼疮、风湿病、深部淋巴瘤、病毒性感染等相鉴别。

【治疗要点】

重视一般治疗和对症处理；根据临床表现和病原学资料，认真选择和调整抗菌治疗方案。

抗菌治疗要把握：①选用杀菌剂。②静脉给药。③联合用药。④剂量、疗程要用足。

1.一般治疗 给予足够热量和维生素，保持水、电解质和酸碱平衡；必要时给予新鲜血、血浆或白蛋白等支持治疗。

2.对症治疗 对有严重毒血症状者，在应用足量、有效抗菌药物的同时，可短期使用糖皮质激素，用法为氢化可的松 200~300 mg/d 或地塞米松 10~15 mg/d，静脉滴注，疗程 3~5 d；对有外科处理指征的化脓性病灶应果断采取清除病灶或切开引流等措施。

3.抗菌治疗①对病原菌不明的败血症，根据病人病前状态、原发感染灶的性质、细菌的可能入侵途径，结合其临床特点，初步推测病原菌的性质，按革兰阳性菌、革兰阴性菌、其他种类细菌或混合细菌感染，先给予经验性抗菌治疗。②对病原菌明确的败血症，应针对性选用抗生素。③抗菌治疗过程中应密切观察临床疗效及不良反应，必要时调整治疗方案。④抗菌治疗疗程应根据病原菌的不同和迁徙性病灶出现及清除与否而定。一般用至体温正常，迁徙性感染或并发症的症状及体征消失后 5~10 d。

【提示】

1.血清杀菌滴度 指应用抗菌药物后病人血清能抑制其体内分离出的病原菌的最大稀释度。具体方法是从败血症病人的各种样本中分离病原菌，以该病人用药后不同稀释度的血清测定其对病原菌的杀菌作用。一般认为，血清杀菌滴度在 1：8 以上者治疗有效，而在 1:4 以下者治疗可能失败。这项检测的优越性在于能反映抗菌药物在体内对某种病原菌的抗菌活性。对病原体明确的重症感染病人，提倡根据血清杀菌滴度来预测疗效及调整治疗用药。

2.选择和调整抗菌药物时应避免的问题 ①"阶梯战术"，即不论疾病严重与否，均采用抗菌药物逐步升级的方法。实际上对败血症这样的严重感染，无论病原菌明确与否，都应果断用药，该用广谱、强效抗菌药物的，应尽快用上，"一步到位"，以争取时间，提高疗效。②"无效"就换，即某个方案或某种药物刚刚用上不足 72 h，甚至不足 24 h，因症状体征未见好转就匆忙更换药物。应认识到，抗菌药物进入体内后要发挥作用必须有一个过程，需要一段时间，一般认为这段时间不少于 48~72h，只要我们在选择方案或药物时是慎重仔细的，那么在这段时间内，医生就应注重加强临床观察，而不是频繁更换药物。③有效也换，即某个方案或某种药物应用后临床确实有效，但一段时间后，因顾虑产生耐药而进行更换。败血症的抗菌治疗具有联合用药且疗程较长（3~4 周）的特点，而联合用药的出发点之一就是减少或延缓细菌耐药。因此，只要在严密观察下没有临床疗效降低及细菌学耐药的迹象，对有效的用药方案就可以较长时间应用，甚至用至整个疗程结束。

3.败血症的预防 ①注意保护人体皮肤、黏膜的完整性，避免外伤，有创伤时应及时消毒包扎。②有效控制病人的基础疾病和治疗原发局部炎症，对疖痈等皮肤感染切忌挤压，防止细菌扩散。③加强医院内消毒隔离制度，做好婴儿室、外科病房、烧伤病房、脏器移植病房以及免疫功能低下者（血液病、中性粒细胞缺乏等病人）的防护隔离工作，防止发生医院内交叉感染。④严格遵守各种治疗技术操作的无菌操作规程，以防医源性感染。⑤合理使用广谱抗菌药物和糖皮质激素，以免引起菌群失调和降低机体的免疫功能。

第二节　感染性休克

感染性休克（septic shock），亦称脓毒性休克。是指由病原微生物及其代谢产物（内毒素和外毒素）引起机体免疫炎症反应失控，导致有效循环血量减少、微循环障碍、器官代谢和功能损害为主要临床表现的危重综合征，可致组织缺氧、代谢紊乱、细胞损害甚至多器官功能衰竭。是临床上常见而又治疗困难的一类休克，病死率高达40%~70%。患有慢性良性或恶性疾病、长期营养不良、免疫功能低下、较大手术后及老年、婴幼儿等人群是发生感染性休克的高危因素。

【诊断要点】

1.临床诊断依据

（1）感染依据 大多数感染性休克病人可找到感染灶，病原体有病毒、立克次体、细菌、真菌、螺旋体及寄生虫等。以革兰阴性菌多见，其中最常见的是大肠杆菌、铜绿假单胞菌、克雷伯肺炎杆菌、不动杆菌。球菌常见的有金黄色葡萄球菌、表皮葡萄球菌和链球菌等。感染的来源可来自全身各系统、皮肤软组织以及各种检查治疗性的器械和导管。但也有个别感染性休克病人找不到明确的感染灶，需与其他病因引起的休克相鉴别。

（2）全身炎症反应综合征（systemic inflammatory response syndrome，SIRS）的表现 发热或体温不升、寒战、皮肤潮红、呼吸急促、心率增快、白细胞增高等。具体包括体温>38℃或<36℃，心率>90次/min，呼吸>20次/min，$PaCO_2$<4.4 kPa（32 mmHg），WB（>$12×10^9$/L或<$4×10^9$/L或未成熟白细胞>10%。

（3）血流动力学改变 收缩压下降至80 mmHg以下或比原来基础血压下降20%以上，压差减小（<30 mmHg），经快速输液1 h不能恢复或需升压药维持；伴有组织低灌注表现：急性意识障碍，皮肤苍白、发绀或呈花斑，肢端湿冷，尿量减少（<30 ml/h）等。

（4）实验室检查 早期可有白细胞和中性粒细胞计数增多，有中毒颗粒及核左移现象，晚期可有血小板减少，出凝血时间和凝血酶原时间延长，FDP增高。尿常规见蛋白和管型，血清肌苷、尿素氮、ALT 均升高。

　　动脉血气是评价机体酸碱状况和氧输送水平的重要手段，pH<7.35 提示存在酸中毒，同时也说明缺氧引起的组织缺氧严重。如经氧疗后 PaO_2<8.0 kPa（60 mmHg），缺氧无改善，可能并发 ARDS。有 pH 偏低，$PaCO_2$ 降低，BE 负值增大。血乳酸浓度常升高>2 mmol/L（正常值 1~1.5 mmol/L）。

　　病原学检查：病原微生物的培养，包括浆膜腔的积液、局部脓肿、窦道的引流液、关节腔积液、血、脑脊液等，感染部位病原微生物涂片的革兰染色可有助于快速检出病原，指导抗生素的应用。

　　血流动力学监测包括 CVP、肺动脉嵌顿压等。

　　2.感染性休克的分期

　　（1）休克早期　多数病人有交感神经兴奋症状：病人神志清楚，但烦躁不安、焦虑；血压正常或偏低，脉压变小，心率增快，脉搏尚有力；呼吸深快；面色及皮肤苍白，口唇和甲床轻度发绀，皮肤湿冷；尿量减少。

　　（2）休克中期　主要表现为低血压和酸中毒，组织器官的灌注受到严重影响；病人烦躁或意识模糊，血压下降至 80 mmHg 以下，脉压小于 30mmHg；呼吸浅速；心音低钝，脉搏细速，浅表静脉萎陷，尿量更少或无尿；皮肤湿冷、发绀，可见花斑。

　　（3）休克晚期　可出现 DIC 和多器官功能衰竭。表现为顽固性低血压或测不到；广泛出血；急性心、肝、肾功能衰竭；脑功能障碍致昏迷、抽搐、肢体瘫痪。

【治疗要点】

　　纠正休克和控制感染并重，在积极抗感染基础上，针对休克的病理生理变化给予补充血容量、纠正酸中毒、调整血管舒缩功能、改善微循环以及维护重要脏器功能等治疗，以达到恢复全身脏器组织的血液灌注和正常代谢的目的。

　　1.控制感染

　　（1）抗生素的应用　严重感染时必须立即予以经验性抗生素治疗。未确立致病菌时，抗生素应选择广谱高效的杀菌剂、联合用药、静脉滴注。在经验性抗生素治疗的同时积极寻找病原学依据，致病菌一旦确立，应选择敏感的抗生素。

　　（2）局部感染病灶的处理　对局限的化脓性脓肿、化脓性胆管炎、消化道穿孔并发腹膜炎等及妇产科感染性病灶，在尽快恢复有效循环血量后，及时对原发病灶进行手术处理，即使有时病情尚未稳定，为避免延误抢救时机，仍应在积极抗休克的同时进行针对病因的外科处理或手术治疗。

　　2.抗休克治疗　包括扩容治疗、纠正酸中毒、应用血管活性药物等。根据休克的不同时期采用不同的治疗方案。

　　3.维护重要脏器的功能　早期监测心、肺、肝、肾等脏器的功能，及早采取积极有效措施，防止其功能的衰竭。防止脑水肿的发生。

　　4.预防　预防和控制休克导致的 DIc。

　　5.其他　糖皮质激素和纳洛酮以及细胞因子的应用等。

【提示】

1.对于感染性休克病人除给予以上必要的药物治疗外，决不能忽视一般治疗和监护：病人体位应仰卧，头部稍抬高，下肢抬高 30°~45°，以利下肢静脉回流；保暖；吸氧；安静休息；保持呼吸道通畅；高温时物理降温。密切监测病人的意识、体温、血压、脉搏、呼吸、尿量，有条件时监测中心静脉压（CVP）和肺动脉嵌顿压（PAWP）。

2.对于扩容一般主张先晶后胶，先快后慢，纠酸和保护心功能兼顾。对高龄或心、肾功能欠佳者宜适当减慢补液速度并观察心、肾功能变化。血容量补足的依据：神志转清，肢端温暖，发绀消失，尿量增加（>30ml/h），脉搏有力，脉率减慢（<100 次/min），收缩压大于 90 mmHg，脉压>30 mmHg。此外，CVP 和 PAWP 对心、肺功能的判断和输液量有一定的指导作用：CVP 正常为 0.59~1.18 kPa（6~12 cmH$_2$O），<0.59 kPa（6 cmH$_2$O）提示容量不足，> 1.18 kPa（12 cmH$_2$O）补液量应适当控制。CVP 主要反映回心血量和右心室搏血功能，也可作为了解容量血管张力的参数。PAWP 的监测在心功能不全时，对指导输液防止肺水肿较 CVP 更为可靠。PAWP 正常值为 8~12 mmHg，能较好地反映左心室搏血功能，PAWP 升高提示肺淤血，>2.4 kPa（18 mmHg）时应限制输液。

3.糖皮质激素的应用目前多主张早期、短程应用，可减轻感染性休克的低血压程度，改善血管反应性，抑制全身炎症反应，逆转休克状态，降低休克早期死亡率，但是否降低休克晚期死亡率尚不能确定。在较好地控制感染的情况下，也可采用糖皮质激素大剂量冲击疗法，在一定程度上提高感染性休克的治愈率，降低病死率。

4.血管活性药物的使用需注意：

（1）血管舒张药　最好在血容量补足的情况下使用，常用者为多巴胺。在病人有心功能不全时，酚妥拉明的使用宜与正性肌力药物或升压药合用以防血压骤降。

（2）缩血管药　因其使血管管径缩小，影响组织灌注，应严格掌握指征。下列情况考虑使用：①血压骤降，血容量短期内难以补足。②与 α 受体阻滞剂合用，对抗 α 受体的降压作用。③与其他血管舒张药（多巴胺或多巴酚丁胺）合用以消除其α 受体兴奋作用而保留 β 受体兴奋作用，尤适用于心功能不全的病人。

（3）临床多采用联合用药。

5.关于重要脏器的功能维护主要包括：①心功能的维护：休克晚期都可显示不同程度心功能不全，可给予快速强心药如毛花苷 C（西地兰）+扩血管药（必须与去甲肾上腺素或多巴胺合用）+严格控制输液量和滴速，同时给氧、纠酸和维持电解质平衡，给予能量合剂营养心肌。②呼吸功能的维护：防止 ARDS，保持气道通畅，迅速给氧，经鼻导管（4~6 L/min）或面罩间隙加压输入。必要时气管插管或切开，辅以机械通气，纠正低氧血症和高碳酸血症。控制肺部炎症，早期应用糖皮质激素均有助于保护呼吸功能。③肾功能的维护：监测尿量的变化，定期检测尿常规和。肾功能，注意鉴别肾前性肾功能不全和急性肾功能不全，出现急性肾功能不全时应及时给予透析治疗。④脑功能的维护：防止脑水肿，保护脑细胞，可选用脱水剂

（甘露醇）降低颅内压和脑保护剂（胞磷胆碱、吡拉西坦、纳洛酮等）。

6.通过对感染性休克发病机制研究认为，细胞因子、炎症介质、氧自由基等对推动其病程发展有重要作用，故目前正在研究开发阻断和调整上述物质释放的药物，这是感染性休克治疗的新策略，有可能降低感染性休克的病死率。有的已用于临床治疗，如维生素 C、丹参等。有的还在实验研究阶段，有待进一步研究探讨，如 IL-4、IL-10、黄嘌呤氧化酶抑制剂、肿瘤坏死因子单克隆抗体等。

第三节 猩红热

猩红热（scarlet fever）是由 A 组乙型溶血性链球菌引起的急性呼吸道传染病。临床特征为发热、咽峡炎、全身弥漫性鲜红色皮疹，恢复期有皮肤脱屑。少数病人在病后 2~3 周可有心、肾并发症。

【诊断要点】

1.流行病学资料 流行季节（冬春多发）有与猩红热病人或带菌者的接触史，或驻留人群密集的场合史。

2.临床表现 发热，咽峡炎，多于发病第二日从耳后、颈、胸部开始顺序出疹，24 h 内遍及全身，皮疹呈弥漫性充血，潮红基础上散布针尖大小、压之褪色的鸡皮样皮疹，严重者可发生出血性皮疹，48 h 内达高峰，依发疹先后顺序消退，1 周后呈糠屑样脱皮。可有"贫血性划痕"、"口周苍白圈"、"草莓舌"、"杨梅舌"等特征性改变。

临床分为轻型、普通型、重型和外科型四型，以轻型、普通型多见，重型分为中毒型、脓毒型，分别以严重毒血症状和化脓、坏死性咽炎为表现，病死率较高，外科型少见。

3.实验室检查 血白细胞计数在 $10 \times 10^9/L$ 以上，中性粒细胞超过 80%；咽拭子培养有 B 溶血性链球菌生长，为确诊的依据；尿常规检查有少量蛋白，并发肾炎时蛋白增加，并有红细胞、白细胞及管型；抗链球菌溶血素 O 试验阳性。

【治疗要点】

以病原治疗为主，用药前应做咽拭子培养及细菌敏感试验。

1.隔离和一般治疗 按呼吸道隔离至咽拭子培养 3 次阴性、临床症状消失、无并发症出现，无培养条件者应在正规治疗 7 d 后再解除隔离；保证水分及营养供给，充分休息，加日强口腔护理，可用复方硼砂溶液或氯己定（洗必泰）含漱液漱口，每日 4~6 次；注意皮肤清洁，大片脱皮时应任其自然脱落，避免强行撕破。

2.对症治疗 化脓病灶和脓肿除全身应用抗菌药物外，应清除局部化脓病灶（切开引流或用针吸脓）；对反复发作的咽峡炎可行扁桃体摘除以祛除病灶；中毒性休克时应及时扩容、纠正酸中毒、适当应用肾上腺皮质激素与血管活性物质，中毒性心肌炎适当输液、给大剂量维生素 C、辅酶 A、ATP 等；出现变态反应并发症时应延长青霉素疗程至 2 周以上，对风湿病，应给阿司匹林 1~1.5 g，每日 3~4 次。

3.病因治疗 青霉素为首选药物，如青霉素过敏或耐药菌感染，依据药敏试验选择抗生素。

【提示】

1.青霉素治疗 2 d 后如病情无明显好转应考虑耐药菌株感染，或为金黄色葡萄球菌或其他菌感染，需按培养及敏感试验调整抗菌药物。在培养未出结果之前先按金黄色葡萄球菌感染调整治疗药物，如苯唑西林 4~6 g/d，分 4 次静滴（儿童每日 50~100 mg/kg）。

2.对于有败血症、肺炎、脑膜炎、深部软组织感染或咽炎并发症者均应静脉给药，并延长用药时间，青霉素剂量可加大至 40 万 U/kg。

3.磺胺类药物慎用于本病的治疗。

4.与病人有密切接触且咽拭子培养阳性者，可口服或肌注青霉素类药物，对于托儿机构的流行也可采取相同的措施，对易感者可用 0.3%小檗碱（黄连素）或 0.05%呋喃西林喷咽部。

第四节　缓症链球菌感染

缓症链球菌（streptococcus midis）感染是由口咽部正常寄生菌——草绿色链球菌中的缓症链球菌所引起的泌尿道感染、牙周炎、心内膜炎等，总体预后良好。近年来国内曾发生类猩红热样疾病的暴发流行，重症病人呈链球菌中毒性休克综合征(STSS)，甚至昏迷。

【诊断要点】

1.流行病学资料 冬春季节高发，以中青年男性为主，有明显的家庭聚集倾向，经人与人直接接触或飞沫传播。

2.临床表现 急起畏寒、高热，伴头痛、全身关节酸痛及呕吐、腹泻等消化道症状；咽部充血，出现猩红热样皮疹，恢复期脱屑、脱皮；可出现低血压休克及肝肾等多脏器损害。

3.实验室检查血白细胞计数多>$10×10^9$/L，中性粒细胞为 80%以上；部分出现肾功能损害、肝功能异常；咽拭子培养检出缓症链球菌（血培养多为阴性），咽拭子阳性可以确诊。恢复期病人血清中相应抗体效价升高。

【治疗要点】

青霉素 G 为首选药物，重症病例抗休克、保护重要脏器的对症、支持疗法至为重要。

1.隔离和一般治疗 流行季节应按呼吸道隔离（参见本章本节"猩红热"）；保证

水分及营养供给，充分休息，注意口腔护理和皮肤清洁Ⅰ力Ⅱ强支持治疗，如输血、新鲜血浆、白细胞悬液、丙种球蛋白等，以协助逆转休克及增强抗菌作用。

2.对症治疗 吸氧、低分子右旋糖酐和新鲜血浆扩容、5%碳酸氢钠纠正酸中毒以及多巴胺和间羟胺等血管活性药物及激素等抗休克治疗。

3.病因治疗 早期、足量使用抗菌药物是治疗的关键。

【提示】

1.对于类猩红热样病人的疗程7~10 d，而严重感染如败血症、脑膜炎、感染性心内膜炎等病人的疗程应延长，心内膜炎疗程至少4周。

2.高度耐青霉素菌株所致感染在处方3基础上可联合氨基糖苷类药物，但急、慢性肾功能不全者需调整剂量或慎用，必要时进行血药浓度监测。

3.对于有基础心瓣膜病、人工心瓣膜者，在进行牙科手术或扁桃体摘除术前应预防性使用青霉素、红霉素等抗生素，以减少心内膜炎的发生率。

第五节 伤寒与副伤寒

一、伤寒

伤寒是由伤寒沙门菌引起的急性肠道传染病。病理改变主要是单核吞噬细胞系统的增生性反应，尤以回肠下段淋巴组织病变为明显。临床特征为持续高热、玫瑰疹、肝脾肿大及白细胞减少等。肠出血和肠穿孔为主要严重并发症。

【诊断要点】

1.流行病学资料 注意流行的地区和季节，水源和食物污染是造成暴发流行的主要原因，散发病例一般以日常生活接触传染为多。

2.临床表现

（1）发热 稽留高热为主要热型。起病第一周体温呈阶梯形上升，≥40℃，少数病人热型呈弛张热或不规则热型，发热持续在10~14 d以上。

（2）消化道症状 可有食欲不振、腹胀、便秘，少数病人以腹泻为主。

（3）神经系统症状 病人可有精神恍惚、表情淡漠（无欲貌）、呆滞、反应迟钝、听力减退（重听），重者可出现谵妄、昏迷或脑膜刺激征（虚性脑膜炎）。

（4）循环系统症状 常有相对缓脉或重脉。

（5）肝脾肿大 病程第一周末在侧卧位可能触及脾脏，质软且有压痛，此为伤寒早期的重要体征之一，具有诊断价值。肝亦肿大，质软有压痛。ALT可升高。

（6）玫瑰疹 在病程第7~13 d，在胸腹部可见淡红色小斑丘疹。直径2~4 mm，压之褪色，多在10个以下。

（7）伤寒舌 舌苔黄、厚、腻，舌边无苔，舌质红绛。

（8）肠出血　多发生在病程第2~3周，轻重不一，从大便隐血阳性直至大量便血。

（9）肠穿孔　为本病最为严重并发症，多见于病程第2~3周，好发于回肠末段。发生肠穿孔前常有腹痛或腹泻、肠出血等。穿孔发生时，突然腹痛、冷汗、脉快、体温和血压下降，随后出现腹部压痛、反跳痛、腹肌强直等腹膜炎征象。

（10）中毒性心肌炎　见于病程第2~3周，有严重毒血症、第一心音低钝、早搏、血压下降等。心电图可有P-R间期延长、ST段下降或平坦以及T波改变等。

3.实验室检查

（1）血象　白细胞计数减少，嗜酸性粒细胞减少或消失。

（2）肥达反应阳性　"O"抗体和"H"抗体凝集效价分别在1:80及1:160以上，每5~7 d复检1次，观察效价动态改变。若效价逐渐上升，更有诊断价值。

（3）血和骨髓培养　确诊依据是检出伤寒沙门菌。早期以血培养为主，后期可在骨髓培养时检出。

【治疗要点】

1.隔离和休息　隔离期为临床症状消失后每隔5~7 d大便培养一次，连续2次阴性；或病人体温正常后15 d即可解除隔离。严格卧床休息直至体温下降后10~14 d。

2.饮食　应给予易消化、少纤维的营养丰富的食物。发热期给予流质或半流质，多进水分，给予葡萄糖液维持足够热量 [每日7 000 kJ（1 600 kcal）左右] 和水、电解质平衡。体温下降后可改为无渣半流质；恢复期可进食无渣软饭，逐渐恢复到正常饮食。恢复期病人食欲亢进，但此时肠道未痊愈，如饮食不当，有诱发肠出血、肠穿孔的危险。

3.对症处理　高热时可用冰敷和酒精拭浴，不宜用大量退热剂以免发生虚脱。便秘时用开塞露入肛或生理盐水低压灌肠，禁用泻药。毒血症严重病人，在抗生素治疗的同时，可加用氢化可的松50mg静滴，每日1次，联用2~3d。

二、副伤寒

副伤寒包括副伤寒甲、乙、丙，分别由副伤寒甲、乙、丙杆菌所引起。临床表现、诊断和治疗基本上与伤寒相同。

【诊断要点】

1.副伤寒甲、乙　起病时有胃肠炎症状如腹痛、呕吐、腹泻等，2~3 d后出现发热。弛张热多见，毒血症状较轻，但胃肠道症状明显。玫瑰疹出现较早、较多、较大，且色泽较深。肠出血和肠穿孔少见。

2.副伤寒丙　起病急、体温上升快，热型不规则，伴寒战，主要表现败血症型，其次为伤寒或胃肠炎型。一般2~3周，败血症型并发症多，见于肺部合并症，骨和关节局限性病变，偶见并发化脓性脑膜炎、中毒性脑病、心内膜炎、肾盂肾炎、胆囊炎、皮下脓肿、肝脓肿，肠出血、肠穿孔少见。

【治疗要点】

1.外科手术 并发化脓性病灶者,若脓肿形成可进行手术治疗。

2.药物治疗对症治疗和病原治疗。

【提示】

肥达反应诊断伤寒的价值早有争论。约 30%病人不能依靠肥达反应进行诊断。而且早期应用敏感抗生素后也影响肥达反应抗体滴度的升高,1 周内曾用抗伤寒药物者, "O" 抗体阳性率为 43%,未用药者 81.8%; "H" 抗体用药者全部阴性,未用药者 36%阳性。因此肥达反应阴性不能排除本病。肥达反应假阴性原因,可能为感染轻,抗体产生不足;或早期应用抗菌药物,病原菌清除,抗体应答反应低;或免疫应答低下。有些疾病如急性血吸虫病、败血症、结核病、风湿病以及其他传染病急性期,也可出现高效价肥达反应阳性,对这些阳性结果应认真分析,以免误诊。

以往,伤寒的有效药物为氯霉素,但由于耐氯霉素伤寒菌株的增加,其治疗效果逐渐下降,且治后复发率高。目前取而代之的是氟喹诺酮类和第三代头孢菌素等药物。根据经验,培氟沙星(甲氟哌酸)治疗十分可靠,且优于其他氟喹诺酮类药物。轻症病人可口服左氧氟沙星(可乐必妥)等。头孢菌素中首推头孢他啶疗效最好,在氟喹诺酮效果不好时可选用。

近年来的肠热症的病因正逐渐发生改变,以往 90%的肠热症病人由伤寒沙门菌引起,而现在 90%的肠热症已经由甲型副伤寒沙门菌所致,这种转变仅发生在短短的 2~3 年时间内。甲型副伤寒沙门菌在巴基斯坦和中国等国家的流行率增高,尤其是甲型副伤寒沙门菌能够引起严重的发病和死亡,已引起全球公共卫生机构的极大关注,但目前对这种病原菌还没有一种有效的疫苗,而且还存在耐药菌株。因此,研究人员必须在紧密合作基础上对此潜在的危险胜提高警惕,并加大监控力度。

第六节 布氏杆菌病

布氏杆菌病(brucellosis)是人畜共患的自然疫源性疾病。我国多见于内蒙古及东北、西北等牧区,一般为散发。人群普遍易感,病后有一定免疫力,但不稳固。一年四季均可发病,春末夏初为发病高峰。

【诊断要点】

1.流行病学资料 牧区从事牲畜饲养、屠宰、加工、兽医等工作的人员易感。应询问是否饮用过未消毒的羊奶、牛奶等。

2.临床表现

(1)发热 为急性期最常见症状,热型为波浪热或弛张热,伴有多汗;慢性期发热不明显。

（2）关节、肌肉疼痛　急、慢性期病人均可有关节肌肉痛症状，多为游走性大关节疼痛。急性期，常为多关节疼痛，较剧烈，可为针刺样或为顽固性钝痛。慢性期，疼痛一般局限于1~2个关节，呈持续性钝病或酸痛，长期反复发作可因肌腱变硬和挛缩，而使关节强直、畸形。

（3）生殖系统症状　男性病人可发生睾丸炎、附睾炎，常为单侧。女性病人可出现月经不调、闭经、性欲减退、早产、流产、死胎等。

（4）神经系统症状　由于神经干和神经根损伤，导致神经痛，多见于急性期，以腰骶神经、肋间神经、坐骨神经为主，可出现腰痛腿痛。

（5）淋巴结与肝脾大　一般发生在急性期，淋巴结肿大主要见于颈部及腋下。

3.实验室检查

（1）血象　血细胞计数在正常范围或偏低，淋巴细胞呈相对或绝对增多，有时可有少量异型淋巴细胞。急性期血沉可增快。

（2）血培养和骨髓培养　急性期血培养阳性率可达80%，骨髓培养阳性率更高。而慢性期阳性率较低，约10%。

（3）免疫学试验

1）血清凝集试验　凝集素于病程第1周即可出现，至第2周常呈强阳性，病程中效价有4倍以上升高者意义最大。

2）补体结合试验　病程第3周才开始阳性（1:16），但急性期和慢性期的阳性率均高于凝集试验，而且特异性更强。

3）酶联免疫吸附试验（EUSA）　血清抗体滴度在1:320以上为阳性。本法较灵敏，特异性强，可分别测定IgM、IgA、IgG抗体。

【治疗要点】

1.一般处理　卧床休息，进食清淡易消化食物，注意保暖；高热时可用吲哚美辛栓剂对症处理。

2.药物治疗　在急性期以抗菌治疗为主，如利福平、四环素、链霉素等。慢性期多用菌苗疗法合并抗菌治疗。

【提示】

1.布氏杆菌病应做到早发现、早诊断、早治疗，尤其注意早期使用抗菌药物，可明显降低脑膜炎、心内膜炎等并发症，降低死亡率。

2.急性期存在变态反应因素，故对严重毒血症状、睾丸显著肿胀、全血细胞减少症以及心、脑等重要脏器有并发症的病人，可加用糖皮质激素治疗。

3.利福平有肝脏毒性，使用过程中要观察肝功能；链霉素有耳、肾毒性，儿童、老年人慎用。

4.菌苗每次注射后可引起短暂发热，其禁忌证为活动性肺结核、风湿病、恶性肿瘤、肝肾功能不全及妊娠等。

第七节 白喉

白喉（diphtheria）是白喉杆菌引起的急性呼吸道传染病。临床特征为咽、喉等处黏膜充血、肿胀，并有灰白色假膜形成，以及由细菌外毒素引起的全身中毒症状。中毒性心肌炎为最严重的并发症，是病人死亡的重要原因。

【诊断要点】

1.流行病学资料 应了解当地白喉免疫水平、预防接种情况、是否曾患过白喉、近期有无接触过白喉病人、是否为流行季节等。

2.临床表现 潜伏期 1~7 d，多为 2~4 d。依据假膜部位可分为咽白喉、喉白喉、鼻白喉和其他部位白喉等临床类型。

（1）咽白喉 约占白喉病人的 80%，根据病情轻重又分为四型。

1）普通型 即典型白喉。起病缓慢，有咽痛，扁桃体中度红肿，上有灰白色片状假膜，不易剥脱，用力擦去有少量出血。常有颌下淋巴结肿大及压痛。全身症状有轻度或中度发热、乏力、食欲减退、全身不适等。

2）轻型 局部症状极轻，轻微咽痛，扁桃体轻度红肿，无假膜或仅有点状或小片状假膜，局限于扁桃体上。全身症状亦很轻，可不发热或低热。

3）重型 假膜范围广且厚，常可扩大到腭弓、腭垂和咽后壁，色灰黄污秽，有口臭。颈淋巴结周围软组织可有水肿。全身中毒症状严重，有高热、面色苍白、全身高度乏力、恶心、呕吐、脉快等，严重者有血压下降。多并发心肌炎或周围神经麻痹。

4）极重型 较重症病人假膜更广且呈乌黑色，具特殊腐败口臭味。颈部直至锁骨附近软组织水肿，呈现白喉的特殊中毒症状——"牛颈"。全身中毒症状极为严重，可有高热或体温不升、烦躁不安、呼吸急促、面色苍白、呕吐频繁、脉快而细弱、血压下降。可出现心脏扩大、心律失常或奔马律等，如不及时抢救，极易发生死亡。

（2）喉白喉 约占白喉病人的 20%，其中 1/4 为原发性白喉，余多为咽白喉向下延续而成。原发性白喉多见于 1~3 岁的幼儿。其特征性表现为"犬吠"样咳嗽，声音嘶哑甚至失声，吸气性呼吸困难，严重者吸气时出现喉梗阻所致"三凹现象"。伴明显发绀、恐惧、冷汗等，假膜延伸至气管、支气管或假膜脱落，可因窒息而死亡。

（3）鼻白喉 本型很少见，可发生于婴幼儿。假膜可见于一侧或双侧鼻前庭。一般无发热，但因鼻腔堵塞而哺乳有障碍。流出血性浆液性鼻涕，鼻孔周围及上唇可形成溃疡，覆及结痂，经久不愈。病儿可有睡眠不安，体重不增等。

（4）其他 部位的白喉白喉杆菌可以侵入眼结合膜、耳、女孩外阴部、新生儿脐部及皮肤损伤处，产生假膜及化脓性分泌物。眼、耳及外阴部白喉多为继发性。

皮肤白喉多见于皮肤创伤之后，往往伴有混合感染，可表现为脓包样，在黄灰色假膜下，可有坏死和溃疡形成。附近淋巴结可肿大。皮损往往经久不愈，愈合后可有黑素沉着。病人很少有全身中毒症状，但可发生末梢神经麻痹。

  3.实验室检查

  （1）血象 白细胞增多，一般为（10~20）×10^9/L，中性粒细胞也增多。重症者可有中毒颗粒。

  （2）细菌学检查 在假膜与黏膜交界处涂抹取材，涂片用特殊染色（奈瑟、庞德或阿勃特染色）检查，同时做培养。症状典型又找到细菌可确诊。临床表现典型但未找到细菌也可确诊。如临床症状不典型，但找到了细菌，应视为可疑病例，可进行白喉杆菌毒素试验及细菌毒力试验。若毒素试验和毒力试验都阳性，则应视为白喉病人；若毒力试验阳性而毒素试验阴性则病人为带菌者；若两种试验均为阴性则不是白喉病人。

  （3）亚碲酸钾快速诊断法 用2%亚碲酸钾溶液涂抹于假膜上，20 min 看结果，若假膜变为黑色或深灰色则为阳性，证明有棒状杆菌存在，综合其他资料可进行诊断。

  （4）血清学检查 荧光抗体法（IFA）：在假膜与黏膜交界处涂抹取材，用荧光标志的特异性抗体染色后，在荧光镜下检查白喉杆菌，阳性率和特异性均较高，可作早期诊断。

【治疗要点】

1.治疗原则 抗毒素治疗为白喉的特效治疗药物，可中和游离的毒素，但不能中和进入细胞的毒素，应尽早地足量给予。临床只要怀疑为白喉，就应给予抗毒素治疗。抗毒素的使用和抗生素一样重要，二者缺一不可。

2.一般处理 白喉病人一律应卧床休息，轻者2周，重者4周。如有心肌炎则至少6周，当白喉局部症状好转后，不注意卧床仍有猝死之可能。

3.对症治疗 主要针对白喉并发症的治疗：心肌炎给予大剂量维生素 C、激素等治疗；神经麻痹可用较大剂量维生素 B1 和维生素 B12，辅以针灸治疗；喉白喉发生气道堵塞时应迅速采用喉镜下取出假膜，或喉部插管通气，或气管切开等措施，以保证病人呼吸道通畅。

【提示】

1.抗毒素血清注射可引起血清过敏反应，临床表现及处理如下：

  （1）血清过敏性休克属第1型变态反应，虽很少见，但可引起死亡，应高度警惕。一旦发生，立即静脉注射0.1%肾上腺素0.5~1 ml，继以皮下注射1 ml，同时肌注抗组胺类药物如异丙嗪，病情严重者应尽快静脉滴注氢化可的松或地塞米松。

  （2）即刻发热反应注射抗毒血清24 h 内，可出现发冷、发热反应，给予对症处理即可。

  （3）血清病属第Ⅲ型变态反应，多发生于注射后7~14 d。表现有发热、皮疹、

表 9-1　白喉抗毒素治疗用量表

假膜侵及范围	注射时病期(h)	注射抗毒量(U)
	24	1 万
一侧扁桃体	48	2 万
	72	3 万
	24	2 万
两侧扁桃体	48	4 万
	72	5 万~6 万
两侧扁桃体并延	24	3 万
及鼻咽、喉部	48	5 万
	72	7 万~8 万
单纯鼻白喉		1 万~2 万
单纯喉白喉		2 万~3 万
皮肤白喉		2 万~3 万

血管神经性水肿、淋巴结肿大和关节疼痛等。可给予苯海拉明或异丙嗪等，连服数日至皮疹消退。重者也可用糖皮质激素类药物。

2.抗毒素血清治疗用量见表 9-1。

3.抗毒素皮试阳性者予以脱敏处理，脱敏注射前务必准备好 1:1 000 肾上腺素、尼可刹米、咖啡因、氢化可的松等急救药品。

第 1 针：1:20 稀释抗血清 0.05 ml，皮下注射；

第 2 针：1:10 稀释抗血清 0.05 ml，皮下注射；

第 3 针：不稀释抗血清 0.1 ml，皮下注射；

第 4 针：不稀释抗血清 0.5 ml，皮下或肌内注射；

第 5 针：不稀释抗血清，余量肌内注射或静脉滴注；

每针之间间隔 20 min。

4.青霉素过敏者可用红霉素，剂量为 0.5 g，qid。

第八节　炭疽

炭疽（anthrax）是炭疽杆菌引起的动物源性传染病。主要发生于草食动物，特别是牛和羊。人类炭疽主要侵袭皮肤，其次为呼吸道、胃肠道和口咽部，可引起败血症。

【诊断要点】

1.流行病学资料　职业分布明显，多发生于牧民、农民和从事屠宰及皮毛加工的工作人员。

2.临床表现

（1）皮肤炭疽 最为多见，占90%以上，多发生于颜面、颈、肩、手等暴露处皮肤，病初出现斑丘疹或出血疹，次日呈疱疹，第5~7 d，疱疹坏死破溃形成溃疡，溃疡表面血样分泌物结成黑色似炭块状干痂。局部疼痛不重，稍有痒感，不化脓，随肿胀消退，黑痂在1~2周内脱落。病人可伴有发热、头痛、全身不适、淋巴结及脾肿大。

（2）肺炭疽 骤然起病，干咳、低热、乏力与心前区不适感，2~4 d后出现高热，寒战，咳嗽加重，血水样痰，伴胸痛、气急、发绀与大汗。肺部仅少量湿啰音，与症状不相称，可伴胸腔积液。

（3）肠炭疽 急起剧烈腹泻、腹痛与呕吐，大便呈水样。可伴发热。轻者2~3 d而愈。重者高热，血水样便，腹胀，腹部可有明显压痛、反跳痛，甚至腹肌强直等急性化脓性腹膜炎表现。

（4）炭疽败血症 常继发于肺炭疽、肠炭疽及严重的皮肤炭疽。除原发病变加重外，出现严重的全身毒血症表现，如寒战、高热、感染性休克及DIC。发生炭疽性脑膜炎时，可出现谵妄、昏迷、抽搐及脑膜刺激征。

3.实验室检查

（1）血象 白细胞计数增高（10~20）×10⁹/L，甚至可高达（60~80）×10⁹/L，中性粒细胞显著增多，血小板可减少。

（1）血象 白细胞计数增高 $(10\sim20)\times10^9/L$，甚至可高达 $(60\sim80)\times10^9/L$，中性粒细胞显著增多，血小板可减少。

（2）细菌涂片与培养 取分泌物、痰液、大便、血液和脑脊液做直接涂片染色镜检，可见粗大的革兰阳性杆菌；培养可有炭疽杆菌生长。

（3）血清免疫学检查 有间接血凝试验，补体结合试验及EusA法等进行特异性抗体的检测。

【治疗要点】

1.一般处理 皮肤炭疽局部用1:2000高锰酸钾液湿敷和消毒纱布覆盖，或涂以1%甲紫溶液。如为肺炭疽、肠炭疽可予吸氧输液等支持治疗。

2.药物治疗 病原治疗以青霉素为首选，青霉素过敏者改用氨基糖苷类、红霉素、四环素和氯霉素等。重症可加用抗血清治疗。

【提示】

1.皮肤炭疽的局部切忌挤压，不宜切开引流，以免感染扩散。

2.对易感职业人员加强卫生教育，工作时穿工作衣，戴口罩与手套，加强防护，每年接种1次炭疽杆菌减毒活菌苗。

第九节　鼠　疫

鼠疫（plague）是鼠疫耶尔森菌引起的自然疫源性疾病。主要通过染菌的鼠蚤为媒介，经人的皮肤或呼吸道而受感染。临床主要特点是发热、严重毒血症症状、淋巴结肿大、肺炎及出血倾向。本病起病急骤，病情严重，传染性强，病死率高，易引起大流行，属国际检疫传染病。我国将其列为法定甲类传染病。

【诊断要点】

1.流行病学资料 发病前 10 d 内到过鼠疫流行区，接触过疫源动物、动物制品或鼠疫病人，或进过鼠疫实验室及接触过鼠疫实验用品。

2.临床表现潜伏期：腺鼠疫 1~8 d；肺鼠疫几小时~3 d。由于病变不同，可分为以下各型。

（1）腺鼠疫 此型最常见，多见于流行初期。除全身毒血症状外，主要表现为严重的急性淋巴结炎。局部淋巴结明显疼痛、肿大、发硬，局部皮肤红肿，与周围组织粘连。由于局部疼痛剧烈，病人常采取被动体位是本病的重要特征。

（2）肺鼠疫 全身毒血症状更严重。严重的出血性坏死性肺炎表现：咳嗽、血痰、胸痛、呼吸急促。重者可有发绀。肺部体征不多，可有散在湿性啰音及胸膜摩擦音。体征与病情严重程度不一致也是本病之特征。病死率为 70%以上。

（3）败血症型鼠疫 多继发于腺鼠疫或肺鼠疫。出现极严重的全身毒血症症状，高热寒战或体温不升，面色苍白，神志不清甚至昏迷，呼吸急促，血压下降，皮肤黏膜及脏器广泛出血。病情迅速加重，如治疗不及时，常在 1~3 d 内死亡，病死率极高。因病死后全身皮肤发绀呈黑紫色，故也有"黑死病"之称。

（4）其他少见类型

1）皮肤鼠疫 病菌侵入处出现红斑、疱疹和脓疱。表面可形成黑色痂皮，而局部淋巴结反应不重。

2）肠鼠疫 除发热及全身中毒症状之外，有严重的胃肠道症状，表现为恶心、呕吐、腹痛、腹泻、大便为血水样或黏液血便。

3）眼鼠疫 病菌自眼部侵入，引起急性化脓性结膜炎。

4）脑膜炎型鼠疫 大多继发于重症腺鼠疫或败血症型鼠疫，表现为严重的脑脊髓膜炎，脑脊液常为血性化脓性。

5）扁桃体鼠疫 病菌侵入咽部及扁桃体，引起急性咽炎及急性扁桃体炎，可伴颈淋巴结肿大。

3.实验室检查

（1）血常规 末梢血白细胞多明显升高，可高达 30×10⁹/L 或更高，中性粒细胞亦显著升高；可伴轻至中度贫血及血小板减少。

（2）细菌学检查 是确诊本病的依据。可取淋巴结穿刺液、脓、痰、血或脑脊液等进行下列检查：

1）涂片染色 常用革兰染色，阳性率为 50%~70%。

2）细菌培养 阳性率较高，血培养在腺鼠疫早期阳性率可达 70%，晚期可达 90%左右，败血症型鼠疫血培养阳性率可达 100%。淋巴结穿刺液等其他标本和阳性率也均较高。

3）动物接种 只在特殊情况下进行此试验，将标本制成生理盐水乳剂，注射于豚鼠或小白鼠腹腔或皮下，24~72 h 后动物即死亡。

（3）血清学检查

1）F1 抗原的检测 采用反向间接血凝抑制试验或 ELISA 双抗体夹心法检测其特异性抗原，具灵敏、快速等优点。

2）抗 F1 抗体的检测 运用反向血凝试验、血凝–SPA 法、ELISA、放射免疫法检测特异性 F1 抗体急性期及其后 2 周，2 次血清抗体滴度呈 4 倍以上升高，或滴度≥1:100 有诊断价值。

【治疗要点】

1.治疗原则 治疗目的除了挽救病人的生命外，更重要的是控制疾病的流行。因此病人应于特殊区域中严格隔离。早期应用抗生素治疗是降低病死率的关键，同时采取联合治疗措施可获得较好的疗效。

2.一般处理 急性期绝对卧床休息。严格隔离病人，做好更衣、灭蚤和病人分泌物、排泄物及用具的消毒工作。立即进行快速疫情报告。给予病人足够的液体量以利毒素排出。

3.病原治疗 早期应用抗生素治疗是降低病死率的关键，应早期、联合治疗。必须注意青霉素与第一代头孢菌素的应用与高病死率有关，不应使用。

4.对症治疗 在维持机体内环境稳定与平衡的基础上，中毒症状严重者可给予肾上腺糖皮质激素，烦躁和局部疼痛者适量给镇静和止痛剂。出现休克时应按感染性休克治疗。

【提示】

1.鼠疫属国际检疫传染病和我国法定甲类传染病。发现病人后城镇于 6 h 内，农村于 12 h 内，以最快的通讯方式向发病地的卫生防疫机构报告，并同时报出传染病报告卡。腺鼠疫隔离至淋巴结肿完全消退后再观察 7 d；肺鼠疫隔离至痰培养 6 次阴性；接触者医学观察 9 d，接受预防接种者应检疫 12 d。

2.危重病人抢救参见败血症的治疗及感染性休克的治疗。

3.皮肤鼠疫可涂用 0.5%链霉素软膏或四环素软膏；眼鼠疫可用 0.25%氯霉素眼药水。

4.接触病人者应服药预防，可口服四环素 0.5 g，qid.或磺胺嘧啶 1 g，qid.或用链霉素 1 g 肌注，qd；共用 6 d。进入疫区的工作人员应在 2 周前接种鼠疫菌苗。

第十节 鼠咬热

鼠咬热是鼠类或其他动物咬伤人引起的急性发热性疾病，主要临床表现为回归热性高热、面部硬结性溃疡、淋巴结炎、淋巴管炎以及皮疹等。

【诊断要点】

1.小螺菌性鼠咬热

（1）流行病学资料 有鼠咬或其他啮齿动物咬伤史，存在于鼠体液中的小螺菌经污染伤口进入人体。

（2）临床表现

1）局部症状 咬伤处出现疼痛、肿胀发紫以至坏死。表面出现水疱，其上覆以黑痂，下面有硬结溃疡，局部淋巴结肿大且有压痛。

2）全身症状 畏寒高热，体温迅速上升至40℃以上，伴全身乏力、肌痛、关节痛。严重者可有消化道和中枢神经系统症状如谵妄、昏迷、颈强直等。

3）皮疹 半数病人出现皮疹，为暗红色或紫色斑丘疹，边界清楚，不痛不痒可融合至数厘米大小，常分布于四肢和躯干。

病程3~5 d后，体温下降、症状消失、皮疹隐退。间隔3~7 d后，体温又复上升，症状及皮疹再现。如不经治疗可反复发作持续3~8周，少数病人可反复发作1年以上。常见合并症有心内膜炎、脑膜炎、心肌炎、肝炎等。

（3）实验室检查

1）血白细胞 增高，中性粒细胞核左移，偶见嗜酸性粒细胞增高，可有贫血、血沉快，尿中有蛋白、红细胞和白细胞。

2）动物接种分离病原体 病人血液、伤口渗出液或淋巴结穿刺液0.25 ml接种小白鼠或豚鼠腹腔，7~15 d内取其血液或腹腔液，暗视野或涂片染色可找到小螺菌。

2.念珠状链杆菌性鼠咬热

（1）流行病学资料 传染源主要是鼠，其他啮齿动物和肉食动物因相互咬伤也可作为传染源。

（2）临床表现

1）局部症状 咬伤处易愈合，无硬结性溃疡形成，局部淋巴结亦无肿大。

2）皮疹 75%病人在病程中可出现充血性皮疹，多为斑丘疹，呈离心分布，可累及手掌和足趾，皮疹可持续1~3周，部分病人退疹时脱屑。

3）全身症状 可出现畏寒、高热、头痛、背痛、呕吐等症状，热型不规则或呈间歇性，1~3周缓解，以后体温可再度上升。半数病人可出现多发性关节痛或关节炎，受累关节有红、肿、痛或见关节腔积液。本病最为常见而严重的合并症为细菌性心内膜炎，也可并发支气管肺炎、睾丸炎、心包炎等。

（3）实验室检查

1）血白细胞 增加，中性粒细胞核左移，贫血。

2）病原菌检查 急性期血、脓液、关节腔液培养可找到病原菌。如小白鼠腹腔接种1~2周内死亡，其血中含有病原菌。

【治疗要点】

1.局部治疗 防止继发感染，咬伤部位立即用75%乙醇洗净包扎，如有炎症可用0.02%呋喃西林液冲洗湿敷。

2.药物治疗 首选青霉素，如对青霉素过敏者可改用红霉素类或头孢菌素类抗生素。

【提示】

鼠咬热系鼠类或其他动物咬伤人引起的急性发热性疾病，其病原体有小螺菌型和念珠状链杆菌型两种，临床表现两者极为相似。由念珠状链杆菌所致病的鼠咬热，目前在我国尚未发现。鼠咬热的确切发病机制迄今尚未完全明了，一般认为系小螺菌从咬伤部位侵入人体，沿局部淋巴管进入淋巴结，并在该处生长繁殖，引起淋巴管炎和淋巴结炎，随后反复侵入血液形成菌血症，引起临床急性发作。由于病原菌周期性入血，常产生周期性发热，导致临床间歇性反复发作。除咬伤部位有单核细胞浸润和坏死、局部淋巴结增生肿胀外，全身病灶可累及肝、肾、脑膜等。

青霉素对上述两型鼠咬热均敏感，每日剂量 80 万~160 万 U 即可。如并发心内膜炎时剂量要加大。由于近年来出现耐青霉素菌株，因此红霉素类、头孢菌素类抗生素可选用，及时诊断和治疗可明显降低病死率。

第十一节　流行性感冒

流行性感冒（influenza）简称流感，是由流感病毒引起的急性呼吸道传染病。通过飞沫传播，有高度传染性。人群普遍易感，5~20 岁儿童和青少年为高发年龄。临床特点为有明显的发热、乏力、全身酸痛等全身中毒症状，而上呼吸道感染症状较轻。婴幼儿、老年人、有基础疾病或体质较弱者易发生肺炎等并发症，并且病死率较高。

【诊断要点】

1.流行病学资料 在流行季节，有流感病人接触史；近期本地区或邻近地区拟诊为上呼吸道感染的病人明显增多。

2.临床表现 潜伏期一般为 1~3 d。急性起病，出现畏寒、高热、头痛、全身酸痛、乏力等全身中毒症状，可伴有轻度咽痛、流涕、咳嗽等呼吸道症状。少数病人伴有食欲减退，出现腹痛、腹胀、腹泻、呕吐等消化道症状。婴儿流感的临床症状往往不典型，可见高热惊厥，部分病儿表现为喉、气管支气管炎，严重者出现气道阻塞现象。新生儿流感少见，但一旦发生常呈败血症表现，如嗜睡、拒奶、呼吸暂停等，常伴有肺炎，病死率高。根据临床表现可将流感分为单纯型、肺炎型、中毒型和胃肠型。

3.实验室检查

（1）血象 白细胞计数正常或减少，分类中淋巴细胞相对增加。如并发细菌感染则白细胞计数及中性粒细胞增多。

（2）病毒分离 鼻咽分泌物或口腔含漱液分离出流感病毒。

（3）血清学检查　在疾病初期和恢复期双份血清抗流感病毒抗体滴定有 4 倍或以上升高，有助于回顾性诊断。

（4）免疫荧光染色或酶法　对鼻甲黏膜印片检查流感病毒抗原阳性。

（5）胸部 X 线检查　肺炎型流感两肺可见散在的絮状或结节状阴影，由肺门向四周扩散。

【治疗要点】

①隔离病人，流行期间对公共场所加强通风和空气消毒。②及早应用抗病毒药物治疗，起病 1~2 d 内使用才能取得最佳疗效。③加强支持治疗和预防并发症，休息、多饮水、注意营养，饮食要易消化。密切观察和监护并发症。抗生素仅在明确诊断或有充分证据提示继发感染时使用。

1.一般对症治疗　应谨慎合理使用对症治疗药物。症状严重者可以使用缓解鼻黏膜充血药物、止咳祛痰药物。儿童忌用阿司匹林（或含阿司匹林成分药品）及其他水杨酸制剂，因为可能与流感并发的 Reye 综合征相关。

2.抗病毒治　疗有两类药物：①离子通道 M2 阻滞剂金刚烷胺（Amantadine）和金刚乙胺（Rimantadine）。②神经氨酸酶抑制剂奥司他韦（Oseltamivir）和扎那米韦（Zanamivir）。前者仅对甲型流感有效，但治疗过程中约有 30% 可分离到耐药毒株。后者对甲型、乙型流感病毒均有效，且耐药发生率低。奥司他韦还可用于预防流感。

【提示】

1.甲型流感病毒由于其表面血凝素（HA）抗原和神经氨酸酶（NA）抗原成分已发生变异而产生新的亚型，可引起暴发、流行、大流行，甚至世界性大流行。乙型流感呈暴发或局部流行。丙型流感呈散发。

2.流感最显著的流行病学特点是突然暴发，迅速蔓延，波及面广，人群普遍易感。我国是流感的高发区，20 世纪 4 次世界性大流行中有三次起源于我国。我们应高度重视对流感的预防。

3.临床症状重，并发症发生率高，有相当高的病死率。死亡者大多为年迈体衰、年幼多病或有慢性基础病者，对这类人群进行疫苗接种是控制流感发病和降低病死率的主要方法。

第十二节　流行性腮腺炎

流行性腮腺炎（mumps）是腮腺炎病毒引起的急性呼吸道传染病。通过直接接触、飞沫、唾液污染食具和玩具等途径传播。全年均可发病，以冬春季多见。多见于儿童（3~6 岁较多见）及青少年（15~30 岁占多数）。潜伏期 8~30 d。主要表现为发热、腮腺的非化脓性炎症性肿大与疼痛。常伴发不同程度的脑膜炎、脑膜脑炎或胰腺炎。青春期尚可引起睾丸炎或卵巢炎。本病预后良好。病后有持久的免疫力。

【诊断要点】

1.流行病学资料　多见于冬春季，在 8~30 d 内与腮腺炎病人有密切接触史。

2.临床表现　起病较急，有发热、头痛、食欲减退、恶心等。发热 1~2 d 后，多数先出现一侧腮腺肿大，1~4 d 后可累及对侧，也可有双侧同时肿大。腮腺肿大以耳垂为中心，向前、后及下方发展，边缘不清，疼痛明显，进食酸性食物时可使疼痛加剧。腮腺肿胀于 1~3 d 达高峰，持续 4~5 d 后逐渐消退，全病程 10~14 d。部分病人还可并发脑膜炎、脑膜脑炎、睾丸炎等。

3.实验室检查　白细胞计数正常或略低，淋巴细胞相对增多。血清及尿淀粉酶多数增高。腮腺炎病毒 IgM 抗体用于早期诊断。恢复期（病后 3 周）与发病早期双份血清补体结合试验及血凝抑制试验抗体效价呈 4 倍以上增长，或单份血清效价大于1:64 者有诊断意义。早期病人的唾液、尿及脑膜炎型的脑脊液中可分离腮腺炎病毒。

【治疗要点】

利巴韦林等抗病毒治疗，中药外敷内服配合，有并发症时可使用糖皮质激素。

1.一般对症治疗　进食易消化、清淡的半流质或流质或软食，不吃酸性食物和干食。保持口腔清洁，每日用复方硼砂溶液或生理盐水漱口数次，预防细菌感染。

2.抗病毒治疗　可选用利巴韦林。

【提示】

1.并发睾丸炎时，用丁字带将睾丸托起并局部冷敷以减轻疼痛。

2.并发脑膜脑炎时按乙型脑炎原则处理。

3.从发病日起隔离至腮腺肿大消退（约 3 周）。

第十三节　传染性单核细胞增多症

传染性单核细胞增多症（infectious mononucleosis）是由 Epstein Barr 病毒（EBV）引起的急性传染病。EBV 侵入人体后先在咽部淋巴组织内复制，然后进入血循环形成病毒血症。EBV 主要感染 B 淋巴细胞并使之增生，引起全身许多脏器组织小血管周围淋巴细胞浸润，出现多个脏器病变。临床表现为不规则发热、咽峡炎、全身淋巴结和肝脾肿大、周围血白细胞分类中单个核细胞增多并出现异型淋巴细胞。本病全年均可发生。多为散发，偶见暴发。密切接触口、咽分泌物是主要传播途径。在暴发流行过程中，飞沫传播起主要作用。本病多见于儿童与青少年，6岁以下儿童多呈隐性感染或轻型感染，15 岁以上感染者多呈典型症状，35 岁以上很少患本病。病后可获得持久性免疫。

【诊断要点】

1.流行病学资料　当地有本病发生，有与本病病人接触史。潜伏期儿童 5~15 d，成人 4~7 周。

2.临床表现

（1）发热　渐起或急起，38~40℃，持续数日至 3~4 周或更长，一般 1 周左右退热，热型不一，全身中毒症状较轻。

（2）淋巴结肿大　大多数病人全身浅表淋巴结肿大，70%以上的病人表现为颈后部淋巴结明显肿大。淋巴结直径 1~4 cm，质硬，左右可不对称，光滑，无粘连，不化脓，有轻压痛，数周才能消退。部分病人（尤其是 5 岁以下者）可无淋巴结肿大。

（3）咽峡炎　咽痛、咽峡充血、水肿。扁桃体和腭垂充血、肿大，有分泌物，偶可形成伪膜。

（4）肝脾大　病程第 2~3 周约 50%病人有脾大，偶有脾破裂；30%以上肝大，部分病人出现黄疸，ALT 与 ALP 升高。

（5）皮疹　部分病人病程第 1~2 周出现皮疹，呈多形性（多为斑疹、斑丘疹），多见于躯干部，1 周内消退，不留色素沉着。

（6）其他　偶见心包炎、心肌炎、病毒性脑膜脑炎、周围神经炎与肺炎。

3.实验室检查

（1）血象　白细胞计数在病初正常或偏低，至极期升高至（10~30）×10⁹/L，分类中单核细胞占 60%~90%，其中异型淋巴细胞占 10%~25%。

（2）血清学检查

1）嗜异性凝集试验 IgM 型抗体效价至 1:64 以上或有 4 倍以上增长，有诊断意义。

2）血清抗 EBV 衣壳抗原（VCA）抗体测定　抗 VCA IgM 阳性为新近感染的重要指标，在临床发病时达高峰，持续 4~8 周消失。抗 VCA IgG 抗体滴度≥1:80 提示急性感染，此抗体在疾病恢复期继续存在，并持续终生。

（3）PCR 技术检测 EBV DNA 灵敏度高，特异性强。

【治疗要点】

本病多为自限性，预后较好。一般不需特殊治疗，主要为对症治疗，控制继发感染，有并发症时使用激素。

1.一般对症治疗

（1）急性期卧床休息，保持口腔清洁卫生。

（2）淋巴结肿痛，可局部冷敷。

（3）肝功能异常时按病毒性肝炎给予对症治疗。

（4）高热、中毒症状明显，或并发喉头水肿、心肌炎、心包炎时，可酌情使用激素，泼尼松每日 30~40 mg，分次口服，根据病情使用 1 周左右。

（5）有咽或扁桃体继发链球菌感染时，使用抗菌药物。可选用甲硝唑或克林霉素（氯林可霉素）口服。

2.抗病毒治疗可选用抗病毒制剂如阿糖腺苷、阿昔洛韦、干扰素、利巴韦林等，但确切疗效尚待证实。

【提示】

1.咽或扁桃体继发链球菌感染时，忌用氨苄西林或阿莫西林，因出现多形性皮疹的机会显著增多。

2.使用阿昔洛韦时，应注意其嗜睡、谵妄等神经系统副作用。肾功能不全的病人、婴幼儿、老年人、孕妇及哺乳期妇女慎用。

3.脾肿大者应注意防止脾破裂，查体时不宜用力过猛，恢复期不宜剧烈运动。

第十四节　巨细胞病毒感染

巨细胞病毒感染是由人巨细胞病毒（human cytomegalovirus，CMV）引起的人类疾病。CMV感染在我国广泛流行，无季节性，且多在婴幼儿时期发生。CMV属疱疹病毒科，具有潜伏—活化的生物学特征。病毒进入体内后由血细胞（多核细胞及单核细胞）带至全身各器官，在受染细胞（上皮细胞、内皮细胞等）内有典型的巨细胞包涵体。CMV一旦侵入人体，将长期或终身存在，在绝大多数免疫正常个体，常呈无症状感染；但在免疫抑制个体、胎儿和婴幼儿可出现明显病征。CMV感染的靶器官与宿主年龄密切相关，中枢神经系统损害和各种先天性畸形仅见于先天性宫内感染的胎儿。婴幼儿以肝炎、肺炎多见，而较大儿童多无症状。

【诊断要点】

1.流行病学资料　社会上存在大量的隐性感染者，还有一些病人，可长期或间歇自唾液、尿液、宫颈与阴道分泌物、精液、乳汁等排出病毒。胎儿可从已有CMV感染的母体经胎盘或分娩时经产道受到感染；婴儿可从母亲的乳汁或其他分泌物接触而受到感染；人们之间的密切接触，含有病毒的唾液、尿液等经消化道或呼吸道进入人体；还有通过输血、器官移植、体外循环等造成CMV传播。接受器官移植后CMV感染的潜伏期一般为2周~5个月，多数在4~8周，平均6周发病。

2.临床表现可有下列临床类型：

（1）先天性CMV感染　其母多数为原发感染，50%病儿出生时具有典型临床特征。最常见的表现为肝脾肿大，黄疸，瘀点和小头畸形；其次为早产、视网膜脉络膜炎；并可见脑积水、溶血性贫血、肺炎等。严重感染者死亡率可达30%，多在新生儿期，因多器官损伤、严重肝功能受损、出血、DIC及继发细菌感染等因素所致。90%存留有各种伤残，包括精神、运动落后，智力低下，听力障碍，视力异常，语言表达障碍，学习困难和瘫痪。

（2）围生期CMV感染　绝大部分婴儿无症状，亦可在出生后数月内发生CMV间质性肺炎、体重增长缓慢、肝炎、溶血性贫血、血小板减少等，病程虽有一定自限性，但病死率高达20%。

（3）CMV单核细胞增多症　为嗜异性抗体阴性的单核细胞增多症，表现为长期高热、乏力、肌痛、头痛及脾肿大，外周血淋巴细胞相对增多，异型淋巴细胞在10%以上，与传染性单核细胞增多症的区别是无明显渗出性咽峡炎与颈淋巴结肿大，嗜异性凝集试验阴性。

（4）免疫缺陷者的 CMV 感染　是潜伏在体内的 CMV 激活所致，也可由输入的白细胞或移植器官内的 CMV 再激活而发病，后者称为播散性感染。此时大多有症状，而且涉及多个脏器，呈全身播散性感染。临床表现为发热、间质性肺炎、肝炎、结肠炎等，病情迁延，不易恢复，预后较差。

3.实验室检查

（1）血象　白细胞增多，异型淋巴细胞增多。

（2）血清学检查　采用 ELISA、免疫荧光法检测 CMV IgM 或 CMV IgG 抗体。

（3）CMV DNA 检查　用核酸分子杂交法或 PCR 扩增技术检查 CMVDNA。

（4）病毒分离及包涵体检查　从尿液、唾液等标本中进行病毒分离。虽有助于诊断，但由于病后数月甚至数年，从尿液和唾液中仍可排出病毒，所以即使分离出病毒，并不能说明是急性感染。

（5）活检或尸检　组织病理学检查在受染细胞内可见包涵体。

【治疗要点】

由于 CMV 感染大多处于潜伏感染状态，即使 CMV 在体内复制活化，也多为无症状性感染。因此，对 CMV 感染的治疗，应仅限于症状性感染。

1.一般治疗　CMV 肝炎可按治疗病毒性肝炎的一般原则使用护肝药物，以促进肝细胞恢复，减轻肝细胞损害，降低氨基转移酶，消退黄疸。必要时输注白蛋白。贫血严重者酌情输血。CMV 肺炎按病毒性肺炎对症、支持治疗。

2.抗病毒治疗　首选更昔洛韦，必要时加用膦甲酸钠联合治疗。

【提示】

1.更昔洛韦是阿昔洛韦（无环鸟苷）的衍生物，抗病毒作用较后者强数十倍。由于本药可以引起皮疹、精神错乱、定向障碍、厌食、肝损害、静脉炎、精子减少等毒副作用，故使用时应酌情掌握适应证、剂量和疗程。本品口服胶囊为 250 mg/粒，用法为 1 g，tid。免疫缺陷者治疗后易复发，因此，需较长时间的治疗。

2.膦甲酸钠可竞争性地抑制病毒 DNA 多聚酶，有学者认为它亦可用于免疫缺陷病人合并巨细胞病毒视网膜炎、器官移植者预防巨细胞病毒感染。本药有肾毒性，使用时应监测尿常规、肾功能与电解质（注意低血钙）。如药品静脉滴注的稀释度不够，可出现静脉炎。

3.先天性感染的婴儿表现为黄疸、紫癜或肝脾肿大等，重者可于数周内死亡。幸存者可能逐渐出现智力障碍、发育迟缓、骨骼异常，严重者发生残疾，如痴呆、失明、耳聋等。症状性感染有自限性，一般较轻，但骨髓移植者因 CMV 感染导致的间质性肺炎，其病死率可高达 90%。AIDS 病人易发生 CMV 感染，并呈进行性发展而致死。

第十五节　肾综合征出血热

肾综合征出血热（hemorrhagic fever with renal syndrome，HFRS）是由汉坦病毒

引起的自然疫源性疾病，主要传染源是啮齿类动物，在我国有Ⅰ型（姬鼠型）和Ⅱ型（家鼠型）两种血清型，临床上急性起病，有三大主征（发热、出血、肾脏损害）和五期（发热期、低血压期、少尿期、多尿期、恢复期）经过。

【诊断要点】

1.流行病学资料　流行地区、流行季节，发病前1周~2个月曾在疫区居住或逗留过，有与鼠类接触或曾进食鼠类污染的食物史。

2.临床表现

（1）发热　突然起病，体温急剧上升，常达39℃以上，一般持续3~7 d，退热后其他症状反而加重，可出现低血压、休克。

（2）全身中毒症状　有三痛（头痛、腰痛、眼眶痛）及明显的消化道症状，如食欲减退、恶心、呕吐、腹痛、腹泻等。

（3）毛细血管损伤征象　面、颈、上胸部充血潮红（三红），外渗明显，软腭黏膜及腋下皮肤常有出血点，束臂试验多呈阳性反应。

（4）肾脏损伤表现　肾区有叩击痛，出现蛋白尿、血尿、少尿及尿毒症。

（5）典型病例有五期经过　即发热期、低血压期、少尿期、多尿期、恢复期，但轻型病例或经合理治疗者可出现越期现象；重型病例发热、休克、少尿期可互相重叠。

3.实验室检查

（1）血象　白细胞计数增高，淋巴细胞增多，有较多异型淋巴细胞，有时呈类白血病反应；血小板明显减少。

（2）尿液检查　有蛋白、红细胞、白细胞、融合细胞、管型等，有时出现膜状物。

（3）血生化检查　少尿期可见血尿素氮（BUN）、肌酐（Cr）上升，电解质紊乱。

（4）血清学检查　早期检测血清特异性：lgM 抗体阳性，或早、晚期2次血清特异性 IgG 抗体效价增高4倍以上，均有确诊价值。

（5）病原学检查　①用直接免疫荧光法、免疫酶染色法检测外周血单个核细胞或尿沉渣细胞中的病毒抗原。②用双抗体夹心法 ELISA、反相被动血凝试验（RPHA）、固相放射免疫试验（SPRIA）等检测血清和尿液中的病毒抗原。③反转录聚合酶链反应（RT–PCR）检测血、尿标本中的病毒 RNA。

【治疗要点】

1.一般治疗　卧床休息，予高热量、高维生素、半流质饮食。

2.对症治疗　纠正水、电解质及酸碱平衡紊乱，改善微循环；发热期要适当放宽补液，以补偿因外渗而造成的血容量不足，休克期要快速扩容，少尿期要限制补液，多尿期要注意出入量平衡。

3.防治并发症　特别要防治出血、继发感染、高血容量综合征、急性呼吸窘迫综合征、多器官功能衰竭等危重综合征。如有透析指征，应及早进行血液透析或腹膜透析。

4.病原治疗病程早期可应用抗病毒药物。

【提示】

1.抗病毒药物在 5 病日内应用效果较好，利巴韦林或干扰素可任选一种，或两药合用，疗程为 5~7 d，利巴韦林每日量最好分 2 次缓慢静脉滴注。

2.发热后期，特别是外渗明显者，可适量静脉补充低分子右旋糖酐、血浆或人血白蛋白，以提高血浆胶体渗透压；并酌用利尿剂及肾血管扩张药。

3.普萘洛尔能抑制肾素释放，改善微循环，但如有心动过缓、二度以上房室传导阻滞、慢性哮喘性支气管炎等病，则不宜用普萘洛尔。

4.糖皮质激素仅在下列情况下使用：①持续高热、中毒症状严重。②渗出明显、有低血压倾向或出现休克时。③急性呼吸窘迫综合征。

激素有诸多副作用，尤其能抑制免疫功能，故不宜久用，一旦病情好转，即应停用。

5.第 5 病日以内有弥散性血管内凝血（DIC）或 DIC 倾向者，可应用低分子量肝素，如达肝素（Dalteparin）60~75U（抗因子 Xa 单位）/(kg·d)，分 2 次皮下注射，6 病日以后不宜再用。

6.休克时首次用 300 ml 液体于 30 min 内注完，继以静脉滴入，130~150 滴/min，并根据血压及血液浓缩情况调整滴速及补液量，如达到下述五项指标即为适量：①收缩压达 90~100 mmHg（12~13 kPa）。②脉压大于 26 mmHg（3.4 kPa）。③心率 100 次/min 左右。④微循环改善。⑤红细胞、血红蛋白及红细胞比容接近正常。

快速补液时应注意液体温度（适当加温）及心肺情况，对老年及心肺功能不良者，补液速度应适当放慢，如出现输液反应，应立即静注地塞米松 10 mg。

当血容量基本补足，而心率仍在 140 次/min 以上时，方可考虑用强心剂和血管活性药。如为温休克可选用间羟胺（阿拉明）+多巴胺，如为冷休克可选用酚妥拉明+多巴胺，若心率不太快，也可用山莨菪碱（654-2）。

7.难治性休克根据临床表现可分为四个类型：①严重外渗型：以血浆大量外渗为特征，补液时要晶胶结合，并适当增加胶体溶液的比例。②极度烦躁型：乃脑部缺氧所致，应尽快稳定血压，改善脑部微循环。③末梢发绀型：应充分供氧，并注意急性呼吸窘迫综合征（ARDS）的防治。④腔道出血型：应着重处理 DIC；若因继发感染引起的休克，应选用适当的抗生素治疗，但具有肾毒性的药物不宜使用。

8.少尿期的治疗原则是稳定内环境，促进肾功能恢复，防治合并症。每日补液量=出量+500 ml，要防止高血容量综合征发生；除非有明显低钾血症，一般应限制钾盐输入；根据酸血症情况，酌情纠酸；如具有下列指征之一，可进行透析治疗：

（1）少尿超过 5 d 或尿闭 2 d 以上，经利尿等治疗无效。

（2）血尿素氮（BUN）大于 28.56 mmol/L（80 mg/d1），或 BUN 每日上升 10.1 mmol/L（30 mg/d1）以上，血肌酐每日上升 176.8 μmol/L（2 mg/d1）以上，呈现高分解状态者。

（3）高血容量综合征经保守治疗无效者。

（4）合并高血钾症（≥6.5 mmol/L），心电图出现高血钾图形，用一般方法不能缓解者。

（5）进入少尿期以后，病情进展迅速，出现明显的尿毒症症状，如神志淡漠、烦躁、嗜睡、意识障碍、呕吐等。

（6）尿毒症伴大出血，尿素氮上升速度快，每日超过 9 mmol/L（高分解代谢型），可不拘于少尿天数及血液生化指标，尽早透析。

（7）顽固性酸中毒，CO_2Cp 持续在 20 mmol/L 以下，用碱性药物不能纠正者。

（8）低血压伴无尿，补液难以进行时，可边透析边补液。

（9）多尿早期血尿素氮、肌酐继续上升，呈现多尿型肾衰竭者，也可做透析治疗。

以上（3）（4）两条是紧急透析的指征。

透析方法：血液透析与腹膜透析均可，以血透效果为好；最好采用低分子量肝素或无肝素透析方法。

9.本病传染源主要是啮齿类动物，恙螨和革螨有一定媒介作用，预防要点是：①灭鼠、防鼠。②灭螨、防螨。③做好个人防护，尽量不让皮肤直接接触鼠类及其排泄物。④在高发区及高危人群中开展疫苗接种。

第十六节　新疆出血热

新疆出血热（Xinjiang hemorrhagic fever，XHF）是经蜱传播的自然疫源性疾病，其病原体是属于布尼亚病毒科的克里米亚—刚果出血热病毒，临床上以发热、头痛、出血、低血压、休克为特征，一般无少尿期和多尿期。

【诊断要点】

1.流行病学资料　流行季节（4~6 月）曾到过流行区，有野外作业、被蜱叮咬史，或曾与兔、牛、羊等动物接触，被病人血液或血性分泌物污染皮肤的历史。

2.临床表现　本病有三期（发热期、出血期、恢复期）经过，病初有全身中毒症状和毛细血管中毒症状，包括寒战、高热、头痛、全身痛、恶心、呕吐、面颈潮红等，约 4 d 以后进入出血期，轻者仅有皮肤瘀点或鼻出血，重者可出现瘀斑、血尿、消化道出血，甚至发生低血压休克，但通常不出现少尿和多尿。

3.实验室检查

（1）血象　外周血白细胞减少，分类中淋巴细胞增多，有异型淋巴细胞；出血期血小板显著减少。

（2）血清学检查　免疫荧光试验、补体结合试验、中和试验等做双份血清检查，抗体效价呈 4 倍以上增长者可以确诊。

（3）病原学检查　将病人血清接种于地鼠肾细胞培养 2~5 d，然后用免疫荧光法检查病毒抗原，阳性结果便可确诊。

【治疗要点】

1.病原治疗 免疫血清和利巴韦林（病毒唑）对本病有一定疗效。

2.支持治疗 各期都要注意补充热量，维持水、电解质和酸碱平衡。

3.对症治疗 严重出血时可应用止血药或血制品，休克时要迅速纠止微循环紊乱。

【提示】

免疫血清是从免疫羊血液中分离而制成的冻干血清，注射前必须做皮肤试验，若为阳性，则不要勉强应用，以免发生严重的过敏反应。

发热期要充分补液，休克时要扩容、纠正酸中毒，最初 1 h 内至少要输入 500 ml 液体，24 h 内要输入 3 000~3 500 ml，其中胶体溶液要占 1/3 左右；老年人或心率在 130 次/min 以上者可加用强心剂，如：毛花苷 C（西地兰）0.2 mg 或毒毛花苷 K 0.25 mg，加 10%GS20 ml，缓慢静注。若血容量基本补足而血压仍不回升时可应用血管活性药，低排高阻型可选用酚妥拉明+多巴胺，高排低阻型可选用间羟胺+多巴胺。

糖皮质激素仅适于以下情况：①过高热，全身中毒症状明显者。②毛细血管脆性增加、有出血倾向者。③低血压休克时。

有 DIC 表现者（如高凝状态、凝血时间缩短、D-二聚体或 3P 试验阳性等）可用低分子量肝素治疗，但不宜用血制品。

本病曾多次在我国新疆流行，但自 20 世纪 80 年代以来，先后在四川、云南、青海、海南等省也发现有本病存在，故在遇见不典型出血热病例时，宜采集血标本分别查新疆出血热和肾综合征出血热抗体，以便于鉴别。

预防的重点在于防止蜱叮咬，在宰杀或解剖动物时宜穿防护服、戴防护手套。

第十七节 登革热与登革出血热

登革热（dengue fever）是由登革病毒经埃及伊蚊或白蚊伊蚊传播的急性传染病，主要流行于热带和亚热带地区，每年 5~11 月份发病，7~9 月份为高峰期。登革热的临床特征是突起发热，全身疼痛，极度乏力，出现皮疹，浅淋巴结肿大，白细胞及血小板减少。若有明显的出血倾向和循环紊乱，则分别称为登革出血热（dengue haemorrhagic fever）与登革休克综合征（dengue shock syndrome）。

【诊断要点】

1.流行病学资料 在伊蚊孳生季节，发病前 15 d 曾去过流行区，有被伊蚊叮咬史。

2.临床资料

（1）发热 高低不定，在 38~40℃之间，热程 5~7 d。

（2）全身疼痛　以四肢、腰肌、关节和骨骼疼痛为突出，并影响功能。

（3）皮疹　出现于病程第 3~6 d，以斑丘疹、充血疹为主，但常有针帽大小出血点混杂其间，对称分布于躯干与四肢，持续 3~4 d 隐退。

（4）淋巴结　全身浅表淋巴结肿大，有压痛，但局部皮肤无红肿。

（5）出血倾向　多数病人束臂试验阳性，鼻咽部及皮肤出现瘀点。

（6）血象　白细胞计数减少，淋巴细胞相对增多。

3.血清学及病原学检查

（1）双抗体夹心 ELISA、单克隆抗体放射免疫法、免疫胶体金电镜技术检测血清中的病毒抗原。

（2）抗 μ 链捕获 lgM-ELISA 及免疫荧光法等检测登革热特异性 IgM 抗体。

（3）RT-PCR 法检测血清中的病毒 RNA。

以上三种检查如为阳性，即可确诊登革热。

除上述表现外，倘出现下述情况可诊断登革出血热及登革休克综合征：

①中毒症状较重；

②出血明显，血小板<100x100/L；

③血液浓缩，红细胞比积增加 20%或更多；

④有低血压或休克表现。

WHO 对登革出血热及登革休克综合征按严重程度分为以下四级：

Ⅰ级：有典型登革热表现，束臂试验阳性。

Ⅱ级：除有 Ⅰ 级表现外，通常有皮肤和其他脏器自发性出血。

Ⅲ级：有循环衰竭的表现，如脉细数、脉压<20 mmHg（2.7 kPa）或低血压，四肢皮肤湿冷。

Ⅳ级：重度休克，血压、脉搏测不出。

【治疗要点】

1.一般治疗

（1）急性期应卧床休息，在有防蚊设备的病室中隔离至完全退热为止。

（2）进清淡、易消化饮食。

（3）加强护理，注意口腔和皮肤清洁，保持大便通畅。

2.对症治疗

（1）适量补液，维持水、电解质、酸碱平衡。

（2）合理应用止血剂、止痛剂和糖皮质激素。

（3）对休克、脑水肿等危重症候群进行抢救。

3.病原治疗

目前尚无特效药物治疗，但有报道早期应用利巴韦林（病毒唑）可减轻病情，缩短病程。

【提示】

1.登革热及登革出血热至今尚无特效抗病毒药物，故支持和对症治疗仍是最根本的治疗。

2.高热时宜先采用物理降温，如头枕冰袋、温水或乙醇擦浴等；一般不宜用解热镇痛药（如水杨酸类），因 G-6-PD 缺乏病人可诱发溶血。

3.要严格掌握糖皮质激素的适应证，凡高热持续不退、中毒症状严重、休克、有脑炎症状或发生急性血管内溶血时，可短期应用糖皮质激素，一般不超过 3 d。

4.注意适量补液，缺多少，补多少；登革热病人要尽量让其口服，不足部分再静脉给予；脑型病人要控制补液，以免加重脑水肿；休克病人要积极补液，注意先快后慢，先盐后糖，胶晶结合，注意纠正酸中毒。最初半小时至少补给液体 500 ml，1 h 内可达 1 000 ml，可交替应用晶体和胶体液，在血压未回升以前，不要用纯葡萄糖溶液；如有高凝状态，不可输全血。

5.血管活性药不能随便应用，只有在补足血容量、纠正酸中毒之后，血压仍不稳定的情况下方可使用。温休克病人宜用阿拉明、多巴胺，冷休克病人宜用山莨菪碱、酚妥拉明（苄胺唑林）或其他扩血管药，直至血压稳定、脉压>26 mmHg（3.5 kPa）、中心静脉压（CVP）维持在 0.59~1.18 kPa（6~12 cmH$_2$O）、发绀消失、四肢温暖、神志转清、每小时尿量达 40 ml 以上，方属满意。

6.要合理选用止血剂，如属毛细血管通透性增加引起的出血，可选用维生素 C、卡巴克络（安络血）、酚磺乙胺（止血敏）等；如为 DIC 所致的出血，可用低分子量肝素；如属纤溶亢进，可用氨甲苯酸（止血芳酸）、氨甲环酸（止血环酸）等抗纤溶药物；若为消耗性凝血障碍，应补充凝血因子，如新鲜血、凝血酶原复合物、新鲜血小板等；游离肝素增多时，应输以硫酸鱼精蛋白。

7.脑型病例要降低颅内压，减轻脑实质炎症，以保护脑细胞不受损害。常需联用脱水剂和糖皮质激素；当呼吸中枢受抑制时，应及时使用人工呼吸器，并给予吸氧；抽搐者可用地西泮（安定）等镇静剂。

8.如发生尿毒症，可行血液透析或腹膜透析治疗。

第十八节　病毒性肝炎

急性肝炎
急性病毒性肝炎是由多种肝炎病毒（主要包括 HAV、HBV、HCV、HDV、HEV 等）引起的以肝脏炎症和坏死为主的疾病，它具有传染性强、流行面广、发病率高的特点，是目前危害人民健康最为常见的传染病。

【诊断要点】

1.急性无黄疸型肝炎

（1）流行病学资料　甲型和戊型肝炎以粪-口为主要传播途径，而乙型、丙型、丁型肝炎则通过体液或血液传播，如输血和血制品、药物注射、针刺等方式。在我国，母婴传播是乙型肝炎传播的主要方式。

（2）症状和体征 近期出现的、持续几日以上但无其他原因可解释的症状如发热、乏力、食欲减退、恶心等症状。肝肿大伴压痛、肝区叩击痛，部分病人有轻度脾肿大。

（3）实验室检查 血清 ALT、AST 明显升高，大多数病人可达正常值 10~20 倍以上。

（4）病原学检查

1）甲型肝炎 病人血清抗-HAV IgM 阳性则提示甲型肝炎病毒现症感染。在慢性乙型肝炎或自身免疫性肝病病人血清中检测抗-HAV IgM 阳性时，诊断 HAV 重叠感染应慎重，须排除类风湿因子及其他原因引起的假阳性。接种甲肝疫苗后 2~3 周约 8%~10%接种者可产生抗 HAV IgM，故也应注意鉴别。

2）乙型肝炎 凡血清 HBsAg 阳性或血清 HBV-DNA 阳性或血清抗 HBc IgM 阳性，可诊断为现症 HBV 感染。由于在我国母婴传播为慢性乙型肝炎的主要传播方式，而其他途径发生的急性乙型肝炎少见，因此在诊断急性乙型肝炎时须与慢性乙型肝炎的初次活动相鉴别。在病程中 HBsAg 滴度由高到低，HBsAg 消失后，抗 HBs 阳转以及急性期抗-HBc IgM 滴度高、抗-HBc IgG 阴性或低水平则有利于急性乙型肝炎的诊断。

3）丙型肝炎 血清 HCV RNA 阳性或抗-HCV 阳性，而无其他类型肝炎病毒的急性感染标志。

4）丁型肝炎 在 HBV 感染标志阳性的同时，血清抗-HDVIgM 阳性，抗-HDV IgG 低滴度阳性，血清和（或）肝内 HDV Ag 及 HDV RNA 阳性。

5）戊型肝炎 急性病人血清抗-HEV 阳性或滴度由低到高，或抗-HEV 阳性>1：20，或血清和（或）粪便 HEV RNA 阳性。

2.急性黄疸型肝炎 凡符合急性肝炎诊断条件，血清胆红素>17.1/μmol/L 或尿胆红素阳性，并排除其他原因引起的黄疸，可诊断为急性黄疸型肝炎。

【治疗要点】

1.一般治疗 急性期应强调早期卧床休息，当症状明显好转时活动量可逐步增加。注意隔离。饮食宜清淡，热量充足，蛋白质摄入量争取达到 1~1.5 g/kg，适当补充维生素 B 族和维生素 C，进食过少者可由静脉补充葡萄糖及维生素 C，不强调高糖和低脂肪饮食。

2.药物治疗 可使用降酶退黄保肝药物，以减轻肝细胞炎症，恢复肝细胞功能。急性丙型肝炎病人还应该进行抗病毒治疗。

【提示】

1.自 20 世纪 90 年代明确甲、乙、丙、丁、戊型肝炎并建立特异检测方法以来，仍有 10%~20%散发性肝炎和输血后肝炎无明确的病原体可查。利用现代分子生物学技术，美国学者 Simons（1995 年）等首次发现庚型肝炎病毒（HGV）。1997 年日本学者 Nishizawa 等在 1 例输血后非甲非戊型肝炎病人血清中克隆了 TT 病毒（TTV）。

在随后几年的进一步研究中，两种病毒的致病性不但没有被充分证明，反而越来越被人们怀疑，甚至否定其致病性。2000 年意大利学者 Primi 等从 1 例 HIV 阳性的静脉注射毒品者血清中分离出 1 株 DNA 病毒，命名为 SEN 病毒（SENV）。SENV 是环状单链 DNA 病毒，基因组全长约 3 800 个核苷酸，分为 8 个亚型（A~H）。它的感染呈全球性分布，中国、日本、美国、意大利、法国等均有报道。在输血、静脉注射毒品和透析等高危人群中相对较高（30%以上），各类肝病病人次之，而健康人群和供血者较低。根据检索发表的 31 篇关于 SENV 的研究文献，绝大多数研究结果不支持 SENV 的肝炎致病性，但也不能否定在某些病人中有致病性，因为其他一些病毒（如 EBV、CMV 甚至 HBV 等）也有类似现象，部分人感染后没有出现临床生化等异常。也许 SENV 是条件致病性病原体，当 SENV 或人基因突变或环境因素变化可导致疾病发生，对此还需作进一步的研究。除此以外，还有相当一部分急性肝炎病人可能存在未被发现的致病因子。

2.急性肝炎病人一般经治疗后自觉症状改善，肝功能迅速好转。甲型和戊型肝炎预后良好，大多数病人 3 个月内恢复健康。但老年人、妊娠、免疫功能低下以及合并其他慢性病时，有可能进展为重型肝炎。妊娠后期合并戊型肝炎病死率达 10%~20%，甚至更高。约 10%的急性乙型肝炎和 85%的急性丙型肝炎可能变为慢性肝炎，甚至可发展为肝硬化和肝细胞癌，必须引起临床重视。

3.丙型肝炎早期抗病毒治疗可取得较好疗效和防止慢性化，疗程结束时，近期疗效（ALT 复常、HCVRNA 阴转）达 70%，随访 6 个月后远期疗效也可达到 50%左右。

慢性肝炎

慢性病毒性肝炎是指急性肝炎病程超过半年，或原有乙型、丙型、丁型肝炎或 HBsAg 携带史，本次又因同一病原再次出现肝炎症状、体征及肝功能异常者。根据临床症状、体征、实验室检查以及肝脏病理改变，将慢性肝炎分为轻、中、重度三个类型。反复发作的部分病人有可能进展为肝硬化和肝细胞癌。

【诊断要点】

1.临床分型

（1）轻度

1）临床表现 临床症状、体征轻微或缺如。

2）实验室检查 肝功能仅 1 项或 2 项轻度异常。ALT 和（或）AST（U/L）≤正常 3 倍；胆红素（μmol/L）≤正常 2 倍；白蛋白（g/L）>35；A/G>1.4；蛋白电泳 γ 球蛋白≤21%；凝血酶原活动度>70%；胆碱酯酶（U/L）>5 400。

3）B 超检查 肝脏无明显异常改变。

4）肝组织检查 ①肝细胞变性，点、灶性坏死或凋亡小体。②汇管区有或无炎症细胞浸润、扩大，可见轻度碎屑坏死。③小叶结构完整。

（2）中度

1）临床表现 临床症状、体征居于轻度和重度之间。

2）肝功能检查 ALT 和（或）AST>正常 3 倍；胆红素（μmol/L）>正常 2~5 倍；白蛋白（g/L）32~35；A/G 1.0~1.4；蛋白电泳 γ 球蛋白 21%~26%；凝血酶原活动度 70%~60%；胆碱酯酶（U/L）>4 500~<5 400。

3）B 超检查 可见肝内回声增粗，肝脏和（或）脾脏轻度肿大，肝内管道（主要指肝静脉）走行多清晰，门静脉和脾静脉内径无增宽。

4）肝组织检查 ①汇管区及周围有中度碎屑状坏死。②小叶内有融合坏死或见桥接坏死。③小叶结构紊乱，无肝硬化。

（3）重度

1）临床表现 有明显或持续的肝炎症状，如乏力、食欲不振、腹胀、尿黄、便溏等，伴肝病面容、肝掌、蜘蛛痣、脾大并排除其他原因。

2）肝功能检查 ALT 和（或）AST（U/L）反复或持续升高且>正常 10 倍；胆红素（μmol/L）>正常 5 倍；白蛋白（g/L）≤32；A/G<1.0；蛋白电泳 γ 球蛋白≥26%；凝血酶原活动度<60%~>40%；胆碱酯酶（U/L）≤4 500。

3）B 超检查 可见肝内回声明显增粗，肝表面欠光滑，边缘变钝；肝内管道走行欠清晰或轻度狭窄、扭曲；肝门静脉和脾静脉内径增宽；脾脏增大，胆囊有时可见"双层征"。

4）肝组织检查 ①汇管区炎症严重或伴重度碎屑坏死。②桥接坏死累及多数小叶。③大量纤维间隔形成、小叶结构紊乱或早期肝硬化。

2.病因学分型

（1）慢性乙型肝炎 临床符合慢性肝炎，并有一种以上现症 HBV 感染标志阳性。即：①血清 HBsAg 阳性。②血清 HBV DNA 阳性。③血清抗—HBc IgM 阳性。④肝内 HBcAg 和（或）HBsAg 阳性或 HBV DNA 阳性。

（2）慢性丙型肝炎 临床符合慢性肝炎，血清抗-HCV 阳性，或血清和（或）肝内 HCV RNA 阳性。

（3）慢性丁型肝炎 临床符合慢性肝炎，血清抗-HDV IgG 持续高滴度，血清 HDV DNA 持续阳性，肝内 HDV RNA 和（或）HDVAg 阳性。

【治疗要点】

1.一般治疗 慢性肝炎活动期应适当休息，病情好转时可动静结合，不宜过劳。若病情加重时应住院治疗。处于静止期病人，可从事力所能及的轻工作。症状消失，肝功能正常 3 个月以上者，可恢复正常生活状态，但仍需随访 1~2 年。饮食方面应进食较多蛋白质、低脂肪、高维生素食物，糖类摄入要适当，以避免发生脂肪肝。恢复期要绝对禁酒。

2.药物治疗可给予降酶、退黄和保护肝细胞药物，促进症状、体征改善以及肝功能恢复。

3.抗病毒治疗对于慢性乙型和丙型肝炎病人，可采用不同的抗病毒治疗。

【提示】

1.干扰素 α 是目前国际上公认的治疗慢性乙型肝炎的有效药物。它具有抗病毒及免疫调节作用，能有效抑制 HBV 复制。①适应证：血清 HBV DNA 阳性且 ALT≥2 倍正常值上限的病人。而对 ALT 水平持续正常者不应进行治疗，须随访，3~6 个月。②禁忌证：具有下列情况之一者不宜用干扰素治疗：血清胆红素>2 倍正常值上限；失代偿性肝硬化；自身免疫性疾病；有重要脏器病变（严重心、肾疾患，糖尿病，甲状腺功能亢进或减退，以及神经精神异常）者。③疗程：对于 HBeAg 阳性病人，不论其有无治疗应答，疗程均为 6~12 个月。对于 HBeAg 阴性病人，12 个月的疗程更为有效。在干扰素治疗结束后还应继续随访 6~12 个月以观察是否有延迟反应，明确反应是否持久，从而确定是否需要复治或采取其他治疗。④疗效：疗程结束时 HBV DNA 阴转率 40%~50%，对照组为 15%~20%；停药 12 个月后持续有效率 10%~30%，对照组为 0%。持续病毒学应答者通常肝脏炎症坏死也有改善，但残留肝损伤常存在。长期应答者似乎肝细胞癌发病危险及肝病相关死亡危险有所降低。⑤不良反应：有感冒样症状、乏力、脱发、白细胞降低及抑郁等，感冒样症状可在 1 周后消失，其他症状可持续整个疗程，大多数病人可以耐受。干扰素还可诱发潜在的自身免疫性疾病，须引起注意。

2.拉米夫定应用的评价 拉米夫定为核苷类似物，作用靶点是抑制具有反转录酶活性的 HBV DNA 聚合酶，干扰 HBV DNA 合成，终止 DNA 链的延伸，有效地抑制 HBV 的复制。它能迅速降低慢性乙型肝炎病人 HBV DNA 水平，促进 ALT 复常，改善组织学活动指数，获得一定比率的 HBeAg 消失和血清转换。

拉米夫定不能彻底清除 HBV 的复制模板 cccDNA，且长期应用可能会发生 HBV P 基因变异，并对拉米夫定的敏感性降低。在出现 P 基因变异后如停用拉米夫定会导致野生株出现，有时可使病情恶化，甚至引发肝衰竭。众多研究表明，P 基因变异与疗程呈正相关。1 年疗程变异率 14%~32%；2 年为 42%；3 年为 52%；4 年为 67%。

采用拉米夫定的注意事项：①应用拉米夫定治疗的 HBeAg 阳性病人，如在相隔 6 个月连续两次检查中均证实 ALT 水平正常、HBV DNA 阴性伴 HBeAg 血清转换，可终止治疗。②服用拉米夫定 1 年后 HBeAg 仍阳性的病人，需根据临床和病毒学反应和疾病严重性进行个体化分析，考虑是否继续治疗或终止治疗。③拉米夫定适应用于干扰素无效或有干扰素禁忌证的慢性乙型肝炎病人；接近肝功能失代偿或已有明确失代偿表现的病人；防治免疫抑制病人体内的 HBV 复制；肝移植病人术前和术后的应用。④YMDD 变异的对策：a.继续拉米夫定治疗以抑制或阻止野生株型 HBV 的反跳。b.也可选择停用拉米夫定，但须密切观察病情变化，必要时给予降酶保肝治疗。c.已有研究显示，阿德福韦和恩替卡韦对 HBV 的 YMDD 变异株有效。

3.慢性丙型肝炎的治疗也是临床难题之一 由于丙肝病毒容易发生变异，治疗效果不太理想。单用干扰素治疗，持续疗效仅 20%~30%，联合利巴韦林治疗可使病毒应答率提高至 30%~40%。最近临床应用 PEG 干扰素联合利巴韦林治疗，可使 HCV 病毒应答率提高至 40%~60%，但要注意不良反应的处理，除监测白细胞、血小板外，更要注意溶血性贫血的发生。

肝功能正常，HCV RNA 载量较高的病人，一般认为是带病毒者，不需要治疗，但经肝穿检查发现有炎症正在进展，属亚临床慢性丙肝者也应积极治疗。或密切动态观察 3~6 个月，如有不能以其他原因解释的 ALT 和 AST 升高，也应积极治疗。

慢性丙型肝炎症状不明显，但它缓慢地向肝硬化发展，严重危害人类的健康，医务人员应及早发现 HCV 感染，及时给予正确而合理的治疗。

淤胆型肝炎

淤胆型肝炎是病毒性肝炎的特殊类型，表现为较长期的肝内胆汁淤积，出现皮肤瘙痒、粪便颜色变浅以及肝大。

【诊断要点】

1.急性淤胆型肝炎

（1）临床表现　起病类似急性黄疸型肝炎，黄疸持续 3 周以上，自觉症状较轻，可有皮肤瘙痒、尿色加深、粪便颜色变浅以及肝大。

（2）肝功能　ALT 和（或）AST 轻度增高，血清胆红素明显升高，以直接胆红素为主。血清胆汁酸、γ-谷氨酰转肽酶、碱性磷酸酶、胆固醇水平亦明显增高，凝血酶原活动度>60%或应用维生素 K 肌注 1 周后凝血酶原活动度升至 60%以上，并除外其他原因的肝内外梗阻性黄疸。

（3）肝组织学变化　除有轻度急性肝炎变化外，还有毛细胆管内胆栓形成，肝细胞内胆红素潴留，肝细胞内出现小点状色素颗粒。严重者肝细胞呈腺管状排列，Kupffer 细胞肿胀并吞噬胆红素。汇管区水肿和小胆管扩张、中性粒细胞浸润。

2.慢性淤胆型肝炎

在慢性肝炎基础上发生上述临床表现者，可诊断为慢性淤胆型肝炎。

【治疗要点】

1.一般治疗　同急性黄疸型肝炎。

2.药物治疗　急性淤胆型肝炎在应用治疗急性黄疸型肝炎药物的同时，应促进胆汁排泄。如诊断无误的话，应用糖皮质激素效果较好。慢性淤胆型肝炎治疗基本同慢性肝炎，也要加强利胆治疗。

【提示】

1.诊断和鉴别诊断　淤胆型肝炎在临床上需与下列疾病相鉴别：①酒精性脂肪肝、酒精性肝炎以及酒精性肝硬化均可发生胆汁淤积，黄疸发生率为 31%~55%。并且慢性胰腺炎等与酒精相关性疾病也可并发胆汁淤积样表现。根据病人的个人史、实验室检查和影像学检查常可明确诊断和病因。②药物性胆汁淤积可由药物本身或代谢物的毒性或过敏反应所致。临床上大多急性起病，停药后很快缓解，表现为黄疸、皮肤瘙痒及肝实质损伤相关症状如恶心、乏力及纳差等。本症预后良好，首要的治疗是立即停药，黄疸一般在停药后数周内消退。③原发性胆汁性肝硬化80%~90%见于女性，年龄在50岁左右。起病隐匿，多数皮肤瘙痒持续半年至2年始见黄疸，可伴疲乏、关节痛、干燥综合征及雷诺现象，抗线粒体抗体阳性。④肝外梗阻性黄疸的常见原因为胆石症和癌肿（肝门部癌、胆管癌、壶腹部癌以及胰腺癌）。临床可见原发病的症状和体征如胆绞痛、墨菲症阳性，碱性磷酸酶和胆固醇显著上升。B超有助于诊断与鉴别诊断，准确率可达95%以上，必要时进一步做CT扫描，以明确诊断。

2.治疗 急性淤胆型肝炎经上述方案治疗，如病情不改善，则要注意诊断是否正确，同时努力寻找可能致病的原因，如硬化性胆管炎等。慢性淤胆性肝炎治疗比较困难，如由病毒性肝炎所致者，在综合治疗基础上还要进行适当的抗病毒治疗，有助于黄疸消退。若深度黄疸或常规方法治疗黄疸仍持续不退，可给予血浆置换或胆红素吸附治疗，甚至进行肝移植。

重型肝炎

重型肝炎是由肝炎病毒引起的死亡率极高的传染病。由于肝组织大块坏死，在临床上表现为肝功能衰竭，出现极度乏力、严重消化道症状、深度黄疸、肝性脑病等。根据发病情况可分为急性、亚急性和慢性重型肝炎三个类型。

【诊断要点】

1.急性重型肝炎

（1）临床表现 以急性黄疸型肝炎起病，2周内出现极度乏力、严重消化道症状，迅速出现Ⅱ度以上肝性脑病，凝血酶原活动度低于40%并排除其他原因者。肝浊音界进行性缩小，黄疸急剧加深，若黄疸很浅甚至未出现黄疸，但有上述表现者均应考虑本病。

（2）肝组织病理检查 肝细胞呈一次性坏死，坏死面积>肝实质的2/3或亚大块坏死或桥接坏死伴存活肝细胞的重度变性。坏死>2/3者，多不能存活；反之，若肝细胞保留50%以上，渡过急性阶段，肝细胞再生迅速可望恢复。

2.亚急性重型肝炎

（1）临床表现 以急性黄疸型肝炎起病，15 d~24周内出现极度乏力、严重消化道症状，凝血酶原活动度低于40%并排除其他原因者，黄疸迅速上升，血清胆红素每日上升>17μmol/L或>正常值10倍以上。首先出现Ⅱ度肝性脑病者称脑病型（包括脑水肿、脑疝等）；首先出现腹水及其相关症状（包括胸水等）者，称为腹水型。

（2）肝组织病理检查 肝组织新旧不一的亚大块坏死；较陈旧的坏死区网状纤维塌陷，并有胶原纤维；残留肝细胞增生成团；可见大量小胆管增生和淤胆。

3.慢性重型肝炎

（1）临床表现 起病时临床表现同亚急性重型肝炎，随着病情发展而加重，且达到重型肝炎标准（凝血酶原活动度<40%，血清总胆红素>正常值10倍）。基础病变可有：①慢性肝炎或肝硬化。②慢性HBsAg携带者。③虽无肝病史及HBsAg携带史，但有慢性肝病体征（如肝掌、蜘蛛痣等），B超改变（脾肿大）以及蛋白代谢改变（如球蛋白升高，A/G比例下降或倒置）。④肝穿刺支持慢性肝炎的存在。⑤慢性乙肝或丙肝或慢性HBsAg携带者重叠甲型、戊型或其他肝炎病毒感染时要具体分析，要除外由甲型、戊型和其他肝炎病毒引起的急性或亚急性重型肝炎。

（2）肝组织病理检查 在慢性肝病（慢性肝炎或肝硬化）病变背景上出现大块或亚大块性新鲜肝实质坏死。

为了便于判定疗效及估计预后，重型肝炎可根据其临床表现分为早、中、晚三期。

早期：符合重型肝炎基本条件，如极度乏力和消化道症状，黄疸迅速加深，血清胆红素>正常10倍，凝血酶原活动度≤40%~>30%。但未发生脑病，亦未出现腹水。

中期：出现Ⅱ度肝性脑病或明显腹水、出血倾向（出血点或瘀斑），凝血酶原活动度≤30%~>20%。

晚期：出现难治性并发症如肝肾综合征、消化道大出血、严重出血倾向、严重感染、难以纠正的电解质紊乱或Ⅱ度以上肝性脑病、脑水肿，凝血酶原活动度≤20%。

【治疗要点】

1.重症监护。

2.饮食 低蛋白、低脂饮食。有腹水、脑水肿者应采用低盐饮食，不能进食者静滴10%~25%葡萄糖溶液，保证热量每日8 300~8 400 kJ（2 000 kcal）。

3.输注新鲜血浆和白蛋白 每日或隔日输注新鲜血浆以补充凝血因子，补充白蛋白以提高血浆渗透压，促进利尿、消除腹水和减少脑水肿。

4.水、电解质平衡 对有脑水肿和腹水病人要适当控制液体输入，每日不超过1 000 ml。应该根据每日尿量和不显性失水量来调节每日的进液量。在急性重型早期常有代谢性碱中毒，宜补充氯化钾和精氨酸。此外，低血钠和低血钾亦十分常见，多系稀释性，治疗原则以限制水分摄入以及排出水分为主，而不是补充氯化钠和氯化钾。

5.药物治疗 控制脑水肿，保护肝细胞和促进肝细胞再生以及防治感染、出血、肝肾综合征等。

【提示】

1.以往对重型肝炎的治疗，大多是在对症、支持、综合疗法为主的基础上进行的，死亡率仍相当高。早、中期病人死亡率为10%~30%，而晚期阶段死亡率可达75%以上。近年来采用了人工肝支持系统，使预后有所改观，但效果还不是十分理想。近年来国内外对急性、慢性重型肝炎病人进行肝移植，存活率达65%。慢性重型肝炎或肝性脑病仅表现为肝代偿功能不全时，也是肝移植的适应证。

2.在治疗肝性脑病的处方中，重视了精氨酸作用，而未提及传统的谷氨酸钾和谷氨酸钠疗法。因为近年来的研究发现，肝性脑病出现时，脑组织的谷氨酰胺含量增加，导致了大量 ATP 消耗，出现能量代谢障碍。另一方面，还证实了谷氨酰胺参与了脑水肿的发生，因此目前在肝性脑病治疗中不提倡使用谷氨酸盐。通过临床实践证明，单用精氨酸也可使肝性脑病病人症状获得改善。

3.拉米夫定治疗重型肝炎和失代偿性肝硬化时，虽能抑制 HBV 复制，降低肝移植后 HBV 再感染，但部分病人可发生相关性乙型肝炎反跳，使病情恶化，甚至可发生肝衰竭。

肝炎肝硬化

肝炎肝硬化是一种慢性、进行性、弥漫性肝病。病理上为广泛肝细胞变性、坏死，再生结节形成，导致肝小叶结构破坏和假小叶形成。临床表现以肝功能损害和门静脉高压为主，晚期常有出血、感染、肝癌等合并症。

【诊断要点】

1.肝炎肝纤维化

（1）临床表现　有慢性肝炎的症状、体征，部分病人可有门静脉高压和食管静脉曲张。

（2）肝纤维化血清学标志　透明质酸、Ⅲ型前胶原、Ⅳ型胶原、层黏蛋白增高。

（3）B 超　肝实质回声增强、增粗，肝表面不光滑，边缘变钝，肝脾可肿大，但肝表面无颗粒状改变。

2.肝炎肝硬化

（1）临床表现　①代偿性肝硬化指早期肝硬化，属 childPugh A 级。虽可有轻度乏力、食欲减退或腹胀，有门静脉高压征如轻度食管静脉曲张，但无腹水、肝性脑病或上消化道出血。白蛋白≥35 g/L，胆红素<35/μmol/L，凝血酶原活动度>60%，ALT 和 AST 轻度升高，且 AST 可高于 ALT，γ-谷氨酰转肽酶也可轻度升高。②失代偿性肝硬化指中、晚期肝硬化，属 Child-Pugh B、C 级。有明显肝功能异常及失代偿表现，如肝性脑病以及食管、胃底静脉曲张或破裂出血。白蛋白<35 g/L，A/G<l，胆红素>35/μmol/L。ALT 和 AST 升高，凝血酶原活动度<60%。

（2）B 超　肝脏缩小，肝表面明显凹凸不平、锯齿状或波浪状，肝边缘变钝，肝实质回声不匀、增强、呈结节状，门静脉和脾门静脉内径增宽，肝静脉变细、扭曲，腹腔内可见液性暗区。

【治疗要点】

1.一般治疗　代偿期病人要注意劳逸结合，可参加轻工作；失代偿期病人应以卧床为主，并住院治疗。

2.饮食　以高热量、高蛋白和富有维生素的清淡饮食为主。肝硬化病人每日蛋白质摄人 30~50 g 为宜，有腹水者每日 75 g 以维持正氮平衡。肝功能明显损害或肝性脑病时，应限制蛋白质每日 20 g 或禁用蛋白质。

3.药物治疗　保肝、退黄，促进肝细胞再生；必要时抗病毒和免疫治疗；控制腹水和消化道出血以及防治自发性细菌性腹膜炎。

【提示】

1.肝炎肝硬化病人的治疗目前仍然以对症和支持治疗为主，一旦发生肝硬化，其病理改变往往难以逆转，预后不容乐观。对于失代偿和终末阶段肝硬化病人，如果经内科积极治疗仍难以奏效的话，肝移植不失为有效的治疗方法。

2.腹水是失代偿性肝硬化病人最为常见的表现，轻者经低钠饮食、合理使用利尿剂以及补充人体白蛋白可迅速缓解，顽固性腹水治疗十分困难。每日钠摄入量应在 0.5 g 以内，在限钠的同时还要限制水分，往往较难做到。联合使用呋塞米（速尿）和螺内酯（安替舒通）是最佳选择。合理的利尿效果是每日体重下降不超过 0.5g，若利尿剂用量过大，可使有效血容量下降，肾灌注量减少，甚至会造成水、电解质平衡紊乱。若尿 $Na^+/K^+>1$，螺内酯用量为 60~120 mg/d；若尿 Na^+/K^+—0.1~1.0，螺内酯增至 300 mg/d；若尿 $Na^+/K^+<0.1$，则可加大剂量至 1 000 mg/d。对呋塞米和螺内酯不敏感时，也可改用复方阿米洛利（武都力），可达到良好的效果。利尿效果不佳的病人，可进行腹腔穿刺放液，并同时补充人体白蛋白。据文献介绍放腹水>5L 后补充 6~8 g/L 白蛋白，如果放腹水<5 L，可用血浆来代替白蛋白扩容以节约费用。

经颈静脉肝内门体分流（Tips）可明显降低门静脉压力（从 29.4 mmHg 降至 21.8 mmHg）。Tips 虽可缓解肝硬化病人症状，但一年生存率仍低，故仅在顽固性腹水病人做肝移植准备时选用。

（刘文婷　刘洋）

第十章　内科常见疾病的检验学诊断

第一节　呼吸系统疾病

一、急性上呼吸道感染

【实验室检查】

1.一般检查

血常规。

2.特殊检查

（1）流感病毒、副流感病毒、呼吸道合胞病毒、腺病毒、柯萨奇病毒、麻疹病毒等的抗体检测。

（2）痰细菌培养+药敏。

【参考范围】

病毒免疫学抗体检测均阴性，痰细菌培养阴性。

【结果分析】

如上呼吸道感染为病毒性，白细胞计数多正常或偏低，淋巴细胞比例升高。如细菌性感染，白细胞计数升高，中性粒细胞增多，严重感染者可有中性粒和细胞核左移。病毒血清抗体的升高可证实特异性病毒感染。痰细菌培养可判断感染细菌类型并根据药敏试验指导用药。

二、慢性支气管炎

【实验室检查】

1.一般检查

血常规。

2.特殊检查

（1）血气分析。

（2）病毒（流感病毒、副流感病毒、鼻病毒、呼吸道合胞病毒等）抗体检测。

（3）痰细菌培养+药敏。

【参考范围】

动脉血 pH：7.35~7.45。动脉血二氧化碳分压（$PaCO_2$）：4.65~5.98kPa。动脉血氧分压（PaO_2）：10.0~13.3kPa。动脉血氧饱和度（SaO_2）：0.90~0.98。

病毒抗体检测：阴性。

痰细菌培养：阴性。

【结果分析】

慢性支气管炎患者缓解期血常规一般无异常发现。急性发作期或并发肺部感染时，白细胞计数及中性粒细胞增多。喘息型患者嗜酸粒细胞可增多。

动脉血气分析可用于判断其预后，$PaO_2<9.3$kPa、$PaCO_2>5.4$kPa 以上可疑有肺源性性心脏病；$PaO_2<7.3$kPa、$PaCO_2>8.0$kPa，则表示有呼吸衰竭。

病毒抗体检测升高以及痰细菌培养+药敏的结果可用于感染的确诊以及指导临床用药。

三、支气管哮喘

【实验室检查】

1.一般检查

血常规、电解质。

2.特殊检查

（1）动脉血气分析。

（2）痰涂片镜检、痰细菌培养+药敏。

【参考范围】

动脉血 pH：7.35~7.45。动脉血二氧化碳分压（$PaCO_2$）：4.65~5.98kPa。动脉血氧分压（PaO_2）：10.0~13.3kPa。动脉血氧饱和度（SaO_2）：0.90~0.98。

痰涂片：阴性。

痰细菌培养：阴性。

【结果分析】

支气管哮喘发作时血细胞计数可有嗜酸粒细胞增高。如果并发感染可有白细胞增高，分类中性粒细胞比例增高。痰涂片镜检可见较多嗜酸粒细胞，可见嗜酸粒细胞退化形成的 Charoot-Leyden 结晶、黏液栓和透明的哮喘珠。

动脉血气分析在哮喘严重发作时可有缺氧，PaO_2 降低，因为过度通气可有 $PaCO_2$ 下降，pH 上升，表现为呼吸性碱中毒。如重症哮喘，病情进一步发展可有呼吸性酸中毒，表现为缺氧，PaO_2 降低，CO_2 潴留，$PaCO_2$ 上升。如缺氧严重，可合并代谢性酸中毒。

四、肺炎

【实验室检查】

1.一般检查

血常规、外周血涂片。

2.特殊检查

（1）肺炎支原体抗体。

（2）病毒抗体监测（呼吸道合胞病毒、流感病毒、腺病毒、麻疹病毒、柯萨奇病毒、风疹病毒、巨细胞病毒等）。

（3）痰涂片染色查致病菌。

（4）痰细菌培养+药敏。

（5）血培养+药敏。

【参考范围】

（1）肺炎支原体抗体：阴性。

（2）病毒抗体监测：阴性。

（3）痰涂片革兰染色查致病菌：阴性。

（4）痰细菌培养：阴性。

（5）血培养：阴性。

【结果分析】

1.肺炎球菌肺炎

血白细胞计数多增高，常在（10~20）×10^9/L，中性粒细胞多在80%以上，并有核左移，细胞内可见中毒颗粒。痰涂片做革兰染色和荚膜染色，镜检如发现带荚膜的革兰染色阳性双球菌，可初步诊断。痰培养+药敏试验可最终确诊并指导临床用药。

2.葡萄球菌肺炎

本病血白细胞计数增高、中性粒细胞比例升高，可见核左移并有中毒颗粒，年老体弱者可不升高。痰为脓血性，量多，带血丝或呈粉红色。痰涂片革兰染色可见革兰阳性球菌。痰培养可检出葡萄球菌。血源性传播者，血培养可培养出葡萄球菌。药敏结果可指导临床用药。

3.克雷白杆菌肺炎

患者白细胞计数增高，可达（25~30）×10^9/L，中性粒细胞比例升高，部分病例白细胞计数正常或偏低提示预后不良。患者痰多为黏稠脓性、量多、带血，灰绿色或砖红色、胶冻状。痰涂片革兰染色可见革兰阴性杆菌。痰培养阳性有助于诊断。

4.肺炎支原体肺炎

患者白细胞总数正常或略增高，以中性粒细胞为主。患者血清肺炎支原体抗体阳性，有助于诊断。

5.病毒性肺炎

本病患者白细胞计数正常，稍高或偏低，中性粒细胞增多，血沉通常在正常范围。痰培养无致病细菌生长。呼吸道合胞病毒、流感病毒、腺病毒、麻疹病毒、柯萨奇病毒、风疹病毒、巨细胞病毒等的抗体可为阳性，其滴度逐渐升高有助于诊断。

五、肺脓肿

【实验室检查】

1.一般检查

血常规。

2.特殊检查

（1）痰涂片革兰染色查致病菌。

（2）痰培养+药敏试验。

（3）血培养+药敏试验。

【参考范围】

痰涂片革兰染色查致病菌：阴性。

痰和血培养：阴性。

【结果分析】

急性肺脓肿患者白细胞计数可达（20~30）×10^9/L，中性粒细胞多在90%以上，核左移，常有中毒颗粒。患者痰可呈脓性、黄绿色，可带血，留置后分层。慢性患者白细胞可稍升高或正常，可有贫血。痰涂片染色可查见致病菌。痰、血培养，包括厌氧菌培养及药敏试验对确定病因，指导用药具有重要价值。

六、肺结核

【实验室检查】

1.一般检查

血常规、红细胞沉降率（ESR）。

2.特殊检查

（1）结核菌素试验。

（2）结核特异性抗体。

（3）痰涂片查结核杆菌。

（4）痰结核杆菌培养。

（5）PcR法检测痰、支气管肺泡灌洗液等中的结核杆菌。

【参考范围】

（1）结核菌素试验：阴性。

（2）结核特异性抗体：阴性。

（3）痰涂片查结核杆菌：阴性。

（4）痰结核杆菌培养：阴性。

（5）PCR 法查结核杆菌：阴性。

（6）ESR（成人）：男<15mm/1h；女<20mm/1h。

【结果分析】

结核病患者血象一般正常，严重患者可有继发性贫血。急性粟粒性肺结核时白细胞总数减低或出现类白血病反应。活动性肺结核血沉常增快。

痰涂片抗酸染色查结核菌是确诊肺结核最主要的依据。直接厚涂片法在目前普遍应用，阳性率高于薄涂片法。培养法更为精确，并可做药敏试验，但结核杆菌生长缓慢，通常需要较长时间。PCR 法可快速查结核菌，但存在假阳性或假阴性。结核菌素试验强阳性，常表示为活动性肺结核。

七、原发性支气管肺癌

【实验室检查】

1.一般检查

胸水常规。

2.特殊检查

肿瘤标志物检测：神经元特异性烯醇化酶（NSE）、cYFRA21-1、癌胚抗原（cEA）、鳞状细胞癌抗原（SCC）。

【参考范围】

（1）NSE：<15μg/L。

（2）CYFRA21-l：<3.3μg/L。

（3）CEA<15μg/L。

（4）SCC：<1.5μg/L。

【结果分析】

恶性胸水是肺癌的常见症状之一，有些肺癌以胸水为首发症状。胸水找到癌细胞的阳性率为 36%~82%，腺癌、未分化癌阳性率较高。

在不考虑肺癌的组织学类型时，肿瘤标志物的敏感度依次为 cYFRA21—1

47%、cEA

27%、NSE16%、scc

15%。CYFRA21—1 对非小细胞性肺癌的敏感度为 49%，比 CEA、scc 都高。在诊断肺鳞状细胞癌时敏感度依次为 cYFRA21—160%、scc

31%、CEA 18%、NSE 3%。肺腺癌敏感度较高的是 CYF RA21—1 42%、CEA 40%，如将两者同时测定，则敏感度为 55%。大细胞性肺癌较高的是 CYFRA2l—144%、cEA 31%，如将两者同时测定，则敏感度为 52%。小细胞性肺癌敏感度较高的是 NSE 54%、cY—FRA21—134%。

八、慢性呼吸衰竭

【实验室检查】

1.一般检查

(1) 血常规。

(2) 肝功能试验、肾功能试验、电解质检测。

2.特殊检查

动脉血气分析。

【参考范围】

动脉血 pH：7.35~7.45。动脉血二氧化碳分压（$PaCO_2$）：4.65~5.98kPa。动脉血氧分压（PaO_2）：10.0~13.3kPa。动脉血氧饱和度（SaO_2）：0.90~0.98。

【结果分析】

有急性呼吸道感染时，白细胞计数可升高。但呼吸衰竭患者的机体反应性常较差，白细胞计数可正常。

动脉血气分析对慢性呼吸衰竭的诊断及指导治疗都有很大价值。I 型呼吸衰竭时，PaO_2 低于 8.0kPa（60mmFk），伴或不伴有 $PaCO_2$ 高于 6.67kPa（50mmHg）。Ⅱ型呼吸衰竭除 PaO_2 低于 8.0kPa（60mmHg）外必伴有 $PaCO_2$ 高于 6.67kPa（50mmHg）。如 $PaCO_2$ 升高，但 PaO_2 高于 8.0kPa（60mmHg）则为Ⅱ型呼吸衰竭吸氧后的结果。

缺氧可损害肝肾功能，使得肝脏转氨酶升高。组织缺氧可促使红细胞生成，引起继发性红细胞增多。有肾功能不全时，血尿素氮升高。九、胸膜炎和胸腔积液

【实验室检查】

1.一般检查

(1) 血常规。

(2) 胸水常规、胸水生化。

2.特殊检查

(1) 胸水涂片查细菌。

(2) 胸水沉渣查癌细胞。

(3) 胸水培养+药敏试验。

【参考范围】

(1) 胸水涂片查细菌：阴性。

(2) 胸水沉渣查癌细胞：阴性。

(3) 胸水培养：阴性。

【结果分析】

胸腔积液的检查对明确积液性质及病因诊断都很重要。漏出液和渗出液的鉴别见表 1-1。胸腔积液以渗出性胸膜炎最为常见，中青年患者以结核病最为常见。中老年胸腔积液尤其是血性积液应慎重考虑恶性病变与恶性肿瘤（如肺癌、乳腺癌、淋巴瘤等）。

漏出性胸腔积液常见病因为充血性心力衰竭、缩窄性心包炎、肾病综合征、肝硬化、药物过敏、腹膜透析黏液性水肿等。渗出液的常见病因为胸膜炎（各类肺感染、结核病）、肺梗死、恶性肿瘤、膈下炎症、风湿热、系统性红斑狼疮、胸部手术后、气胸等。另外脓性胸腔积液常见于肺结核、各类肺感染、外伤及胸腔穿刺术后继发感染等。血性胸腔积液常见于肺结核、恶性肿瘤、血管瘤破裂、肺梗死等。

表 10-1 漏出液和渗出液的鉴别

鉴别要点	漏出液	渗出液
原因	非炎症性,多因血浆胶体渗透压降低或毛细血管压升高所致	多因炎症、恶性肿瘤、非感染性物质刺激所致
外观	淡黄色、清晰、透明	不定,可为深黄或血性、脓性、乳糜样
比重	<1.015	>1.018
凝固	不凝固	可自凝
黏蛋白定性	阴性	阳性
蛋白定量	<25g/L	>30g/L
积液与血清蛋白比值	<0.5	>0.5
葡萄糖定量	与血糖相近	常低于血糖
LDH/（U/L）	<200	>200
积液与血清LDH比值	<0.6	>0.6
有核细胞计数	常<100×106/L	常>500×106/L
有核细胞分类	以淋巴细胞为主,偶有间皮细胞单个核细胞>50%	急性炎症性积液以中性粒细胞为主,且伴有质的改变;慢性炎症所致积液以淋巴细胞为主,可见浆细胞;恶性肿瘤所致积液以淋巴细胞为主及大量间皮细胞
细菌学检查	阴性	可找到病原菌

第二节 心血管系统疾病

一、原发性高血压

【实验室检查】

（1）血常规、尿常规。

（2）肾功能、血尿酸、血脂、血糖、电解质。

【结果分析】

早期高血压患者血、尿常规可无异常，后期患者可出现尿蛋白、红细胞，偶见管型。随肾脏病变的进展，尿蛋白逐渐增多，管型主要是透明管型和颗粒管型。

早期患者肾功能可无异常，当成人肌酐超过 114.3μmol/L，老年人和妊娠者超过 91.5μmol/L 时提示有肾脏损害。患者常有血糖或尿酸水平的升高。部分患者伴有血总胆固醇、三酰甘油（甘油三酯）、低密度脂蛋白胆固醇的增高以及高密度脂蛋白胆固醇的降低。

二、动脉粥样硬化

【实验室检查】

（1）胆固醇（TC）、甘油三酯（TG）、高密度脂蛋白胆固醇（HDL-C）、低密度脂蛋白胆固醇（LDL-C）、极低密度脂蛋白（VLD-C）、脂蛋白（a）[LP（a）]、载脂蛋白 B（ApoB）。

（2）蛋白电泳。

（3）血流变检查。

（4）儿茶酚胺（CA）、5-羟色胺（5-HT）、组胺、激肽、内皮素、血管紧张素。

【参考范围】

（1）TC：2.8~5.2mmol/L。TG：0.23~1.70mmol/L。HDL C：1.00~1.55mmol/L。LDL-C：1.90~3.10mmol/L。VLDL-C：0.08~0.4lmmol/L（电泳法）。LP（a）：0~300mg/L。ApoB：（0.450±0.147）g/L。

（2）脂蛋白电泳

乳糜微粒：阴性。

高密度脂蛋白：0.30~0.40。

低密度脂蛋白：0.50~0.60。

极低密度脂蛋白：0.13~0.25。

（3）全血黏度（低切）

正常情况（低切）：男，7.5~13.3mPa·S；女，5.8~12.6mPa·S。

全血黏度（高切）

正常情况（高切）：男，4.6~6.5mPa·S；女，4.7~6.01mPa·S。

血浆黏度正常情况：1.27~2.28mPa·S。

（4）儿茶酚胺（去甲肾上腺素正常值为 0.3~2.8nmol/L，肾上腺素正常值为 170~520pmol/L）。5-HT：0.57~1.13umol/L（全血）。内皮素：43.22~58.38ng/L。

【结果分析】

动脉粥样硬化患者多有脂代谢异常，主要表现为 TC、TG、LDL、VLDL、Lp

（a）增高，HDL 减低等。90%以上患者表现为 Ⅱ 或 Ⅳ 型高脂蛋白血症。血液流变学显示血液黏滞度增高。患者常有血管活性物质如儿茶酚胺（VMA）、5-羟色胺（5-HT）、组胺、激肽、内皮素、血管紧张素的增高，从而引起血管内膜损伤、血管功能的改变。

三、急性肺源性心脏病

【实验室检查】

1.一般检查

（1）血常规、红细胞沉降率（ESR）。

（2）肝功能试验、血清乳酸脱氢酶。

2.特殊检查

血气分析。

【参考范围】

动脉血 pH：7.35~7.45。动脉血二氧化碳分压（$PaCO_2$）：4.65~5.98kPa。动脉血氧分压（PaO_2）：10.0~13.3kPa。动脉血氧饱和度（SaO_2）：0.90~0.98。

【结果分析】

血液白细胞可正常或增高，红细胞沉降率增快，血清乳酸脱氢酶常增高，血清胆红素可升高。动脉血气分析示氧分压可降低。

四、慢性肺源性心脏病

【实验室检查】

1.一般检查

（1）血常规、红细胞沉降率（ESR）。

（2）肝功能、肾功能、电解质。

2.特殊检查

（1）全血黏度、血浆黏度。

（2）动脉血气分析。

（3）痰细菌培养+药敏。

【参考范围】

（1）全血黏度（低切）

正常情况（低切）：男，7.5~13.3mPa·s；女，5.8~12.6mPa·s。

（2）全血黏度（高切）

正常情况（高切）：男，4.6~6.5mPa·s；女，4.7~6.01mPa·s。

（3）血浆黏度正常情况：1.27~2.28roPel·s。

（4）动脉血 pH：7.35~7.45。动脉血二氧化碳分压（$PaCO_2$）：4.65~5.98kPa。动

脉血氧分压（PaO_2）：10.0~13.3kPa。动脉血氧饱和度（SaO_2）：0.90~0.98。

（5）痰细菌培养：阴性。

（6）ESR（成人）：男<15mm/1h；女<20mm/1h。

【结果分析】

患者红细胞和血红蛋白可升高，血细胞比容正常或偏高，血沉加快。合并感染时，白细胞总数增高，中性粒细胞比例升高。患者全血黏度、血浆黏度可增加。患者在心力衰竭期可有肝肾功能受损，表现为肝转氨酶升高，血尿素氮、肌酐增高等。

肺心病肺功能代偿期可出现低氧血症或合并高碳酸血症，当肺功能失代偿期，呼吸衰竭时有 PaO_2<8.0kPa（60mmHg），$PaCO_2$>6.67kPa（50mmHg）。患者电解质可出现高钾、低钠、低钙、低氯等变化。

五、感染性心内膜炎

【实验室检查】

1.一般检查

（1）血常规、红细胞沉降率（ESR）。

（2）尿常规。

2.特殊检查

血培养及药敏。

【参考范围】

（1）血培养为阴性。

（2）：ESR（成人）：男<15mm/1h；女<20mm/1h。

【结果分析】

亚急性患者常见正细胞正色素性贫血，白细胞计数正常或轻度升高，有时可见核左移现象。急性患者白细胞计数增高和明显的核左移。血沉几乎均升高。常有显微镜下血尿和轻度蛋白尿。

血培养是诊断菌血症和感染性心内膜炎的最重要方法。急性者，主要由金黄色葡萄球菌引起，少数由肺炎球菌、淋球菌、A 群链球菌和流感杆菌等引起。亚急性者，草绿色链球菌最多见，其次是 D 群链球菌，表皮葡萄球菌和其他细菌较少见。

六、病毒性心肌炎

【实验室检查】

1.一般检查

血常规、红细胞沉降率（ESR）。

2.特殊检查

（1）血清天门冬氨酸氨基转移酶（AST）、肌酸激酶（CK）及同工酶 MB（CK—MB）/乳酸脱氢酶（LDH）。

（2）心肌肌钙蛋白 I（cTn I）、G 反应蛋白（CRP）。

（3）柯萨奇病毒、埃可病毒（ECHO）、脊髓灰质炎病毒、流感病毒和人类免疫缺陷病毒（HIV）等的抗体检测。

【参考范围】

（1）AST：0~40U/L。CK：38~174U/L（男），26~140（女）。cK_MB：0~5.0ng/L（化学发光免疫法）。

（2）cTn I：0~1.5ng/L（化学发光免疫法）。CRP：0~10mg/L。

（3）病毒抗体检测为阴性。

【结果分析】

患者血清学检查 AS" r、CK、CK—MB、LDH、cTn I 增高，白细胞增高，血沉加快，CRP 增加等有助于本病的诊断。血清病毒中和抗体检测时，需在发病早期和 2~4 周各取血标本，如抗体效价为 4 倍上升或其中一次 ≥1:160，可为近期感染该病毒的依据。引起病毒性心肌炎的主要病毒为柯萨奇 A 组病毒、柯萨奇 B 组病毒、ECHf)、脊髓灰质炎病毒、流感病毒等。

七、心肌梗死

【实验室检查】

1.一般检查

血常规、红细胞沉降率（ESR）。

2.特殊检查

（1）血清天门冬氨酸氨基转移酶（AST）、肌酸激酶（CK）及同工酶 MB（CK—MB）/乳酸脱氢酶（LDH）。

（2）心肌肌钙蛋白 I（cTn I）、肌红蛋白（Mb）、C-反应蛋白（CRP）。

【参考范围】

（1）AST：0~40U/L。CK：38~174U/L（男），26~140（女）。CK—MB：0~5.0ng/L（化学发光免疫法）。 （2）cTn I：0~1.5ng/L（化学发光免疫法）。CRP：0~10mg/L。Mb：血清（29.0±16.3）μg/L；尿液（29.85±16.04）μg/L（RIA）。

【结果分析】

心肌梗死起病 24~48h 后白细胞增高至 $10×10^9$~$20×10^9$/L，中性粒细胞增多，嗜酸粒细胞减少或消失；血沉增快；以上变化可持续 1~3 周。

血清心肌酶含量增高：

（1）CK、cK—MB 在起病 6h 内升高，24h 达高峰，是正常人的 6 倍，3~4 日恢复正常； （2）AST 在起病 6~12h 后升高，1~2 天达高峰，3~6 天后降至正常； （3）LDH 在起病 8~10h 后升高，2~3 天达高峰，持续 1~2 周恢复正常。其中 cK-MB 和 LDH 的同工酶 LDHl 诊断的特异性高。

血和尿肌红蛋白均增高，其峰值较血清心肌酶出现早。肌钙蛋白 I 的增高也是反映急性心肌梗死的指标。

第三节　消化系统疾病

一、急性胃炎

【实验室检查】
血常规、呕吐物镜检+隐血、粪便常规+隐血。

【结果分析】
急性胃炎胃部出血常见，一般为少量、间歇性、可自止，但也可发生大出血引起呕血和 （或）黑粪。持续少量渗血可致贫血。出血引起呕吐时，呕吐物镜检可见红细胞，隐血试验阳性。胃部出血时，粪便隐血试验阳性。

二、慢性胃炎

【实验室检查】
1.一般检查
血常规。
2.特殊检查
（1）胃酸、胃蛋白酶原 I。
（2）血清促胃液素 （胃泌素）、五肽促胃液素试验、血清 VitBl2、血清抗壁细胞抗体 （PCA）。
（3）幽门螺杆菌 （Hp）检查：血清 Hp 抗体测定、活检标本快速血清尿素酶试验、标本涂片找幽门螺杆菌、细菌培养。

【参考范围】
（1）pH 值：0.8~1.8。
（2）胃蛋白酶原 I：0.28~1μg/L。
（3）血清促胃液素 （空腹）：15~105ng/L （RIA）。
（4）五肽促胃液素试验：基础胃液量，0.01~0.10L；基础泌酸量， （3.90±1.98）mmol/h。
（5）最大泌酸量：3~23mmol/h。高峰泌酸量： （20.60±8.77） mmol/L。
（6）VitBl2：148~660pmol/L （RIA 法）。
（7）血清 PCA：阴性。

（8）幽门螺杆菌：阴性。

【结果分析】

胃液 pH 值：≥7.0 无胃酸；≥3.5 低胃酸。

A 型胃炎患者，可有恶性贫血。A 型胃炎均有胃酸缺乏，血清促胃液素明显升高。用五肽促胃液素试验无胃酸分泌。可测得抗壁细胞抗体（约 90%）和抗内因子抗体（约 75%），VitB12 水平明显低下。胃蛋白酶原 I 小于 0.2μg/L，反映泌酸腺区胃黏膜有萎缩。

B 型胃炎患者，胃酸不缺乏，有时反增多，血清促胃液素水平下降不等，血清中也可有抗壁细胞抗体存在（30%），但滴度低。

目前临床上可做血清 Hp 抗体测定、活检标本快速尿素酶试验、取活检标本做微氧环境下培养、活检标本涂片找 Hp 等检测以明确治疗方案。此外非侵入性的 13c-尿素呼气试验或 14c-尿素呼气试验可作为筛选和治疗后复查用。

三、消化性溃疡

【实验室检查】

1.一般检查

粪便隐血试验。

2.特殊检查

（1）胃酸。

（2）血清促胃液素。

（3）幽门螺杆菌检查 [快速尿素酶试验、组织学检查、黏膜涂片染色镜检、13c 或 14C-尿素呼气试验（13C-uBT 或 14C-UBT)]。

【参考范围】

（1）胃总促胃液素（酸度）（空腹）：10~50U。

（2）血清促胃液素（胃泌素）（空腹）：15~105ng/L（RIA）。

（3）幽门螺杆菌：阴性。

【结果分析】

粪便隐血试验阳性提示溃疡有活动。胃溃疡患者的胃酸分泌正常或低于正常，部分十二指肠溃疡患者胃酸分泌增多，但与正常人均有很大重叠。消化性溃疡患者血清促胃液素（胃泌素）较正常人稍高，诊断意义不大。

幽门螺杆菌检测已成为消化性溃疡的常规检测项目。快速尿素酶试验是侵入性试验中诊断幽门螺杆菌感染的首选方法；非侵入性试验 13C-uBT 或 14C-UBT 是根除治疗后复查的首选方法。

四、克罗恩病（Crohn 病）

【实验室检查】

(1) 血常规、红细胞沉降率（ESR）。

(2) 粪便常规+潜血试验（OB）。

(3) 电解质、总蛋白（TP）、白蛋白（ALB）。

【结果分析】

克罗恩病患者贫血常见，活动期白细胞增高，血沉加快；血清白蛋白常降低。粪便多为糊状，一般无脓血或黏液。病变涉及下段结肠或肛门直肠者，可有黏液血便。粪便隐血试验常呈阳性。

五、溃疡性结肠炎

【实验室检查】

(1) 血常规、红细胞沉降率（ESR）、凝血酶原时间（PT）。

(2) 粪便常规。

(3) 电解质、总蛋白（TP）、白蛋白（ALB）、C-反应蛋白。

【结果分析】

轻型病例多无贫血或轻度贫血，中、重型病例有轻或中度贫血，甚至重度贫血。白细胞计数在活动期增高。血沉和 G 反应蛋白增高是活动期的标志。严重或病情持续病例可有血清白蛋白下降、电解质平衡紊乱、凝血酶原时间延长。

粪便常规检查常有黏液脓血便，显微镜检见红细胞和脓细胞，急性发作期可见巨噬细胞。黏液血便是本病活动期的重要表现。粪便亦与病情轻重有关，多数为糊状，重可至稀水样。

六、肠易激综合征

【实验室检查】

1.一般检查

(1) 血常规、红细胞沉降率（ESR）、尿常规。

(2) 粪便常规+隐血试验。

2.特殊检查

粪便培养。

【参考范围】

粪便培养：阴性。

【结果分析】

肠易激综合征患者血、尿常规正常，血沉正常。多次粪便常规及粪便隐血试验阴性，多次粪便细菌培养阴性。

本病腹泻型患者粪便多呈稀糊状，也可为成形软便或稀水样。多带有黏液，部分患者为粪质少而黏液量多，但绝无脓血。便秘型患者粪便干结、量少，呈羊粪状或细杆状，表面可附黏液。

七、阑尾炎

【实验室检查】

血常规、尿常规。

【结果分析】

大多数急性阑尾炎和慢性阑尾炎急性发作患者的白细胞计数和中性粒细胞比例增高。白细胞计数升高到（10~20）×10⁹/L，可发生核左移。部分患者白细胞可无明显升高，多见于单纯性阑尾炎或老年患者。尿检查一般无阳性发现，如尿中出现少量红细胞，说明炎性阑尾与输尿管或膀胱邻近。

八、慢性病毒性肝炎

【实验室检查】

1.一般检查

（1）血常规。

（2）凝血酶原时间（PT）。

（3）肝功能、补体（CH50、c3、c4）。

2.特殊检查

（1）血清蛋白电泳、前白蛋白。

（2）溴酚（BSP）排泄试验、靛青绿（ICG）排泄试验。

（3）乙型肝炎病毒指标:} msAg、抗 HBs、HBeAg、抗 HBe、抗 I-IBc、HBV-DNA。

丙型肝炎病毒指标：抗 HCV、HCV-RNA（PCR）。

（4）甲胎蛋白（AFP）、类风湿因子（RF）、抗核抗体。

【参考范围】

醋酸纤维素膜血清蛋白电泳参考值见表 10-2。

表 10-2 醋酸纤维素膜血清蛋白电泳参考值

区带	比例/%	含量/（g/L）
ALb	53~63	37~57
α 蛋白	2.2~3.2	2~3
α2 球蛋白	6.4~10.0	4~7
β 球蛋白	7.3~13.5	5~10
γ 球蛋白	14.1~20.0	11~16

（1）前白蛋白（放射免疫扩散法）：1岁，100mg/L；1~3岁，160~281nag/L；青春期，230mg/L；成人，200~400mg/L。

（2）BSP滞留率：0~2%。ICG滞留率：0~10%。

（3）乙型肝炎病毒指标：阴性。

（4）丙型肝炎病毒指标：阴性。

（5）甲胎蛋白：<20gg/L。

（6）类风湿因子：阴性。

（7）抗核抗体：阴性。

【结果分析】

慢性肝炎患者的肝功能异常程度随病情起伏而反复升高。活动期血清转氨酶和胆红素升高，血清白蛋白降低，球蛋白升高，白/球比例降低甚至倒置，前白蛋白降低，凝血酶原时间延长，血清碱性磷酸酶和γ-谷氨酰转移酶有不同程度升高，BSP和ICG排泄试验有明显滞留。有肝内胆汁淤积时，胆红素明显升高。血液学检查可有贫血，白细胞及血小板减少。

慢性乙型病毒性肝炎患者血清中HBsAg、抗HBc持续阳性，活动期抗HBC-IgM可呈阳性。在病毒复制时，HBV—DNA和HBeAg常呈阳性。免疫球蛋白常增高，特别是IgG。活动期总补体和c3常下降，类风湿因子可呈阳性。

慢性丙型病毒性肝炎患者血清抗HcV和HCV-RNA（PcR）阳性。可出现类风湿因子、抗核抗体等抗体。

九、肝硬化

【实验室检查】

1.一般检查

（1）血常规、红细胞沉降率（ESR）、凝血酶原时间（PT）。

（2）尿常规、腹水常规及生化。

（3）肝功能、电解质。

2.特殊检查

（1）靛青绿（ICG）排泄试验。

（2）单胺氧化酶（MAO）、脯氨酰羟化酶、Ⅲ型前胶原氨基末端肽（PⅢNP）。

（3）免疫球蛋白（IgM、IgA、IgG）、乙型、丙型、丁型肝炎病毒标志物。

【参考范围】

（1）IcG滞留率：0~10%。

（2）MAO：12000~40000U/L（苄胺偶氮-β-萘酚法）。

（3）脯氨酰羟化酶：（39.50±11.87）/lg/L，其上限为70gg/L。

（4）PⅢNP：均值为100ng/L，大于150ng/L为异常。

（5）IgG：7.6~16.6g/L。IgA：0.71~3.82g/L。IgM：0.60~2.72g/L。

（6）乙型、丙型、丁型肝炎病毒标志物：阴性。

【结果分析】

肝硬化患者在代偿期血常规结果多正常，失代偿期有轻重不一的贫血，脾亢进时白细胞和血小板计数减少。尿常规在代偿期一般无异常，有黄疸时可出现胆红素，并有尿胆原增加。有时可见到蛋白、管型和血尿。

肝功能在代偿期大多正常或有轻微异常，失代偿期有多方面的异常。重症者血清胆红素有不同程度增高。转氨酶常有轻、中度增高，一般以 ALT 增高较显著，肝细胞严重坏死时则 AST 活力常高于 ALT，胆固醇酯亦常低于正常。血清总蛋白正常、降低或增高，但白蛋白降低、球蛋白增高。在血清蛋白电泳中，白蛋白减少，γ 球蛋白增高。PT 在代偿期可正常，失代偿期则有不同程度延长。Ⅲ型前胶原氨基末端肽浓度常显著增高。ICG 排泄试验有不同程度潴留。腹水检查一般为漏出液，如并发感染性腹膜炎时，腹水呈渗出液。肝硬化患者常见的电解质紊乱有低钠血症以及低钾、低氯血症与代谢性碱中毒。

病因为病毒性肝炎者，乙型、丙型或乙型加丁型肝炎病毒标记物检测呈阳性。

十、胆囊炎

【实验室检查】
（1）血常规、凝血酶原时间（PT）。
（2）尿常规。
（3）肝功能、血清淀粉酶。

【结果分析】

急性胆囊炎与慢性胆囊炎急性发作期大多数有白细胞增高，中性粒细胞增多；尿胆原常增高，感染消退后恢复正常。

胆囊炎发作时，肝功能常有一定程度改变，转氨酶升高，碱性磷酸酶升高较常见，1/2 患者有血清胆红素升高，1/3 患者血清淀粉酶升高。

十一、急性胰腺炎

【实验室检查】
1.一般检查
（1）血常规。
（2）血糖（G1u）、肝功能。
2.特殊检查
（1）血清淀粉酶（AMY）、尿 AMY、胸水 AMY、腹水 AMY、淀粉酶与肌酐清除率比值（Cam/Ccr）。
（2）甘油三酯（TG）、血清脂肪酶（uPA）。

【参考范围】

(1) AMY：28~120U/L（血清）。AMY：100~1200U/L（尿）。CalTl/Ccr：1%~4%。

(2) LIPA：23~300U/L。TG：0.56~1.70mmol/L。

【结果分析】

急性胰腺炎患者多有白细胞增多及中性粒细胞核左移，白细胞多在（10~20）×10^9/L，重症者可高于$20×10^9$/L。血清淀粉酶在起病后8~12h开始升高，超过正常值5倍即可诊断本病。淀粉酶的高低不一定反映病情轻重，出血坏死型胰腺炎淀粉酶值可正常或低于正常。尿淀粉酶升高较晚，在发病后12~14h开始升高。胰源性腹水和胸水中的淀粉酶值亦明显增高。Cam/Ccr在胰腺炎时可增高3倍。血清脂肪酶在发病后升高较晚，在24~72h开始升高，持续7~10天，对病后就诊晚的患者有诊断价值。

急性胰腺炎时，暂时性血糖升高常见，持久性的空腹血糖高于10mmol/L提示胰腺坏死，表示预后严重。暂时性低钙血症常见于急性胰腺炎，低钙程度与临床严重程度平行。发病时可见高甘油三酯血症。

十二、慢性胰腺炎

【实验室检查】

1.一般检查

(1) 血常规、粪便常规。

(2) 肝功能、血糖（Glu）。

2.特殊检查

(1) 血清淀粉酶（AMY）。

(2) 糖耐量试验（OGTT）。

【参考范围】

(1) AMY：28~120U/L（血清）。

(2) OGTT

①空腹：3.9~6.1mmol/L。

②30min：6.1~9.4mmol/L。

③60min：6.7~9.4mmol/L。

④120min：<7.8mmol/L。

⑤180min：3.9~6.1mmol/L。

【结果分析】

慢性胰腺炎急性发作时，白细胞会有所增高，如合并胆道感染时白细胞可明显增高。粪常规可见未消化的肌肉纤维和脂肪滴。急性发作时血、尿淀粉酶和Cam/ccr比值可一过性增高。当慢性胰腺炎合并糖尿病时，血糖和糖耐量异常。

十三、乳糜泻

【实验室检查】

1.一般检查

（1）血常规、凝血酶原时间（PT）。

（2）粪便常规。

（3）电解质、总蛋白、白蛋白、胆固醇。

2.特殊检查

粪脂、叶酸。

【参考范围】

（1）粪脂：0~6.0g/24h。

（2）血清叶酸：3.8~10.5μg/L（男）；3.5~9.0μg/L（女）。

【结果分析】

乳糜泻患者多数有大红细胞性贫血，亦可能有正常红细胞性或混合性贫血。血清钾、钙、钠、镁均可降低。血浆白蛋白和胆固醇也可降低，凝血酶原时间延长。严重病例的血清叶酸、胡萝卜素和维生素B12水平亦降低。绝大多数患者可出现轻至重度腹泻。如粪脂定量>6g/24h，或脂肪吸收率<95%，均可认为有脂肪吸收不良。

十四、出血性结肠炎

【实验室检查】

1.一般检查

（1）血常规、粪便常规。

（2）肾功能试验。

2.特殊检查

（1）血、尿淀粉酶。

（2）粪便培养+药敏试验。

【参考范围】

（1）AMY：28~120U/L（血清）。AMY：100~1200U/L（尿）。

（2）粪便培养：阴性。

【结果分析】

出血性结肠炎典型患者在发病24h后，水样便变为肉眼可见的血样便。新鲜粪便在显微镜下通常不易发现白细胞。大约5%的病例并发溶血性尿毒症综合征。其特征为溶血性贫血、血小板减少及急性肾功能衰竭。

从粪便中分离培养出大肠埃希菌0157：H7即可确诊。

十五、胃癌

【实验室检查】

1.一般检查

(1) 血常规。

(2) 粪便常规+隐血试验。

2.特殊检查

CA72-4、抗原 (CEA)、CAl9-9。

【参考范围】

(1) CA72-4<6μg/L (RIA 法)。

(2) CEA<15μg/L (RIA 法)。

(3) CAl9—9<37ku/L (化学发光免疫法)。

【结果分析】

胃癌患者 50%有缺铁性贫血，部分患者有巨幼细胞贫血。粪便隐血试验常呈持续阳性，有辅助诊断意义。cAl9—9 检测，胃癌阳性率为 50%。胃癌患者伴淋巴结转移血清 CA72 4 明显高于无淋巴结转移者。cA72—4 可作为胃癌手术前后及疗效观察的一项较敏感的指标。将 CA72—4、CEA、CAl9—9 同时检测可提高胃癌的诊断，并对术后监测有一定意义。

十六、原发性肝癌

【实验室检查】

1.一般检查

(1) 血常规。

(2) 血糖、肝功能。

2.特殊检查

甲胎蛋白 (AFP)、CEA、CAl9—9、d—L 岩藻糖苷酶 (AFU)、铁蛋白。

【参考范围】

(1) AFP: <20/1g/L (RIA)。

(2) AFU: 200~400nmol/(ml·h)。

(3) 铁蛋白: 15~200~tg/L (男性); 12~150μg/L (女性)。

【结果分析】

AFP 现已广泛用于肝细胞癌的普查、诊断、判断治疗效果、预测复发。AFP 检查诊断肝癌的标准为: (1) AFP 大于 500#g/L 持续 4 周; (2) AFP 由低浓度逐渐升高不降; (3) AFP 在 200tLg/L 以上的中等水平持续 8 周。AFu 对 AFP 阴性肝癌及小肝癌的阳性率为 70%。AFP、AFu、CEA、CAl9 9、铁蛋白等的联合检测可提高原发性肝癌诊断的阳性率。原发性肝癌患者常有血糖降低。肝癌患者 ALP、γ–GT 显著升高。

十七、大肠癌

【实验室检查】

1.一般检查　血常规、粪便常规+隐血试验。

2.特殊检查　癌胚抗原（cEA）、胃肠道相关抗原（CAl9—9）、糖类抗原 50（CA50）。

【参考范围】

（1）CEA<15gg/L（RIA 法）。

（2）cAl9—9<37kU/L（化学发光免疫法）。

（3）CA50<23kU/L（RIA 法）。

【结果分析】

大肠癌患者常有贫血，排便习惯与粪便性状改变，常以血便为突出表现。各肿瘤抗原对本病的诊断不具有特异性，但联合检查有助于对大肠癌阳性率的提高。cEA 的定量动态观察，对大肠癌手术效果的判断与术后复发的监测均有价值。

第四节　泌尿及男性生殖系统疾病

一、急性肾小球肾炎

【实验室检查】

1.一般检查

（1）血常规、红细胞沉降率（ESR）。

（2）尿常规、尿红细胞形态。

（3）肾功能试验、电解质。

2.特殊检查

（1）内生肌酐清除率（Ccr）。

（2）血清补体（CH50、C3、C4）。

（3）尿蛋白定量。

（4）抗链球菌溶血素"O"（AS（））。

【参考范围】

Ccr：80~100ml/（min·1.73m²），成人 1.3~1.7ml/s。CH50：60~120kU/L。C3：0.85~1.93g/L。C4：0.10~0.36g/L。尿蛋白 0~0.15g/24h 尿。ASO：阴性。

【结果分析】

几乎全部患者均有肾小球源性血尿，40%患者有肉眼血尿。可伴轻、中度蛋白尿，少数患者呈大量蛋白尿。尿沉渣除红细胞外，早期尚可见白细胞和上皮细胞稍增多，并可有颗粒管型和红细胞管型。急性期总补体活性及c3明显下降。肾功能可出现短暂氮质血症、血肌酐增高及内生肌酐清除率降低。此外还有抗"0"抗体等异常。

二、急进性肾小球肾炎

【实验室检查】

1.一般检查

（1）血常规、红细胞沉降率（ESR）。

（2）尿常规、尿红细胞形态。

（3）肾功能试验、电解质。

2.特殊检查

（1）内生肌酐清除率（Ccr）。

（2）血清补体（CH50、c3、C4）、循环免疫复合物（CIC）。

（3）尿蛋白定量。

（4）冷球蛋白试验。

【参考范围】

Ccr：80~100ml/min·1.73m2），成人 1.3~1.7ml/s。CH50：60~120kU/L。C3：0.85~1.93g/L。c4：0.10~0.36g/L。CIc<28.4mg/L。尿蛋白：0~0.15g/24h 尿。冷球蛋白试验：阴性。

【结果分析】

急进性。肾小球。肾炎起病急骤，病情演变迅速，有中度贫血及低蛋白血症。尿常规可出现肉眼及镜下血尿，尿蛋白多少不等。肾功能检查可出现血中尿素氮升高、肌酐升高、肌酐清除率下降。Ⅱ型患者的血循环免疫复合物及冷球蛋白可呈阳性，并可伴血清补体 C3 下降。

三、慢性肾小球肾炎

【实验室检查】

1.一般检查

（1）血常规、红细胞沉降率（ESR）。

（2）尿常规、尿红细胞形态。

（3）肾功能试验、电解质。

2.特殊检查

（1）内生肌酐清除率（ccr）。

（2）尿蛋白定量。

【参考范围】

Ccr：80~100ml/（min·1.73m²），成人 1.3~1.7ml/s。尿蛋白：0~0.15g/24h 尿。

【结果分析】

实验室检查多为轻度蛋白尿，尿蛋白多在 1~3g/24h，尿沉渣镜检红细胞可增多，可见管型。肾功能正常或轻度异常，轻度氮质血症、肌酐升高和内生肌酐清除率下降。肾功能逐渐恶化并出现相应临床表现（如贫血等），进入尿毒症。四、肾病综合征

【实验室检查】

1.一般检查

（1）血常规、红细胞沉降率（ESR）。

（2）尿常规。

（3）血脂测定、肾功能试验、血清总蛋白（TP）、白蛋白（ALB）及白蛋白/球蛋白（A/G）比值。

2.特殊检查

（1）血清蛋白电泳。

（2）尿蛋白定量。

【参考范围】

（1）血清蛋白电泳：参见表—2。

（2）尿蛋白：0~0.15g/24h 尿。

【结果分析】

本病最大特点是尿蛋白大量丢失，超过 3.5g/24h，血浆白蛋白低于 30g/L、A/G 倒置。血脂测定，血胆固醇升高，β 脂蛋白比例升高；严重时甘油三酯、极低密度脂蛋白和胆固醇酯也增多。

五、急性肾功能衰竭

【实验室检查】

1.一般检查

（1）血常规。

（2）尿常规。

（3）肾功能试验、电解质。

2.特殊检查

（1）尿蛋白定量。

（2）尿钾、钠、氯、肌酐。

【参考范围】

尿蛋白：0~0.15g/24h。尿钠：130~250mmol/24h。尿肌酐：8.4~13mmol/24h。

【结果分析】

患者尿量明显减少，肾功能急剧恶化。肾功能衰竭的指标之一是血肌酐每日升高≥44.2μmol/L。患者除血肌酐、血尿素氮上升外，高血钾和酸中毒常见。低钠、低钙、高磷在少尿期也常见。

六、慢性肾功能衰竭

【实验室检查】

1.一般检查

（1）血常规、红细胞沉降率（ESR）。

（2）尿常规。

（3）肾功能试验、电解质。

2.特殊检查

血气分析。

【参考范围】

（1）Ccr：80~100ml/（min·1.73m²）。

（2）动脉血 pH：7.35~7.45。动脉血二氧化碳分压（PaCO₂）：4.65~5.98kPa。动脉血氧分压（PaO₂）：10.0~13.3kPa。动脉血氧饱和度（SaO₂）：0.90~0.98。

【结果分析】

慢性肾功能衰竭患者，尿液比重低，多在 1.018 以下，晨尿渗透量多小于450mOsm/（kg·H₂O），血液总蛋白质、白蛋白都降低；尿素氮、肌酐升高；患者常有酸中毒、低钙、高磷、高镁。

由于肾功能损害是一个较长的发展过程，不同阶段，有其不同的程度和特点，一般应按。肾功能水平分成四期。（1）肾功能代偿期：血生化检查正常，血肌酐和尿素氮仅比正常值轻微升高。（2）肾功能失代偿期：常有氮质血症，血肌酐>177μmol/L，血尿素氮>7.0mmol/L。患者有轻度贫血。（3）肾功能衰竭期：患者出现明显氮质血症，血肌酐>442μmol/L，血尿素氮>17.9~21.4mmol/L。患者有轻度或中度代谢性酸中毒，水、钠潴留，有低钙和高磷血症，有明显贫血。（4）尿毒症期：血尿素氮和肌酐显著升高。患者常有明显的代谢性酸中毒，低钠血症和高钾血症，血钙明显降低，血磷升高明显。

七、尿路感染

【实验室检查】

1.一般检查

（1）血常规、红细胞沉降率（ESR）。

（2）尿常规。

2.特殊检查

尿培养+细菌计数+药敏。

【参考范围】

尿细菌培养：阴性。

【结果分析】

尿蛋白常为阴性或微量，尿沉渣内白细胞多显著增加，如查见白细胞管型，有助于肾盂、肾炎的诊断。仅少数患者有明显的镜下血尿，极少数（<5%）有肉眼血尿。尿细菌定量培养对本病具有诊断意义：尿含菌量≥105/ml，为有意义的细菌尿，常为尿感；104~105/ml者为可疑阳性，须复查；如为<104/ml，则可能为污染。最常见的致病菌为大肠杆菌，占尿感的70%以上，其他依次是变形杆菌、克雷伯杆菌、产气杆菌、沙雷杆菌、产碱杆菌、粪链球菌、铜绿假单胞菌和葡萄球菌。其中铜绿假单胞菌常发生于器械检查后。

八、尿路结石

【实验室检查】

1.一般检查

（1）尿常规。

（2）肾功能、电解质。

2.特殊检查

尿培养+菌落计数+药敏。

【参考范围】

尿细菌培养：阴性。

【结果分析】

尿路结石患者，尿常规可见红细胞；继发感染者有脓尿，尿培养有细菌生长。血中钙、磷、pH值、尿酸、尿素氮、肌酐等变化随结石类型及原发病不同而异。

九、泌尿系统结核

【实验室检查】

1.一般检查

（1）血常规、红细胞沉降率（ESR）。

（2）尿常规。

2.特殊检查

尿沉渣查结核杆菌。

【参考范围】

尿沉渣查结核杆菌：阴性。

【结果分析】

血尿是肾结核一个重要症状。结核性膀胱炎、结核溃疡出血引起者多为终末血尿，也可为全程血尿，排尿终末加重。肾结核也可能出现全血尿。脓尿也是肾结核的常见症状。肾结核尿特征为酸性尿，少量尿蛋白，有白细胞和少量红细胞或呈脓血尿。肾结核排出结核杆菌常为少量，尿沉渣查结核杆菌阳性率不高。

十、膀胱癌

【实验室检查】

（1）血常规、红细胞沉降率（ESR）。

（2）尿常规。

【结果分析】

大多数患者有间歇性无痛性血尿。

十一、前列腺癌

【实验室检查】

1.一般检查

尿常规、前列腺常规。

2.特殊检查

（1）前列腺酸性磷酸酶（ACp）。

（2）前列腺特异抗原（PSA）。

【参考范围】

（1）前列腺 AcP：0~3.5U/L。

（2）PSA：0~4gg/L（化学发光免疫法）。

【结果分析】

前列腺液常规检查如发现癌细胞对前列腺癌确诊具有确诊意义。PSA 诊断阳性率为 62.96%，特异性为 91.81%；ACP 及其同工酶是另一项诊断前列腺癌的生化指标。

将 PSA 和 ACP 联合可提高前列腺癌的诊断准确性。

第五节 血液系统疾病

一、缺铁性贫血

【实验室检查】

1.一般检查

血常规、外周血细胞形态、网织红细胞计数。

2.特殊检查

（1）骨髓细胞学检查。

（2）铁代谢试验：血清铁、血清总铁结合力、血清铁蛋白、血清铁饱和度。

【参考范围】

骨髓细胞学检查参考范围见表10—3。

血清铁：男性，11~30μmol/L；女性，9~27umol/L。

血清总铁结合力：男性，50~77μmol/L；女性，54~77μmol/L。

血清铁蛋白：男性，15~200/,g/L；女性，12~150μg/L。

血清铁饱和度：20%~55%。

【结果分析】

缺铁性贫血血象呈现典型的小细胞低色素性贫血 [红细胞平均体积（MCV）<80fl、红细胞平均血红蛋白（MCH）<27pg、红细胞平均血红蛋白浓度（MCHC）<32%]，血片中可见红细胞染色浅淡，中心淡染区扩大。网织红细胞大多正常或有轻度增多。白细胞正常或轻度减少，血小板计数高低不一。

骨髓涂片呈增生活跃，幼红细胞数量增多，早幼红和中幼红细胞比例增高，染色质颗粒致密，胞浆少。骨髓涂片铁染色，铁粒幼细胞极少或消失，细胞外铁亦减少。铁剂治疗后可迅速出现铁粒幼细胞较细胞外铁恢复早的现象。

铁代谢生化检查：血清铁降低<8.95μmol/L；总铁结合力增高>64.44μmol/L；转铁蛋白饱和度降低<15%；血清铁蛋白降低（<12g.g/L）。

二、巨幼细胞贫血

【实验室检查】

1.一般检查

血常规、外周血细胞形态、网织红细胞计数。

2.特殊检查

（1）骨髓细胞学检查。

（2）血清叶酸、维生素B12、血清铁和血清铁饱和度。

表 10-3　健康成人骨髓细胞分类计数参考值

类别	细胞名称		参考范围/%
粒细胞系	原始粒细胞		0~1.8
	早幼粒细胞		0.4~3.9
		中幼	2.2~12.2
		晚幼	3.5~13.2
	中性粒细胞	杆状核	16.4~32.1
		分叶核	4.2~2I.2
		中幼	0~1.4
		晚幼	0~1.8
	嗜酸粒细胞	杆状核	0.2~3.9
		分叶核	0~4.2
		中幼	0~0.2
		晚幼	0~0.3
	嗜碱粒细胞	杆状核	0.2~0.4
		分叶核	0~0.2
红细胞系	原红细胞		0~1.9
	早幼红细胞		0.2~2.6
	中幼红细胞		2.6~10.7
	晚幼红细胞		5.2~17.5
淋巴细胞系	原淋巴细胞		0~0.4
	幼淋巴细胞		0~2.1
	淋巴细胞		10.7~43.1
单核细胞系	原单核细胞		0~0.3
	幼单核细胞		0~0.6
	单核细胞		1~6.2
浆细胞系	原浆细胞		0~0.1
	幼浆细胞		0~0.7
	浆细胞		0~2.1
	巨核细胞		0~0.3
	网状细胞		0~1.0
	内皮细胞		0~0.4
	吞噬细胞		0~0.4
其他细胞	组织嗜碱细胞		0~0.5
	组织嗜酸细胞		0~0.2
	脂肪细胞		0~0.1
	分类不明细胞		0~0.1
	核分裂细胞		0~0.1
	退化细胞		0~0.1

（3）内因子抗体、维生素 B12 吸收试验。

【参考范围】

（1）骨髓细胞学检查参考范围见表 1—3。

（2）血清叶酸：3.8~10.5/μg/L（男）；3.5~9.0μg/L（女）。

（3）维生素 B12：200~900pg/ml。

（4）血清铁：男性，11~30μmol/L；女性，9~27μmol/L。

（5）血清铁饱和度：20%~55%。

（6）内因子抗体：阴性。

（7）维生素 B12 吸收试验：24h 内排出量>7%摄入量。

【结果分析】

巨幼细胞贫血属大细胞性贫血，MCV>100fL。可出现全血细胞减少。血涂片中红细胞大小不等，以大卵圆形红细胞为主。中性粒细胞分叶过多，可有 6 叶或更多的分叶。网织红细胞数正常或轻度增多。

骨髓增生活跃，以红系细胞最为显著。各系细胞均可见到"巨幼变"的改变，巨核细胞减少，亦可见体积增大及分叶过多，骨髓铁染色增多。

血清叶酸和维生素 B12 水平均可下降，分别低于 3μg/L（6.81nmol/L）及 140μg/L（74pmol/L）；血清铁及血清铁饱和度正常或高于正常。如内因子抗体为阳性，维生素 B12 吸收试验结果减少则为恶性贫血。

三、再生障碍性贫血

【实验室检查】

1.一般检查

血常规、外周血细胞形态、网织红细胞计数。

2.特殊检查

骨髓细胞学检查。

【参考范围】

骨髓细胞学检查参考范围见表 1—3。

【结果分析】

血象显示全血细胞减少，三种细胞减少的程度不一定平行，重型再障的血象减低程度最为严重。网织红细胞计数降低明显。

骨髓穿刺物中骨髓颗粒很少，脂肪滴增多。大多数患者多部位穿刺涂片呈现增生不良，粒系及红系细胞减少，淋巴细胞、浆细胞、组织嗜碱细胞相对增多。

四、溶血性贫血

【实验室检查】

1.一般检查

血常规、外周血细胞形态、网织红细胞计数。

2.特殊检查

（1）骨髓细胞学检查。

（2）血浆游离血红蛋白测定、抗人球蛋白试验（Coombs 试验）、高铁血红蛋白试验、尿含铁血黄素试验（Rous 试验）、酸溶血试验（Ham's 试验）。

（3）6-磷酸葡萄糖脱氢酶（G-6-PD）活性定量检测、G-6-PD 高铁血红蛋白还原试验。

【参考范围】

（1）骨髓细胞学检查参考范围见表 1-3。

（2）血浆游离血红蛋白：<50mg/L。

（3）Coombs 试验：阴性。

（4）高铁血红蛋白试验：阴性。

（5）Rous 试验：阴性。

（6）Ham's 试验：阴性。

（7）G-6-PD 活性定量：（12.10±2.09）IU/gHb。

（8）G-6-PD 高铁血红蛋白还原率：≥0.75。

【结果分析】

红细胞和血红蛋白均减少，二者多呈平行性下降，MCV 值可见增高。白细胞计数值常增高，并可见中性粒细胞核左移现象。血小板计数可呈反应性增高。外周血涂片可见大红细胞、嗜碱点彩红细胞、嗜多色性红细胞明显增多，常可见 Howell-Jolly's body、cabot's ring，也可见到有核红细胞。

骨髓象一般增生明显活跃，以红系增生为主，百分率>50%，原红、早幼红细胞比例增高，但以中幼红细胞为主，晚幼红细胞亦明显增加，核分裂象易见，成熟红细胞中 Howell-Jolly's body、Cabol's ring 常见。粒系百分率相对减少，各阶段比例及细胞形态、染色大致正常。粒/红比值明显减低甚至倒置。巨核系大致正常。

血浆游离血红蛋白含量明显增多见于阵发性睡眠性血红蛋白尿症（PNH）、阵发性冷性血红蛋白尿症（PcH）、温抗体型自身免疫性溶血性贫血、微血管病性溶血性贫血等。coombs 试验可协助判断自身免疫性溶血性贫血的诊断。Rous 试验和 Ham's 试验阳性对判断阵发性睡眠性血红蛋白尿症有重要价值。G-6-PD 和高铁血红蛋白还原试验对判断血管外溶血有重要价值。

五、白细胞减少和粒细胞缺乏

【实验室检查】

1.一般检查

血常规、外周血细胞形态。

2.特殊检查

骨髓细胞学检查。

【参考范围】

（1）骨髓细胞学检查参考范围见表1-3。

（2）正常人体细胞染色体有23对，共46条，其中1对为性染色体，女性为46XX，男性为46xY。

【结果分析】

1.急性粒细胞白血病未分化型（M1型）

患者大多中至重度贫血，属正细胞正色素性贫血。外周血涂片可见幼红细胞。白细胞计数不定，多在（10~50）×10⁹/L，以原始粒细胞为主，细胞质中可查见Auer小体。血小板中至重度减少，半数患者在50×10⁹/L以F。

骨髓增生明显，活跃至极度活跃，粒/红比值明显增高，粒细胞大量增生，分类以原始粒细胞为主≥90%（非红系），早幼粒细胞很少，中幼粒细胞及以下各阶段细胞罕见。红系、巨核系细胞明显减少，淋巴细胞也减少。POX染色阳性细胞>3%原粒细胞。

染色体检查可见Ph染色体t（9；22）（q34；q11）以及inv（3）（q21；q26）。

2.急性粒细胞白血病部分分化型（M2型）

患者贫血显著，白细胞中度升高，以原粒、早幼粒细胞为主，血小板中度至重度减少。

骨髓增生明显，活跃至极度活跃。M2a：骨髓中原始粒细胞占30%~90%（非红系）。早幼粒及以下节段细胞>10%。M2b：原始粒细胞及早幼粒细胞明显增多，以异常中性中幼粒细胞增生为主，大于30%（非红系）。异常中性中幼粒表现为核质发育不平衡，核染色质细致疏松，核仁大而明显，胞质丰富，含弥散分布细小粉红色中性颗粒。

POX与sB染色均呈阳性反应，NAP活性明显减低，NSE弱阳性，不被NaF抑制。M2a的染色体检查可见t（6；9），t/del（12）（P11~13）。M2b的染色体检查可见t（8；21）（q22；q22）等。

3.急性早幼粒细胞白血病（M3型）

患者血红蛋白及红细胞计数呈轻到中度减少，部分病例为重度减少。白细胞计数大多在15×10⁹/L以下，也可正常或明显增高或减少，减少者可表现为全血细胞减少。分类以异常早幼粒细胞为主，可达90%，可见原粒及其他阶段粒细胞，Auer小体易见。血小板中到重度减少，多数为（10~30）×10⁹/L。

骨髓增生极度活跃或明显活跃，个别病例增生低下，分类以颗粒增多的早幼粒细胞为主，占30%~90%（非红系），可见到一定数量的原粒细胞和中幼粒细胞，早幼粒细胞与原始粒细胞之比超过3:1。红系、巨核系细胞受抑制。

细胞化学染色过氧化物酶（POx）、非特异性酯酶（NSE）、酸性磷酸酶（ACP）

呈阳性反应，NSE 虽可呈阳性反应，不被 NaF 抑制。染色体检查：70%~90%的患者具有特异染色体异位 t（15；17）。

4.急性粒—单核细胞白血病（M4 型）

血红蛋白及红细胞计数为中度到重度减少。白细胞数可增高、正常或减少。外周血可见粒及单核两系早期细胞。原、幼单核细胞可占 30%~40%，粒系早幼粒以下各阶段均易见到。血小板为重度减少。

骨髓增生极度活跃或明显活跃。粒系、单核系两系同时增生，红系、巨核系受抑制。①如以原粒和早幼粒细胞增生为主，而幼单核细胞超过 20%（非红系）为 M4a 型。②如以原、幼和单核细胞增生为主，而原粒和早幼粒细胞超过 20%（非红系）为 M4b 型。③原始和幼稚细胞同时具有粒系和单核系细胞的形态和免疫组化特点，此类细胞超过 30%（非红系）为 M4c 型。④有异常嗜酸粒细胞超过 5%（非红系）为 M4Eo 型。

POx 和 SB 染色呈阳性。α-醋酸萘酚酯酶染色，原始和幼稚细胞呈阳性反应，原始粒细胞不被 NaF 抑制，而原始单核细胞可被 NaF 抑制。染色体检查：以 t（9；11）（p21；q23）多见，其他还有 5q-/-5、7q/-7、inV（16）、del（16）等。

5.急性单核细胞白血病（M5 型）

血红蛋白及红细胞计数为中度到重度减少。多数白细胞减低，分类以原单和幼单核细胞为主。血小板重度减少。

骨髓增生极度活跃或明显活跃，以单核细胞增生为主，原单核加幼单核大于 30%。未分化型（M5a）以原单核细胞为主，超过 80%（非红系），幼单核少见。部分分化型（M5b）原单核、幼单核和单核细胞均可见到，原始单核细胞少于 80%（非红系）。白血病细胞中可见 Auer 小体。

POx 和 SB 染色，原始单核细胞呈阴性或弱阳性反应，幼单核呈阳性反应。非特异性酯酶染色阳性，可被 NaF 抑制。染色体检查：t/del（11）（q23）约见于 1/5 的 M5 型，此外还可见 9q-/12q-及 22p+等。

6.急性红白血病（M6 型）

血红蛋白及红细胞计数为中度到重度减少，为正细胞正色素性贫血。网织红细胞升高。血片可见嗜碱点彩，靶形、异形红细胞，可见各阶段幼红细胞，以中、晚幼红为主。白细胞数一般偏低，可见原粒和早幼粒，血小板多减少，可见畸形血小板。

骨髓增生极度活跃或明显活跃。红系和粒系同时恶性增生。原粒（原单加幼单）细胞大于 30%（非红系），部分细胞可见 Auer 小体。大部分病例以中晚幼红细胞为主，原红、早幼红次之，幼红细胞呈巨幼样变。还有幼红细胞核浆发育不平衡和同一阶段细胞大小不等等特点。巨核系细胞显著减少。

幼红细胞 PAS 染色呈阳性反应。染色体检查有 5q-/-5、7q-/7、dup（1）、-8 等异常。

7.急性巨核细胞白血病

患者常见全血细胞减少，呈正细胞正色素性贫血。血片中可见淋巴细胞样小巨核细胞，易见畸形和巨型血小板，可见到有核红细胞，网织红细胞一般减低。

骨髓象增生活跃或明显活跃。红系、粒系增生减低，巨核系异常增生。原始巨核细胞>30%，可见巨型原始细胞和小巨核细胞。血小板易见，成堆或散在分布，多畸形，颗粒较多。

ACP 和 PAS 染色呈阳性反应。染色体检查有 inv（3）、del（3）、+8、+21 等异常。

八、急性淋巴细胞白血病（ALL)

【实验室检查】

1.一般检查

血常规、外周血细胞形态。

2.特殊检查

（1）骨髓细胞学检查。

（2）染色体检查。

ALL 形态学分型见表 10–4。

表 10–4　　ALL 形态学分型

分型	L1	L2	L3
细胞形态			
细胞大小	小细胞为主大小较一致	大细胞为主大小不一致	大细胞为主大小较一致
染色质	较粗,每例结构较一致	较疏松,每例结构较不一致	呈细点状,较均匀
核形	规则,偶见凹陷或折叠	不规则,常见凹陷、折叠	较规则
核仁	小而不清楚	清楚,一个或多个	明显,一个或多个,呈小泡状
胞浆量	少	不定,常较多	较多
胞浆嗜碱性	轻或中度	不定,有些细胞深染	深蓝
胞浆空泡	不定	不定	常明显,呈蜂窝状

患者呈中到重度贫血，为正细胞正色素性贫血，外周血片可见幼红细胞。白细胞大多增高，大多在（10~50）×10⁹/L，少数可达 100×10⁹/L，原始及幼稚淋巴细胞增多，蓝细胞易见。粒细胞减少。血小板大多减少，常低于 50×10⁹/L。

骨髓增生极度活跃或明显活跃，以原始和幼稚淋巴细胞为主，常为 Rieder 型原始淋巴细胞（形态异常，胞核形态不规则，可见凹陷、折叠、裂痕，核染色质呈泥浆状或咖啡色颗粒状，核仁较大，胞浆内有空泡）。成熟淋巴较少见。红系、粒系增生受抑制，巨核系多数显著减少，血小板减少。退化细胞明显增多，蓝细胞多见。

过氧化物酶（P0x）和苏丹黑（sB）呈阴性反应，糖原（PAS）染色呈阳性反应。染色体检查可见 6q-、t（4；11）、t（9；22）

（q34；q11）、t（8；14）

（q24；q32）等异常。

九、慢性粒细胞白血病

【实验室检查】

1.一般检查

血常规、外周血细胞形态。

2.特殊检查

（1）骨髓细胞学检查。

（2）染色体检查。

（3）血清及尿中尿酸、血清维生素 B12。

十、慢性淋巴细胞白血病

【实验室检查】

1.一般检查

血常规、外周血细胞形态。

2.特殊检查

（1）骨髓细胞学检查。

（2）染色体检查。

（3）抗人球蛋白试验（cooiilbs）。

十一、多发性骨髓瘤和浆细胞白血病

【实验室检查】

1.一般检查

（1）血常规、外周血细胞形态、红细胞沉降率（ESR）。

（2）尿常规。

（3）肾功能、电解质。

2.特殊检查

（1）骨髓细胞学检查。

（2）尿本周蛋白试验。

（3）血清蛋白电泳。

【参考范围】

（1）骨髓细胞学检查参考范围见表 1–3。

（2）尿本周蛋白试验：阴性。

（3）血清蛋白电泳：见表 6–2。

【结果分析】

血常规显示一般为中度贫血，多属正细胞正色素性，晚期贫血有加重倾向。血涂片上红细胞排列成缗钱状。白细胞计数多少不一，部分患者外周血浆细胞明显增多，可见骨髓瘤细胞。晚期全血细胞减少，并可发现骨髓瘤细胞在血中大量出现，超过 $2.0×10^9/L$ 者，称为浆细胞白血病。EsR 显著增快。尿液检查：90%以上患者有蛋白尿，约 50%患者尿中出现本周蛋白。血清尿素氮和肌酐可增高。

骨髓象主要为浆细胞系异常增生，占有核细胞的 15%以上，并伴有形态学异常。瘤细胞大小形态不一，胞浆丰富呈灰蓝色，可见多核（2~3 个），有核仁 1~4 个，核旁淡染区消失，核染色质疏松，很少排列成车轮状。瘤细胞呈灶状分布，宜做多部位穿刺。

血清异常球蛋白增多，约 75%患者血清蛋白电泳可见一染色浓而密集的单峰（偶尔双峰）的 M 蛋白。按 M 蛋白性质不同可分为 IgG 型（52%）、IgA 型（21%）、轻链型（11%）及少见的 IgD 型和罕见的 IgE 型、IgM 型。

十二、真性红细胞增多症

【实验室检查】

1.一般检查

（1）血常规、外周血细胞形态。

（2）血尿酸。

2.特殊检查

（1）骨髓细胞学检查。

（2）维生素 B12、血清铁。

【参考范围】

（1）骨髓细胞学检查参考范围见表 1—3。

（2）维生素 B12：200~900pg/ml。

（3）血清铁：男性，11~30μmol/L；女性，9~27μmol/L。

【结果分析】

患者血常规红细胞计数在 $(6~10)×10^{12}/L$，血红蛋白可高达 170~240g/L。红细胞为小细胞低色素性，网织红细胞计数大多正常，偶见幼红细胞。大部分患者白细胞增多，可见核左移，常有中、晚幼粒细胞。半数患者血小板增多，可见巨型和畸形血小板。

骨髓象示各系造血细胞均显著增生，以红系为主，粒/红比例下降。铁染色显示储存铁减少。NAP 阳性率及积分高于正常。

多数患者血尿酸增加，血清维生素 B12 含量及维生素 B12 结合力增加。

十三、原发性血小板增多症

【实验室检查】

1.一般检查

（1）血常规、外周血细胞形态。

（2）血尿酸、电解质。

2.特殊检查

骨髓细胞学检查。

十四、原发性骨髓纤维化

【实验室检查】

1.一般检查

（1）血常规、外周血细胞形态。

（2）血尿酸。

2.特殊检查

骨髓细胞学检查、维生素 B12。

十五、过敏性紫癜

【实验室检查】

1.一般检查

（1）血常规、外周血细胞形态、尿常规。

（2）肾功能。

（3）凝血酶原时间（PT）。

2.特殊检查

骨髓细胞学检查。

【参考范围】

骨髓细胞学检查参考范围见表 1-3。

【结果分析】

患者红细胞和血红蛋白多正常。白细胞计数正常或偏高，分类可见嗜酸粒细胞增高。血小板计数和功能正常，PT 多正常。肾型或混合型患者可有血尿、蛋白尿和管型尿。严重者肾功能受损。骨髓象基本正常，巨核系无质与量的改变。

十六、特发性血小板减少性紫癜

【实验室检查】

1.一般检查

血常规、外周血细胞形态。

2.特殊检查

（1）骨髓细胞学检查。

（2）血小板相关抗体 PAIg、血小板相关补体 PAC3。

十七、血友病

【实验室检查】

1.一般检查

（1）血常规、外周血细胞形态。

（2）凝血试验。

2.特殊检查

（1）凝血因子Ⅷ、Ⅸ、Ⅺ活性测定。

（2）血浆蝰蛇毒时间（RVVT）。

【参考范围】

（1）Ⅷ：C 1.030±0.255（103.0%±25.5%）。

（2）Ⅸ：C 0.981±0.304（98.1%±30.4%）。

（3）Ⅺ：C 1.000±0.184（100.0%±18.4%）。

（4）RVVT：13~14s（比正常对照超过3s为延长）。

【结果分析】

患者血常规大多正常，如有急性失血，则可有失血性贫血。凝血时间（CT）正常或延长，APTT多数延长。凝血活酶纠正试验可区分血友病甲、乙及Ⅺ缺乏症。RVVT时间延长，有助于排除缺乏症，复钙试验阴性和Ⅷ抗体测定正常，有助于排除获得性因子Ⅷ缺乏症。

十八、弥散性血管内凝血

【实验室检查】

1.一般检查

（1）血常规、外周血细胞形态。

（2）血凝分析。

2.特殊检查

（1）D-二聚体测定。

（2）抗凝血酶Ⅲ（Arr-Ⅲ）含量和活性。

（3）血浆鱼精蛋白副凝固试验（3P试验）。

（4）凝血因子Ⅷ活性（Ⅷ：C）。

【参考范围】

（1）D-二聚体测定：阴性。

（2）AT-Ⅲ含量：290~320mg/L。

（3）AT-Ⅲ活性：92%~108%（发色底物法）。

（4）3P试验：阴性。

（5）Ⅷ：C：1.030±0.255（103.0%±25.5%）。

【结果分析】

患者血小板计数低于$100×10^9$/L，或呈进行性下降。血浆纤维蛋白原含量低于

1.5g/L，或进行性下降，或超过 4g/L。3P 试验阳性，D-二聚体呈阳性。血浆 PT 缩短或较正常对照延长 3s 以上。ATⅢ 含量和活性降低（不适用于肝病）。Ⅷ：C 低于 0.5（50%）为肝病必备。

第六节　内分泌系统疾病

一、甲状腺功能亢进症

【实验室检查】

1.一般检查

血脂检查。

2.特殊检查

（1）血清总甲状腺素（TT4）、总三碘甲状腺原氨酸（TT3）、游离甲状腺素（FT4）、游离三碘甲状腺原氨酸（FT3）、促甲状腺激素（TSH）。

（2）抗甲状腺球蛋白抗体（TGAb）、甲状腺过氧化物酶抗体（TPOAb）。

（3）促甲状腺素受体抗体（TRAb）。

【参考范围】

（1）TT4：58~161nmol/L（RIA）。TT3：1.2~3.4nmol/L（RIA）。FT4：10~25pmol/L（RIA）。FT3：2.5~9.8pmol/L（RIA）。TSH：0.8~4.5mU/L（RIA）。

（2）TGAb：阴性。

（3）TPOAb：阴性。

（4）TRAb：阴性。

【结果分析】

甲亢时 TT4、TT3、FT4、FT3 升高，TSH 降低；TGAb、TPOAb 可呈阳性，TRAb 阳性且可作为判断甲亢复发的指标之一。血总胆固醇常降低。

二、甲状腺功能减退症

【实验室检查】

1.一般检查

（1）血常规。

（2）血糖、血胆固醇、甘油三酯。

2.特殊检查

（1）血清总甲状腺素（TT4）、总三碘甲状腺原氨酸（TTa）、游离甲状腺素（FT4）、游离三碘甲状腺原氨酸（FT3）、促甲状腺激素（TsH）。

（2）抗甲状腺球蛋白抗体（TGAb）、甲状腺过氧化物酶抗体（TPOAb）。

【参考范围】

（1）TT4：58~161nmol/L（RIA）。TT3：1.2~3.4nmol/L（RIA）。FT4：10~25pmol/L（RIA）。FT3：2.5~9.8pmol/L（RIA）。TSH：0.8~4.5mU/L（RIA）。

（2）TGAb：阴性。

（3）TPOAb：阴性。

【结果分析】

血清 TSH 升高为原发性甲减的最早表现。如果 TSH 升高而 TT4、TT3 正常，可能为亚临床型甲减。血 TT4（或 FT4）降低早于 TT3（或 FT3）下降。TT3（或 FT3）下降仅见于后期或病重者。原发性甲减者血 TSH 增高，下丘脑垂体性甲减者常降低。如 TGAb、TPOAb 阳性表明原发性甲减由自身免疫性甲状腺病所致。甲减患者常有轻、中度贫血，多为正细胞正色素性，也可见巨幼细胞贫血。血糖正常或偏低，血胆固醇、甘油三酯常增高。

三、亚急性甲状腺炎

【实验室检查】

1.一般检查

血常规、红细胞沉降率（ESR）。

2.特殊检查

TT3、TT4、TSH、甲状腺 131I 摄取率。

【参考范围】

T4：58~161nmol/L（RIA）。T3：1.2~3.4nmol/L（RIA）。TSH：0.8~4.5mU/L（RIA）。

甲状腺 131I 摄取率：5%~25%（3h）；20%~45%（24h），高峰在 24h 出现。

【结果分析】

（1）白细胞计数轻度增高，ESR 显著增快。

（2）早期，甲状腺 131I 摄取率明显降低，而血清 TT3、TT4 等可一过性增高，呈所谓的"分离现象"。以后血清 TT3、TT4 降低，TSH 增高，随病情好转，甲状腺 131 I 摄取率与血清 TT3、TT4 等均可恢复正常。

四、库欣综合征

【实验室检查】

1.一般检查

（1）血常规。

（2）血糖、电解质。

2.特殊检查

（1）24h 尿 17-羟皮质类固醇（17-OHCS）、皮质醇。

（2）血皮质醇、促肾上腺皮质激素（ACTH）。

【参考范围】

（1）24h 尿 17 OHCS：11.0~30.3μmol（男），8.3~24.8μmol（女）。

（2）24h 尿皮质醇：88.20~257.97nmol/24h。

（3）血皮质醇：8：00am~10：00am 测定，138~635nmol/L；4：00pm~6：00pm 测定，83~359nmol/L。

（4）ACTH：8am，2.2~12.0pmol/L；24pm，<2.2pmol/L，二者之比>2。

【结果分析】

库欣综合征患者血糖偏高，葡萄糖耐量减低，明显的低血钾性碱中毒主要见于肾上腺皮质癌和异位 ACTH 综合征。"

五、肾上腺皮质功能减退症

【实验室检查】

1.一般检查

（1）血常规。

（2）血糖、电解质。

2.特殊检查

（1）24h 尿 17-羟皮质类固醇（17-OHCS）、皮质醇。

（2）血皮质醇、促肾上腺皮质激素（ACTH）。

（3）口服葡萄糖耐量试验（OGTT）。

【参考范围】

（1）24h 尿 17-OHCS：11.0~30.3mol（男），8.3~24.8mol（女）。

（2）24h 尿皮质醇：88.20~257.97nmol/24h。

（3）血皮质醇：8：00am~10：00am 测定，138~635nmol/L；4：00pm~6：00pm 测定，83~359nmol/L。

（4）ACTH：8am，2.2~12.0pmol/L；24pm，<2.2pmol/L，二者之比>2。

（5）OGTT

①空腹：3.9~6.1mmol/L。

②30min：6.1~9.4mmol/L。

③60min：6.7~9.4mmol/L。

④120min：<7.8mmol/L。

⑤180min：3.9~6.1mmol/L。

【结果分析】

肾上腺皮质功能减退症患者基础血、尿皮质醇、24h 尿 17-OHCS 测定常降低，但也可接近正常。原发性肾上腺皮质功能减退症患者 ACTH 高于正常，继发性患者低于正常。

患者常有正细胞正色素性贫血，少数患者合并有恶性贫血。白细胞分类示中性粒细胞减少，淋巴细胞相对增多，嗜酸粒细胞明显增多。患者血 Na+下降，血 K+。升高，少数患者可有轻、中度高血钙，如有低血钙和高血磷则提示同时合并有甲状腺功能减退症。患者有空腹低血糖，口服葡萄糖耐量试验显示低平曲线。

六、嗜铬细胞瘤

【实验室检查】

1.一般检查

（1）血常规。

（2）电解质。

2.特殊检查

24h 尿：香草杏仁酸（VMA）、甲氧基。肾上腺素（MN）、甲氧基去甲肾上腺素（NMN）。

【参考范围】

VMA：2~6mg/24h。MN：0~l0ug/24h。NMN：l0~70/xg/24h。

【结果分析】

持续性高血压型嗜铬细胞瘤患者尿儿茶酚胺和 VMA、MN 和 NMN 均升高。患者血糖升高，糖耐量减低及糖尿。血常规白细胞增多，有时红细胞也可增多。

七、尿崩症

【实验室检查】

1.一般检查

尿常规。

2.特殊检查

（1）尿渗量。

（2）抗利尿激素（ADH）。

【参考范围】

（1）尿渗量：600 1000mOsm/kg·H$_2$O。

（2）ADH：0.922~4.610pmol/L。

【结果分析】

尿崩症患者尿比重<1.010，尿渗透压<300mmol/L。正常人禁尿后 ADH 可增高

至 13.83~27.66pmol/L，尿崩症患者 ADH 低于正常值，禁尿后增高亦不明显。

第七节 代谢疾病和营养疾病

一、糖尿病

【实验室检查】

1.一般检查

（1）尿常规。

（2）血糖、肾功能、血脂（TC、TG、HDL-C、LDL-C）。

2.特殊检查

（1）口服葡萄糖耐量试验（OGTT）。

（2）糖化血红蛋白（GHb）、糖化血清蛋白（GSP）。

（3）血浆胰岛素、D 肽测定。

【参考范围】

（1）OGTT

①空腹：3.9~6.1mmol/L。

②30min：6.1~9.4mmol/L。

③60min：6.7~9.4mmol/L。

④120min：<7.8mmol/L。

⑤180min：3.9~6.1mmol/L。

（2）GHb：4.5%~7.5%（HPLC 法）。

（3）GSP：1.18~2.2mmol/L（硝基四氮唑蓝法）。

（4）血浆胰岛素；（14.0±8.7）mU/L。

（5）血浆 c-肽：0.3~1.3nmol/L。

【结果分析】

尿糖阳性是诊断糖尿病的重要线索，但尿糖阴性不能排除糖尿病的可能。当肾糖阈降低（如妊娠）时，虽然血糖正常，尿糖可阳性。血糖升高是目前诊断糖尿病的主要依据。一般采用空腹血糖，餐后定点血糖来检测。空腹血糖<6.0mmol/L 为正常，≥6.0mmol/L 而<7.0mmol/L 为空腹血糖过高，≥7.0 时为糖尿病（需再次证实）。当血糖高于正常范围而又未达到诊断糖尿病标准者，可进行口服葡萄糖耐量试验（OGTT）。OGTTOO 2h 血糖<7.8mmol/L 为正常，≥7.8mmol/L 而<11.1mm01/L 为糖耐量减低，≥11.1mmol/L 考虑为糖尿病（需再取一天证实）。

糖化血红蛋白测定可反映 4~12 周血糖的总水平，可作为糖尿病控制情况的检测指标之一。糖化血清蛋白可反映患者 2~3 周内血糖总水平，亦可作为糖尿病患者近期病情监测的指标。

血浆胰岛素和 C 肽测定可反映胰岛 B 细胞的内分泌功能，C-肽不受外源胰岛素影响，能更准确反映 B 细胞功能。他们可作为了解 B 细胞功能和指导治疗的依据，但不作为诊断糖尿病的依据。

糖尿病控制不良者可有高 TG、高 TC、高 LDL、低 HDL。糖尿病长期控制不良可并发糖尿病肾病，影响。肾功能。

二、糖尿病酮症酸中毒

【实验室检查】

1.一般检查

（1）血常规、尿常规。

（2）血糖、肾功能、电解质。

2.特殊检查

血酮体、血气分析。

【参考范围】

（1）血酮体：其中 7-羟丁酸，0.03~0.27mmol/L。

（2）血气分析：动脉血 pH，7.35~7.45；动脉血二氧化碳分压（$PaCO_2$），4.65~5.98kPa~动脉血氧分压（PaO_2），10.0~13.3kPa~动脉血氧饱和度，0.90~0.98。

【结果分析】

糖尿病患者酮症酸中毒时，尿糖、尿酮体强阳性。可有尿蛋白和管型。患者血糖多在 16.7~33.3mmol/L 严重者血糖可达 55.5mmol/L 以上。血酮体升高，大多超过 4.8mmol/L。血气分析显示患者 CO_2 结合力降低，$PaCO_2$ 降低，pH 小于 7.35。血 K^+ 正常或偏低，血 Na^+、Cl^- 降低，血尿素氮、肌酐常偏高。白细胞计数常升高，中性粒细胞比例升高。

三、血脂异常和脂蛋白异常血症

【实验室检查】

（1）血脂测定：TC、TG、HDL-C、LDI，C、ADoAI、ApoB、Lp（a）。

（2）脂蛋白电泳。

【参考范围】

（1）TC：2.84~5.20mmol/L

（2）TG：0.56~1.70mm01/L

（3）HDLC：1.00~1.55mmol/L

（4）LDL C：2.1~3.1mmol/L

（5）ApoA I：1.0~1.6mmol/L

（6）ApoB：0.60~1.12mmol/L

（7）Lp（a）：0~300mg/L。

（8）脂蛋白电泳

①乳糜微粒：阴性。

②高密度脂蛋白：0.30~0.40.

③低密度脂蛋白：0.50~0.60.

④极低密度脂蛋白：0.13~0.25。

【结果分析】

（1）TC 增高见于脂肪肝、甲状腺功能减退症、严重糖尿病、动脉粥样硬化、肾病综合征等疾病；减低见于肝硬化、急性肝坏死、溶血性贫血、甲亢、恶性贫血等疾病。

TG 增高见于动脉粥样硬化、糖尿病、肾病综合征、脂肪肝、急性胰腺炎、糖原贮积症等疾病；减低见于营养不良、脑梗死、甲亢、吸收不良综合征等疾病。

（2）HDL-C 增高见于慢性中毒性疾病、遗传性高 HDL 血症等疾病；减低见于冠心病、高脂血症、肝硬化、糖尿病、慢性。肾功能不全等疾病。

LDL C 增高见于动脉粥样硬化、冠心病、脑血管疾病、肾病综合征、糖尿病等疾病；减低见于肝功能异常、遗传性无 B 脂蛋白血症等。

（3）ApOA I 增高见于妊娠、雌激素疗法等情况；减低见于冠心病、糖尿病、肾病综合征、活动性肝炎、肝硬化等。

ApoB 增高见于冠心病、糖尿病、肾病综合征、血液透析、脑血管疾病、慢性。肾炎等；减低见于雌激素疗法、肝病、肝硬化等。

（4）Lp（a）升高是动脉粥样硬化的独立危险因素之一。Lp（a）增高同时伴有 LDL 升高者，脑血管意外的危险性显著高于 LDL 正常者。

根据脂蛋白电泳结果中各种脂蛋白升高程度不同将原发性高脂蛋白血症分成五型，见表 10-5。

四、痛风

【实验室检查】

表 10-5 原发性高脂蛋白血症分型特点

类型	病名	脂蛋白				电泳宽	血脂	
		CM	LDL	VLDL	HDL	β 带	TC	TG
I	家族性高脂蛋白(cM)血症	明显升高	降低	正常或升高	降低	无	常升高	升高
II	Ⅱa 家族性高胆固醇血症	无	升高	正常或降低	正常	无	升高	正常
	Ⅱb 高 β 脂蛋白及高前 β 脂蛋白血症	无	升高	升高	正常	无	升高	升高
III	高 G VLDL 血症	升高	降低	升高	降低	有	升高	升高
IV	家族性高甘油三酯血症或高 VLDL 血症	无	正常或降低	升高	正常或	无	正常	升高
V	高 CM 与高前 β 脂蛋白血症	有	降低	升高	降低	无	升高	升高

1.一般检查

（1）血常规、红细胞沉降率（ESR）。

（2）尿常规。

2.特殊检查

（1）血尿酸测定、尿尿酸测定。

（2）抗链球菌溶血素"O"

（ASO）、类风湿因子（RF）。

（3）关节腔滑液查尿酸盐结晶。

【参考范围】

（1）血尿酸：150~420μmol/L（男），90~36%mol/L（女）。

（2）尿尿酸：1.2~5.9mmol/24h尿。

（3）ASO：0~200U/ml。

（4）RF：<30U/ml。

（5）关节腔滑液尿酸盐结晶：阴性。

【结果分析】

痛风急性发作可引起白细胞增高，血沉加快。一般血尿酸男性>420μmol/L，女性>350μmol/L可确定高尿酸血症。限制嘌呤饮食5天后，24h尿尿酸超过3.57mmol，可确认尿酸生成增多。急性关节炎期，抽取关节腔滑液，在旋光显微镜下，查见尿酸盐结晶是诊断本病的重要证据。

第八节　结缔组织病和风湿病

一、类风湿关节炎

【实验室检查】

1.一般检查

血常规、红细胞沉降率（ESR）。

2.特殊检查

（1）免疫球蛋白（Ig）、补体、C-反应蛋白（cRP）、类风湿因子（RF）。

（2）关节腔积液常规。

【参考范围】

（1）IgG 7.6~16.6g/L；IgA 0.71~3.35g/L；IgM0.48~2.12g/L。

（2）CH5O，60~120kU/L；C3，0.85~1.93g/L；C4，0.10~0.36g/L。

（3）CRP：0~10mg/L。

（4）RF：<30U/ml。

（5）抗核抗体：阴性。

（6）抗双链DNA抗体：阴性。

【结果分析】

患者常有轻到中度贫血，白细胞及分类多正常，活动期血小板增高。血沉与关节炎症的活动性和严重性相关，C-反应蛋白是炎症时的急性期蛋白之一。70%的患者可检测到IgM型RF。在急性期和活动期，患者血清补体均有升高。

患者有关节腔积液时，抽取关节腔积液检查可见滑液中白细胞明显增高，可达（2000~75000）×10^6/L，且中性粒细胞比例升高。糖含量降低。

二、系统性红斑狼疮

【实验室检查】

1.一般检查

（1）血常规、红细胞沉降率（ESR）。

（2）尿常规。

（3）血清总蛋白（TP）、白蛋白（ALB）、球蛋白（GLB）。

2.特殊检查

（1）免疫球蛋白（Ig）、补体（c）、类风湿因子（RF）。

（2）抗核抗体（ANA）、抗SS-A抗体、抗SS-B抗体、抗双链DNA抗体、抗Sm抗体。

【参考范围】

（1）IgG 7.6~16.6g/L；IgA 0.7l~3.35g/L；IgM 0.48~2.12g/L。

（2）CH50，60~120kU/L；C3，0.85~1.93g/L；C4，0.10~0.36g/L。

（3）RF：<30U/ml。

（4）抗核抗体（ANA）、抗SS—A抗体、抗SS—B抗体、抗双链DNA抗体、抗Sm抗体：阴性。

【结果分析】

系统性红斑狼疮（sLE）患者常有慢性贫血，白细胞减少，血小板减少。血沉加快，活动期加快明显，缓解期可恢复正常。尿液检查可见大量蛋白、管型、白细胞、红细胞。患者白蛋白降低，球蛋白和总蛋白升高。

抗核抗体对SLE的敏感性为95%，是目前最佳的筛选试验。ds-DNA抗体对sLE特异性为95%，敏感性较低，对确诊和判断sLE的活动性意义重大。抗Sm抗体特异性高达99%，但敏感性很低，可作为回顾性诊断的依据。抗SS-A抗体、抗SS-B抗体的特异性、敏感性均较低，可作为辅助试验。

c3、c4、CH50降低，有助于sLE的诊断，并提示活动期。免疫球蛋白IgG、

IgM、IgA 升高，特别是 IgO 升高显著。

三、强直性脊柱炎

【实验室检查】

1.一般检查

（1）红细胞沉降率（ESR）。

（2）c 反应蛋白。

2.特殊检查

（1）血清免疫球蛋白（Ig）、类风湿因子（RF）。

（2）HLA-Bz7。

【参考范围】

（1）IgG7.6~16.6g/L；IgA 0.7l~3.35g/L；IgM 0.48~2.12g/L。

（2）RF：<30U/ml。

（3）HLA-B27：阴性。

【结果分析】

患者在疾病活动期红细胞沉降率加快，C-反应蛋白升高，血清免疫球蛋白 IgG、IgA、IgM 升高，尤其是 IgA 明显升高。类风湿因子阴性。约 90% 患者 HLA-B27 阳性。

四、系统性硬化症

【实验室检查】

1.一般检查

（1）血常规、红细胞沉降率（ESR）。

（2）血清免疫球蛋白（Ig）。

2.特殊检查

（1）类风湿因子（RF）、抗核抗体（ANA）。

（2）抗 scl-70 抗体、抗着丝点抗体（AcA）、抗核仁抗体。

【参考范围】

（1）RF：<30U/ml。

（2）ANA：阴性。

（3）抗 scl-70 抗体、抗着丝点抗体（ACA）、抗核仁抗体：阴性。

【结果分析】

患者血沉正常或轻度升高，与疾病活动性有关，可有缺铁性贫血、血中嗜酸粒细胞比例升高。50%病例有高免疫球蛋白血症，60%病例类风湿因子阳性。70%患者抗核抗体阳性。抗 scl 70 抗体是该病弥漫型的标记性抗体，见于约半数患者。抗着丝点抗体（ACA）是该病局限型的标记性抗体，见于约 1/5 患者。抗核仁抗体的阳性率为 30%~40%，以弥漫型多见。

五、干燥综合征

【实验室检查】

1.一般检查

（1）血常规、红细胞沉降率（ESR）。

（2）血清免疫球蛋白。

2.特殊检查

（1）抗核抗体（ANA）。

（2）抗 SS A 抗体、抗 SS—B 抗体。

【参考范围】

ANA、抗 SS—A 抗体、抗 SS—B 抗体：阴性。

【结果分析】

患者可出现贫血，白细胞减少或（和）血小板减少，血沉加快。约半数患者抗核抗体滴度升高。抗 ss—A 抗体、抗 ss B 抗体的阳性率分别为 70% 和 40%，两抗体阳性对本病有诊断意义。其他还有抗 RNP 抗体、抗着丝点抗体、抗心磷脂抗体和类风湿因子有不同程度的阳性。90% 以上患者有高丙种球蛋白血症，其特点为多壳隆性，强度高，少数患者出现巨球蛋白血症或单克隆丙种球蛋白血症。

第九节　神经系统疾病

一、化脓性脑膜炎

【实验室检查】

1.一般检查

（1）血常规。

（2）脑脊液常规。

（3）血清免疫球蛋白（IgM、IgG、IgA）、cRP、LDH、CK。

2.特殊检查

（1）脑脊液涂片检菌。

（2）脑脊液细菌培养+药敏。

【参考范围】

（1）脑脊液涂片检菌：阴性。

（2）脑脊液细菌培养：阴性。

【结果分析】

化脓性脑膜炎脑脊液外观混浊呈脓样，静置 1~2h 有凝块形成。细胞数增多，可达 $1.0×10^9$/L 以上，以中性粒细胞为主。蛋白质定性（+++）以上，定量可达 3~6g/L。葡萄糖含量减低至 0.5mmol/L 以下或 0，氯化物减低。葡萄糖含量减低、脑脊液葡萄糖/血葡萄糖比值低于 0.23，白细胞>$2.0×10^9$/L 或多形核细胞>$1.18×10^9$/L 有确诊意义。

IgM 显著增加、IgA 增加、IgG 轻度增加。CRP 明显增高，LDH、cK 活性增高。

细菌学检查查到病原菌有确诊意义，引起化脓性脑膜炎的病原菌有：脑膜炎双球菌、肺炎链球菌、金黄色葡萄球菌、链球菌、大肠埃希菌、铜绿假单胞菌、变形杆菌等。

二、流行性脑脊髓膜炎

【实验室检查】

1.一般检查

（1）血常规。

（2）脑脊液常规。

2.特殊检查

（1）涂片检菌（包括皮肤瘀点和脑脊液沉淀涂片检查）。

（2）脑脊液细菌培养+药敏。

（3）血清学检查（包括测定夹膜多糖抗原的免疫学试验和测定抗体的免疫学试验）。

【参考范围】

（1）涂片检菌：阴性。

（2）脑脊液细菌培养：阴性。

（3）血清学检查：阴性。

【结果分析】

流行性脑脊髓膜炎患者白细胞总数明显增加，一般在（10~30）×10^9/L 以上。中性粒细胞在 80%~90%以上。脑脊液在病程初期外观仍清亮，稍后则混浊似米汤样。细胞数常达 $1×10^9$/L，以中性粒细胞为主。蛋白显著增高，糖含量常低于 400mg/L，有时甚或为零。涂片检查皮肤瘀点阳性率可达 80%左右。脑脊液沉淀涂片阳性率为 60%~70%。脑脊液细菌培养阳性率较低。测定夹膜多糖抗原的免疫学试验主要有乳胶凝集试验、金黄色葡萄球菌 A 蛋白协同凝集试验、反向被动血凝试验、酶联免疫吸附试验等，用、以检测血液、脑脊液或尿液中的夹膜多糖抗原。一般在病程 1~3 日内可出现阳性，较细菌培养阳性率高，方法简便、快速、敏感、特异性强。测定抗体的免疫学试验如恢复期血清效价大于急性期 4 倍以上，则有诊断价值。

三、结核性脑膜炎

【实验室检查】

1.一般检查

（1）血常规。

（2）脑脊液常规。

（3）腺苷脱氨酶（ADA）。

2.特殊检查

（1）脑脊液沉渣涂片查抗酸杆菌。

（2）脑脊液结核杆菌培养。

【参考范围】

（1）脑脊液沉渣涂片查抗酸杆菌：阴性。

（2）脑脊液结核杆菌培养：阴性。

【结果分析】

结核性脑膜炎患者脑脊液，外观呈毛玻璃样混浊，静置 12~24h 可见漏斗状薄膜。细胞数增多，多在 $(0.025~0.500) \times 10^9/L$，大多数病例以淋巴细胞为主。蛋白定性（+~+++），定量多在 1~2g/L。葡萄糖含量减低，氯化物含量明显减低。ADA 明显增加。脑脊液沉渣涂片抗酸染色可查见结核杆菌，阳性率约为 50%，结核杆菌培养是诊断的金标准，但耗时长、阳性率低（约 20%）。

四、脑及蛛网膜下腔出血

【实验室检查】

（1）脑脊液常规。

（2）脑脊液 LDH、CK。

【结果分析】

脑及蛛网膜下腔如为新鲜出血，脑脊液呈均匀红色，镜检可见大量红细胞。如出血时间很长，脑脊液离心后上清为黄色，蛋白质轻度增加。

五、流行性乙型脑炎

【实验室检查】

1.一般检查

（1）血常规。

（2）脑脊液常规。

2.特殊检查

（1）乙型脑炎病毒 IgM 检测。

（2）乙型脑炎病毒分离、培养。

【参考范围】

（1）乙型脑炎病毒 IgM：阴性。

（2）乙型脑炎病毒培养：阴性。

【结果分析】

流行性乙型脑炎患者白细胞总数常在（10~20）×10^9/L，中性粒细胞在 80% 以上；少数轻型患者中，血象可在正常范围内。脑脊液外观呈无色透明或微混，白细胞多数轻度增多，在（0.05~0.5）×10^9/I，，个别可达 1.0×10^9/L。脑脊液糖正常或偏高，蛋白质常轻度增高，氯化物正常。特异性 IgM 抗体在感染后 4 天即可出现，2~3 周内达高峰，血或脑脊液中特异性 IgM 抗体在 3 周内阳性率达 70%~90%，可作早期诊断，。与血凝抑制试验同时测定，符合率可达 95%，恢复期抗体滴度比急性期有 4 倍以上升高者有诊断价值。对疑诊死亡病例，可取脑组织或延髓穿刺抽取脑组织做病毒分离，作回顾性诊断。

六、多发性硬化

【实验室检查】

1.一般检查

脑脊液常规、脑脊液生化。

2.特殊检查

脑脊液电泳。

【参考范围】

脑脊液电泳：前白蛋白，0.03~0.07；白蛋白，0.51~0.63；α1 球蛋白，0.06~0.08；α2 球蛋白，0.06~0.10；β 球蛋白，0.14~0.19；γ 球蛋白，0.06~0.10。

【结果分析】

患者脑脊液静止期细胞数量变化不大，活动期总数增加，但一般不超过 0.1×10^9/L，细胞分类 60% 为淋巴细胞，蛋白质正常或轻度增高，但很少超过 1g/L。

脑脊液蛋白电泳以 7 球蛋白（IgG、IgM）为主，免疫球蛋白 70% 以 IgG 为主，脑脊液 IgG 指数 70%~80% 增高。出现寡克隆区带对本病诊断有重要价值。

第十节　性传播疾病

一、淋病

【实验室检查】

1.一般检查

血常规、尿常规、白带常规。

2.特殊检查

（1）分泌物涂片找病原菌。

（2）分泌物淋球菌培养。

【参考范围】

（1）分泌物涂片镜检：阴性。

（2）分泌物淋球菌培养：阴性。

【结果分析】

淋病急性发病期患者白细胞总数升高，中性粒细胞比例升高，尿检可查见大量白细胞和脓细胞，也可见红细胞。慢性期尿中有少量白细胞和蛋白。白带常规可见大量白细胞。

分泌物涂片或白带涂片染色镜检有初步诊断价值，淋球菌的分离培养是淋病实验室诊断的"金标准"。

二、梅毒

【实验室检查】

（1）穿刺液涂片暗视野查梅毒螺旋体。

（2）梅毒螺旋体的抗原和抗体检测。

【参考范围】

（1）穿刺液涂片暗视野查梅毒螺旋体：阴性。

（2）梅毒螺旋体的抗原和抗体检测：阴性。

【结果分析】

暗视野查梅毒螺旋体加特异性血清学试验是实验室诊断梅毒的"金标准"。

一期梅毒取皮肤黏膜或淋巴结穿刺液过暗视野查见梅毒螺旋体，梅毒血清学试验可阳性也可阴性，如果阴性应在感染后4周复查。

二期梅毒首选梅毒血清学试验，包括筛选试验和确诊试验。梅毒血清学试验为强阳性，皮肤黏膜损害暗视野显微镜检查也可查到梅毒螺旋体。

三期梅毒梅毒血清学试验多数阳性，也可阴性。神经梅毒脑脊液检查：淋巴细胞$\geq 10 \times 10^6$/L，蛋白>50mg/L，性病研究实验室试验（VDRL）阳性。

三、获得性免疫缺陷综合征

【实验室检查】

（1）CD4+T淋巴细胞/CD8+T淋巴细胞（CD4+/CD8+）。

（2）人类免疫缺陷病毒（HIV）的抗原检测。

（3）人类免疫缺陷病毒（HIV）的抗体检测。

【参考范围】

（1）cD4+T 淋巴细胞：41.47%±5.28%（流式细胞分析）。

（2）CD8+T 淋巴细胞：24.58%±4.02%（流式细胞分析）。

（3）CD4+/CD8+：1.4~2.0。

（4）HIV 抗原、抗体：阴性。

【结果分析】

　　人类免疫缺陷病毒破坏人体细胞免疫功能，患者淋巴细胞总数减少，CD4+T 淋巴细胞明显减少，cD4+/cD8+比值下降，低于 0.9 提示有并发感染的趋势。

　　HIV 的抗原检测适用于感染后的窗口期，可作早期诊断。HIV 的抗体检测分初筛试验和确证试验。初筛试验包括：酶联免疫吸附试验和明胶凝集试验等。确证试验包括蛋白印迹试验、间接免疫荧光法、放射性免疫沉淀法等。初筛试验阳性者均应当做确证试验来确诊。

四、生殖器疱疹

【实验室检查】

1.一般检查

血常规。

2.特殊检查

单纯疱疹病毒（HsV）分离培养与鉴定、HSV 抗原抗体检测、PCR 方法检测HSV–DNA。

【参考范围】

（1）HSV 分离培养与鉴定：阴性。

（2）HSV 抗原抗体检测：阴性。

（3）PCR 方法检测 HsV—DNA：阴性。

【结果分析】

　　单纯疱疹病毒的分离培养加 PcR 是实验室检测 HsV 的"金标准"。改良培养法可缩短检测病毒时间，临床上对有症状患者可首先使用该方法。该法是检测 HSV 最敏感的实验室方法，且特异性强，标本中有较少的感染性病毒颗粒即可检出。标本中分离出病毒或检测出抗原可确诊。免疫荧光试验检测抗原的敏感性是病毒分离培养法的 80%左右。中和试验、被动血凝试验、间接免疫荧光试验等方法检测血清中的抗 HsV–1 和抗 HsV–2 抗体，IgM 型抗体具有诊断意义；恢复期抗体滴度比急性期增加 4 倍及以上时有诊断意义。抗体检测可用于既往感染，对恢复期和复发性生殖器疱疹的诊断意义不大。

五、非淋菌性尿道炎

【实验室检查】

1.一般检查

尿常规、白带常规。

2.特殊检查

（1）生殖道沙眼衣原体和生殖道支原体的分离培养。

（2）生殖道沙眼衣原体和生殖道支原体的抗原抗体检测。

（3）生殖道沙跟衣原体和生殖道支原体的核酸检测。

【参考范围】

生殖道沙眼衣原体和生殖道支原体的抗原抗体及核酸检测：阴性。

【结果分析】

患者尿检可见白细胞增多，尿蛋白阳性。女性患者白带中可查见大量白细胞。

生殖道沙眼衣原体和生殖道支原体的分离培养和 PCR 检测核酸是诊断其感染的"金标准"。生殖道沙眼衣原体和生殖道支原体的抗体检测可用于临床辅助诊断和流行病学调查。

六、软下疳

【实验室检查】

细菌培养及鉴定。

【参考范围】

细菌培养：阴性。

【结果分析】

该病由杜克雷嗜血杆菌引起。在患者溃疡基底部取材或肿大淋巴结穿刺液做细菌培养和鉴定是软下疳实验室诊断的"金标准"，该试验敏感性为 56%~90%，特异性为 100%。

（种敏敏　任思伟　王静　杨宗江　王宣海　吴琦　刘星汝　孔祥慧　宗赞　高峰）